U0334821

# 脑卒中专科护理 700问

主 编 陈会生 朱 虹 张 丹

副主编 郭宏英 徐 宁 王艳娟

编 者（以姓氏笔画为序）

| | | | | |
|---|---|---|---|---|
| 丁 瑶 | 马利国 | 王 丹 | 王艳娟 | 王锦玲 |
| 王新红 | 仇 靖 | 曲 直 | 吕 彦 | 刘俊丽 |
| 江雪梅 | 孙 宁 | 杜萍萍 | 李 巍 | 李凤鹏 |
| 李春晓 | 李晓秋 | 何 凡 | 何 超 | 初金秋 |
| 张 娜 | 张景华 | 陈 军 | 陈明瑞 | 周 淼 |
| 周中和 | 孟 利 | 孟小航 | 赵 丹 | 侯项南 |
| 侯冠昕 | 夏 程 | 徐 宁 | 高 轶 | 高 洋 |
| 郭 静 | 郭小宁 | 郭宏英 | 崔 钰 | |

科学出版社

北京

# 内 容 简 介

本书共分 16 章。第 1 章介绍了脑卒中的概念、临床表现等基础知识，第 2 章～第 6 章阐述了脑卒中相关疾病、相关并发症、重症患者的护理方法，第 7 章～第 16 章介绍了脑卒中的治疗方法、康复护理、专科护理、抢救技术、营养、常用专科操作技术、专科仪器操作规范、入院教育以及神经内科检查等。内容系统全面、简明实用，指导性强。

本书可供脑卒中专科护士使用，亦可供护理专业本科生、研究生学习参考。

**图书在版编目 (CIP) 数据**

脑卒中专科护理 700 问 / 陈会生，朱虹，张丹主编 .—北京：科学出版社，2018.6
　ISBN 978-7-03-057402-2

　Ⅰ . ①脑… 　Ⅱ . ①陈… ②朱… ③张… 　Ⅲ . ①脑血管疾病—护理—问题解答 　Ⅳ . ① R473.5-44

中国版本图书馆 CIP 数据核字（2018）第 093362 号

责任编辑：于　哲 / 责任校对：李　影
责任印制：李　彤 / 封面设计：龙　岩

**科 学 出 版 社** 出版
北京东黄城根北街 16 号
邮政编码：100717
http://www.sciencep.com

**北京建宏印刷有限公司**印刷
科学出版社发行　各地新华书店经销

*

2018 年 6 月第　一　版　　开本：880×1230　1/32
2023 年 3 月第四次印刷　　印张：10　插页：1
字数：266 000
**定价：59.00 元**
（如有印装质量问题，我社负责调换）

# 主编简介

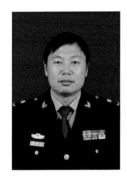 　　**陈会生**　教授、博士生导师。沈阳军区总医院神经内科主任、主任医师。长期从事神经病学临床教学工作，并致力于脑血管疾病诊断、治疗、预防的临床研究。作为项目负责人，共获得国家自然科学基金4项、辽宁省科技攻关项目基金3项、中国博士后科学基金1项、优秀博士论文资助基金1项，以第一承担人身份获辽宁省自然科学二等奖1项、辽宁省医学科技奖二等奖1项，在国际专业核心期刊（SCI收录）发表论文30余篇。

　　现任辽宁省脑血管病临床医学协同创新联盟理事长、辽宁省医学会神经病学分会候任主任委员、中国卒中学会青年理事会副理事长、全国卫生产业企业管理协会转化医学产业分会副会长、辽宁省神经系统疾病临床医学研究中心主任、沈阳市医学会神经内科分会主任委员。

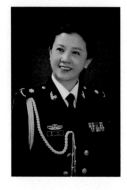

**朱 虹** 沈阳军区总医院神经内科副主任护师，曾任神经内科及中医科护士长，全军中医内科护理副主任委员。获得全军医疗成果三等奖4项、辽宁省科技成果三等奖1项、全军医疗成果四等奖1项、院基金课题1项。连续8年承办全军神经重症监护技术护理进展培训班并参与授课，发表论文40余篇，参编专著12部。获得全国中医护理标兵1次、荣立三等功1次、学雷锋铜质奖3次、护士长标兵2次。任神经内科护士长期间，神经内科被原总后卫生部评为优质护理服务单位，ICU被医院评为张新生模范岗。

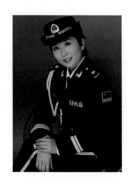

**张 丹** 沈阳军区总医院神经内科护士长。学术任职：全军神经内科专业委员会委员、辽宁省护理学会第六届精神科护理专业委员会委员、辽宁省细胞生物学学会脑血管病分会第二届理事。曾经参加过汶川抗震救灾、国际维和等国家重大军事任务，曾被评为2016年联勤部优秀护士、2017年全国优质服务突出个人、优秀基层干部，荣立三等功2次。

获军队科技进步三等奖1项、辽宁省科技基金1项，担任全军心血管病专科护士培训基地教师，共发表论文10余篇、主编著作2部、副主编著作2部、编者6部。

# 前　言

　　临床护理总是希望能有一本书，它能包罗病房可能出现的所有问题，当我们翻开这本书时就能找到答案，就能找到解决问题的办法，它既像是我们神经内科专科护理方案，又像是一本护士基础培训教材，又是一本操作流程。由沈阳军区总医院神经内科临床一线医护人员共同编写的《脑卒中专科护理700问》就是一部能够快速找到答案的参考书。从萌生念头到完成书稿，几经寒暑。本书是神经内科护士的口袋书，它解答了临床护理所涉及的问题。

　　全书在编辑过程中凝集了神经内科全体医护人员共同智慧的结晶，编者收集大量参考资料，对书稿内容进行反复斟酌，严谨求实。

　　期盼在具体临床护理、家庭护理实践中，各位护理同仁对本书能够提出宝贵意见，使之逐步完善，对书中存在的缺点和错误，也敬祈读者批评指正。

陈会生　朱　虹　张　丹

# 目　录

# 第1章

# 概　述

## 一、概　念

### 1.什么是脑卒中

脑卒中俗称脑中风，是一组突然起病，由于急性脑循环障碍所致的以局灶性神经功能缺损为共同特征的急性脑血管病。临床上表现为一次性或永久性脑功能障碍的症状和体征，具有发病率高，致残率高、病死率高和复发率高的特点。如果患者在发病早期接受药物治疗的同时尽早开展康复治疗，则可以加快肢体功能恢复，防止肢体畸形及挛缩，提高日常生活质量，有效降低致残率，使患者能够更好地回归社会和家庭。脑卒中包括蛛网膜下腔出血、脑出血、脑梗死。

### 2.何谓卒中单元

卒中单元是脑血管病管理的新模式，是指改善住院卒中患者医疗管理模式、提高疗效的体系，为卒中患者提供药物治疗、肢体康复、心理康复、语言训练和健康教育。卒中单元的核心工作人员包括医生、专业护士、物理治疗师、职业治疗师、语言训练师和社会工作者。从形式上，卒中单元可以有独立的病房和工作人员，或者只有独立的工作人员而无固定的病房，后一种情况也称移动卒中单元。它可延伸到恢复期、后遗症期，针对卒中患者的一个完善的管理体系，其中包括社区医疗、家庭医疗及各个收治机构。

### 3.什么是脑梗死

脑梗死又称缺血性脑卒中，是指各种原因所致脑部血液供应障碍，导致脑组织缺血、缺氧性坏死，出现相应神经功能缺损。脑梗死分为脑血栓形成、脑栓塞、腔隙性脑梗死。

### 4.什么是脑栓塞

脑栓塞是指脑动脉异常的栓子（血液中异常的固体、液体、气体）随血流进入颅内动脉使血管急性闭塞，使其远端脑组织发生缺血性坏死，出现相应的神经功能障碍。脑栓塞发生率占脑血管病的15%～20%，占全身动脉栓塞的50%。栓子以血栓栓子为主，占所有栓子的90%，其他栓子还可为脂肪、空气、癌栓、医源物体等。栓子按来源分为心源性、非心源性及来源不明性3种。

### 5.什么是腔隙性脑梗死

腔隙性脑梗死是指大脑半球或脑干深部的小穿通动脉，在长期高血压基础上，血管壁发生病变，最终管腔闭塞，导致缺血性微梗死，缺血、坏死和液化的脑组织由吞噬细胞移走形成腔隙状脑梗死。主要累及脑的深部白质、基底节、丘脑及脑桥等部位，形成腔隙状梗死灶。部分病例的病灶位于脑的相对静区，无明显的神经缺损症状。常见的腔隙综合征：纯运动性轻偏瘫、纯感觉性卒中、共济失调性轻偏瘫、构音障碍–手笨拙综合征、感觉运动性卒中。

### 6.什么是分水岭脑梗死

分水岭脑梗死是由相邻血管供血区交界处或分水岭区局部缺血导致，也称边缘带脑梗死，多因血流动力学原因所致。典型病例发生于颈内动脉严重狭窄或闭塞伴全身血压降低时，亦可源于心源性或动脉源性栓塞。常呈卒中样发病，症状轻，纠正病因后病情易得到有效控制。可分为几种类型：皮质前型，大脑前、中动脉分水岭区脑梗死；皮质后型，大脑中、后动脉或大脑前、中、后动脉皮质支分水岭区梗死；皮质下型，大脑前、中、后动脉皮质支与深穿支分水岭区梗死，或大脑前动脉回返支与大脑中动脉豆纹动脉分水岭梗死。

### 7.什么是出血性脑梗死

出血性脑梗死是指在脑梗死期间，由于缺血区血管重新恢复血流灌注，导致梗死区内出现继发性出血，脑CT扫描显示，在原有的低密度区内出现散在或局限性高密度影，这种现象称之为出血性脑梗死或脑梗死后脑出血。

### 8.什么是青年卒中

青年卒中是指45岁以下成年人发生的卒中，占全部卒中的5%～15%。青年卒中的病因复杂多样，有与中老年卒中共同的病因和危险因素，也有其自身的特点。15～35岁青年人群的病因多为夹层动脉瘤、心源性栓塞、非动脉粥样硬化性血管病变和高凝状态；但在35岁以上的成年人，动脉粥样硬化仍是其主要原因。其他原因包括高同型半胱氨酸血症、蛋白C和蛋白S及抗凝血酶Ⅲ缺乏、抗磷脂抗体综合征、怀孕及产褥期或口服避孕药、睡眠呼吸暂停综合征、药物滥用等。对青年卒中患者往往需要更全面的病因检查。

### 9.什么是脑出血

脑出血是指原发性非外伤性脑实质内出血，由于脑血管破裂导致的脑实质内出血。常见原因是高血压和动脉粥样硬化导致血管壁病变或微小动脉瘤形成，当患者在用力、激动等情况下，血压骤升致使血管破裂。

### 10.什么是蛛网膜下腔出血

蛛网膜下腔出血（subarachnoid hemorrhage，SAH）是出血性脑血管病的一个类型，分原发性和继发性两种。原发性蛛网膜下腔出血是由于脑表面和脑底的血管破裂出血，血液直接流入蛛网膜下腔所致，又称自发性蛛网膜下腔出血。脑实质或脑室出血、外伤性硬膜下或硬膜外出血流入蛛网膜下腔为继发性蛛网膜下腔出血。原发性蛛网膜下腔出血最常见的病因是先天性颅内动脉瘤和血管畸形。临床上以起病急骤，剧烈头痛，多为撕裂样或剧烈胀痛，频繁呕吐，脑膜刺激征阳性为主要临床特征。部分患者有烦躁不安、谵妄、幻觉等精神症状，或伴有抽搐及昏迷等，一般不引起肢体瘫痪。早期脑CT扫描，可见蛛网膜下腔或脑室内有高密度影，腰椎穿刺检查为均匀一致血性脑脊液，压力增高。

**11.什么是高血压脑病**

是指血压急剧升高超过脑血管调节能力，引起颅内压升高和脑功能障碍综合征，表现为全身血压升高伴发的逐渐或急骤发生的头痛、恶心、呕吐，继以产生烦躁、意识模糊及视力障碍症状，若不及时诊治很快出现抽搐、昏迷，甚至死亡。

**12.什么是血管性痴呆**

血管性痴呆（vascular dementia，VaD或VD）是一组由脑血管疾病导致的智能及认知功能障碍综合征，是老年性痴呆的常见病因之一。脑血管病的病灶涉及额叶、颞叶及边缘系统，或病灶损害的脑组织较多，导致记忆、注意力、执行功能和语言等高级认知功能严重受损。

**13.什么是卒中后抑郁**

脑卒中后抑郁症是比较常见的、持续时间较长的一种继发性抑郁症，是脑卒中后的并发症，发病率很高。主要表现为情绪低落、兴趣减退、睡眠障碍，在很大程度上影响患者的认知功能，以及原发病的康复和转归，给患者和其家人都带来了不便。

**14.什么是短暂性脑缺血发作**

脑血管病变引起的短暂性、局限性脑功能缺失或视网膜功能障碍，临床症状一般持续10～20分钟，多在1小时内缓解，最长不超过24小时，不遗留神经功能缺损症状，结构性影像学（CT，MRI）检查无责任病灶。短暂性脑缺血发作（transient ischemia attack，TIA）也称一过性脑缺血发作或小卒中。

**15.什么是脑淀粉样血管病**

脑淀粉样血管病是由淀粉样物质在软脑膜和大脑皮质小动脉中层沉积导致的脑血管疾病。临床特点是反复多部位的血管破裂导致的多灶性自发性脑实质出血。脑淀粉样血管病是老年人脑血管疾病的一种类型，发病率随年龄增长而增加，55岁前较少发病，90岁以上则高达60%。

### 16.何谓脑盗血综合征

脑盗血综合征是各种原因引起的主动脉弓及其附近大动脉血管严重狭窄和闭塞情况下，狭窄远端脑动脉内压力明显下降，因虹吸作用使邻近的其他脑动脉血流逆流供应压力较低的动脉以代偿其供血。被盗血的脑动脉供血显著减少，相应脑组织缺血出现临床体征，称为脑动脉逆流综合征。临床上常见的包括锁骨下动脉盗血综合征、颈内动脉盗血综合征、椎-基底动脉盗血综合征。

### 17.何谓脑底异常血管网病

脑底异常血管网病是颈内动脉虹吸部及大脑前动脉、大脑中动脉起始部进行性狭窄或闭塞，颅底软脑膜动脉、穿通动脉形成细小密集吻合血管网的特征性异常脑血管疾病。脑血管造影显示密集成堆的小血管影像，酷似吸烟吐出的烟雾，又称烟雾病。多见于儿童及青年，临床常见表现有短暂性脑缺血发作、脑卒中、头痛、癫痫、智能减退等。

### 18.何谓颅内静脉系统血栓形成

颅内静脉系统血栓形成（cerebral venous sinus thrombosis，CVST）是指由多种病因引起的以脑静脉回流受阻，常伴有脑脊液吸收障碍导致颅内高压为特征的特殊类型脑血管病，在脑血管病中占0.5%～1%。多见于老年人和产褥期妇女。

### 19.什么叫嗜睡

意识障碍的早期表现。是指患者表现为持续睡眠状态，但能被叫醒，醒后能勉强配合检查及回答简单问题，停止刺激后即又入睡。

### 20.什么叫昏睡

是指患者处于沉睡状态，但对语言的反应能力尚未完全丧失，高声可唤醒，并能做含糊、简单而不完全的答话，停止刺激后又复沉睡。对疼痛刺激有痛苦表情和躲避反应。

### 21.什么叫浅昏迷

浅昏迷是指意识丧失，仍有较少的无意识自发动作。对周围事物及声、光刺激全无反应，但对强烈刺激如疼痛有反应。吞咽、咳嗽、角膜反射及瞳孔对光反射仍然存在。生命体征无明显改变。

### 22.什么叫中度昏迷

中度昏迷是指各种刺激均无反应，自发动作很少。对强刺激的防御反射、角膜和瞳孔对光反射均减弱，生命体征已有改变，大、小便潴留或失禁。

### 23.什么叫深昏迷

深昏迷是指全身肌肉松弛，处于完全不动的姿势。对外界刺激全无反应，各种反射消失，生命体征已有明显改变，呼吸不规则，血压或有下降，大、小便多有失禁。

### 24.什么叫意识模糊

意识模糊表现为注意力减退，情感反应淡漠，定向力障碍，活动减少，语言缺乏连贯性，对外界刺激可有反应，但低于正常水平。为最轻的意识障碍，对意识内容的各方面都有影响，思维、感知、理解和活动均缺乏连贯性，但觉醒程度一般并不下降。

### 25.什么叫谵妄

谵妄是一种急性脑高级功能障碍，患者对周围环境的认识及反应能力均有下降，表现为认知、注意力、定向、记忆力功能受损，思维推理迟钝，语言功能障碍。貌似清醒而实为觉醒，注意力、定向和知觉等急性或亚急性降低，患者严重丧失定向力，呈兴奋、激动、恐惧。睡眠觉醒周期紊乱，精神活动增强，有生动的视幻觉、妄想。症状呈波动型，夜间重，白天轻，常持续数小时和数天。引起谵妄的常见神经系统疾病有脑炎、脑血管病、脑外伤及代谢脑病等。其他系统疾病也可引起谵妄，如酸碱平衡及水电解质紊乱、高热、中毒等。

**26. 什么叫去皮质综合征**

去皮质综合征又称去大脑皮质综合征，由大脑皮质广泛性病变所引起的皮质功能丧失，而皮质下功能保存的一种特殊意识障碍状态。患者表现为意识丧失，但睡眠和觉醒周期存在，能无意识地睁眼、闭眼或转动眼球，但眼球不能随光线或物体转动，貌似清醒但对外界刺激无反应。光反射、角膜反射，甚至咀嚼动作、吞咽、防御反射均存在，可有吸吮、强握等原始反射，但无自发动作。大小便失禁，四肢肌张力增高，双侧锥体束征阳性。身体姿势为上肢屈曲内收，腕及手指屈曲，双下肢伸直，足屈曲，有时称为去皮质强直。该综合征常见于缺氧性脑病、脑炎、中毒和严重颅脑外伤。

**27. 什么叫闭锁状态**

由于双侧脑桥基底病变，脑干腹侧的皮质核束和皮质脊髓束均受累。患者意识清醒，因运动传出通路几乎完全受损而呈失运动状态，眼球不能向两侧转动，不能张口，不能言语，四肢瘫痪，看起来很像昏迷，但实际上意识完全清楚，患者能用睁闭眼和眼球垂直运动示意对问话做出回答。本综合征可由脑血管病、感染、肿瘤、脱髓鞘病等引起。

**28. 什么是认知障碍**

认知是理解和认识的技能，是作出判断和决定的能力，它包括记忆力、定向力、创造力、计划和组织能力、解决问题的能力、灵活性和抽象思维能力。认知障碍是指与上述学习记忆及思维判断有关的大脑高级智能加工过程出现异常，从而引起严重学习、记忆障碍，同时伴失语、失认或失行等改变。

**29. 什么是轻度认知功能障碍**

轻度认知功能障碍是指脑局部组织病变或受损而产生的对知觉、记忆、思维等认知功能的损害。通常多被描述机体正常老化和阿尔茨海默病（老年痴呆）之间的过渡状态的症状表现。与年龄和教育程度相匹配的正常老年人相比，患者存在轻度认知功能减退，但日常能力没有受到明显影响。

### 30.什么是脑死亡

脑死亡是指全脑（大脑半球、脑干、小脑）的功能不可逆损害，又称不可逆性昏迷或过深昏迷。临床表现为自主呼吸停止，需要不停地进行人工呼吸，不可逆昏迷或过深昏迷，脑干反射消失，脑电波消失，脑血液循环完全停止，死亡的诊断必须持续12小时以上。

### 31.什么是肌力

肌力指肌肉的收缩力。临床上可根据肌肉主动收缩时的力量将之分为6级。

0级：肌肉无任何收缩（完全瘫痪）。

1级：可见肌肉收缩，但不引起关节运动。

2级：在不抗重力情况下，关节可充分活动（重度瘫痪）。

3级：关节能抗重力而活动，但尚不能抗阻力（中度瘫痪）。

4级：关节在抗重力情况下尚能抗一定阻力（轻度瘫痪）。

5级：正常肌力。

### 32.什么是肌张力

肌张力是指肌肉静止时的肌肉紧张度。

### 33.什么是深反射

深反射是刺激肌腱、骨膜的本体感受器所引起的肌肉迅速收缩反应，又称腱反射或肌肉牵张反射，其反射弧是由感觉神经和运动神经元直接连接组成的突触反射弧。通常让受检肌肉处于部分牵张状态时叩击其肌腱为最有效刺激。临床上常做肱二头肌反射、肱三头肌反射、桡骨膜反射、膝反射、跟腱反射。

### 34.什么是浅反射

刺激皮肤、黏膜、角膜等引起肌肉快速收缩反应，称浅反射。浅反射的反射弧比较复杂，除了脊髓节段性的反射弧外，还有冲动到达大脑皮质，然后随锥体束下降至脊髓前角细胞。因此，中枢神经系统病变及周围神经系统病变均可出现浅反射减弱或消失。常见的有角膜反射、咽反射、腹壁反射、提睾反射、跖反射、肛门反射。

### 35.什么是病理反射

病理反射是锥体束损害的确切指征。是指正常情况下受大脑抑制的一些原始反射，只有在高级中枢结构，如上运动神经元病损时才发现。巴宾斯基征是经典的病理反射。

### 36.什么是脑膜刺激征

脑膜刺激征是脑膜病变时脊髓膜受到刺激并影响到脊神经根，当牵拉刺激时引起相应肌群反射性痉挛的一种病理反射。见于脑膜炎、蛛网膜下腔出血和颅内压增高等。常见的脑膜刺激征有颈项强直、抬腿试验、布鲁津斯基（Brudzinski）征。

### 37.什么是颈强直

颈强直是脑膜刺激征中重要的客观体征，颈上节段的脊神经根受刺激引起颈强直。其主要表现为不同程度的肌强直，尤其是伸肌，头前屈明显受限，即被动屈颈遇到阻力，头侧弯也受到一定的限制，头旋转运动受限较轻，头后仰无强直表现。

### 38.什么是震颤

震颤是身体的一部分或全部出现的不随意的节律性颤动。为主缩肌与拮抗肌交替的节律性收缩引起的人体某一部位有节律的震荡运动。节律性区别于震颤与其他不随意运动。

### 39.什么是抽搐

抽搐是一种快速的、重复的阵挛性或强制性的不自主运动冲动。可以是局部性，也可以为全身性。

### 40.什么是痉挛

痉挛为非常短暂的肌肉不自主收缩，若只涉及 1 ～ 2 个运动单位则称肌束颤动，见于脑缺氧、脑炎和多种代谢性脑病。

### 41.什么是偏瘫步态

由于皮质脊髓束受损所致，表现为患侧上肢通常屈曲、内收、旋前，不能自然摆动，下肢伸直、外旋，迈步时将患侧盆骨提得较高，或腿外旋画一半圈的环形运动，足刮擦地面。常见于脑血管病或脑外伤恢复期及后遗症期。

### 42.什么是截瘫步态

截瘫步态又称"剪刀样步态"，为双侧皮质脊髓束受损步态。表现为患者站立时双下肢伸直位，大腿靠近，小腿略分开，双足下垂伴有内旋。行走时两大腿强烈内收，膝关节几乎紧贴，足前半和趾底部着地，用足尖走路，交叉前进，似剪刀状。常见于脑瘫、慢性脊髓病变。

### 43.什么是共济失调

共济失调指小脑、本体感觉及前庭功能障碍导致的运动笨拙和不协调，累及躯干、四肢和咽喉肌时可引起身体平衡失调、姿势不稳、步态不稳及构音障碍。分为感觉性、前庭性、小脑性和混合性共济失调。

### 44.什么是失语

失语是由于脑损伤引起的对各种语言符号（包括说话和文字）的表达及认识能力受损或丧失。脑部不同部位在语言中完成不同的功能，不同的脑区域受损出现不同的语言功能障碍。失语不同于构音障碍，构音障碍是由于发音器官的神经肌肉病变造成发音器官的肌肉无力、瘫痪及运动不协调等，表现出发音困难、咬字不清。

### 45.什么是运动性失语

优势半球额下回后部，管理语言运动。病变后患者出现口语表达障碍，言语笨拙、不流利，找词困难，用词不当。患者构音肌并不瘫痪，但丧失言语表达能力或仅能说出个别单词，复述和书写也同样困难，对言语和书写文字的理解则不受影响。

## 46.什么是感觉性失语

优势半球颞上回后部损伤，患者能听见对方和自己说话的声音，但不能理解说话的含义。患者言语流畅，语调正常，但用字错误，他人不能听懂，也不能正确复述和书写，对言语和书写文字（阅读）的理解能力丧失。

## 47.什么是命名性失语

优势半球颞中回后部损伤，患者对于一个物品，能说出它的用途，但说不出它的名称。如对钥匙，只能说出它是开门用的，但说不出"钥匙"名称，患者能复述，但很快又忘掉。命名性失语症又称记忆缺失性失语症，特点是患者言语、书写能力存在，但词汇遗忘很多，物体名称遗忘尤为显著。

## 48.什么是失读

顶叶角回病变，患者对视觉性符号的认识能力丧失，不识词句、不识图。失读与失写常同时存在，患者不能阅读，不能自发地书写，不能抄写。

## 49.什么是失写

额中回后部病变，书写不能。手部肌肉无瘫痪，但不能书写或写出的句子常有遗漏错误。抄写能力仍保存。伴有运动性或感受性失语。

## 50.什么是失用

失用指在意识清楚、语言理解功能及运动功能正常情况下，患者丧失完成有目的复杂活动的能力。

## 51.什么是失认

患者无视觉、听觉和躯体感觉障碍，在意识正常情况下，不能辨认以往熟悉的事物。包括视觉失认、听觉失认、触觉失认以及体象障碍。

### 52.什么是眩晕

眩晕是一种运动性或位置性错觉，造成人对周围环境空间关系在大脑皮质中反映失真，产生旋转、倾倒及起伏等感觉。临床上按眩晕的性质可分为真性眩晕和假性眩晕。存在自身或对外界环境空间的位置错觉为真性眩晕，而仅有一半的晕动感并无对自身或外界环境空间位置错觉称假性眩晕。按病变部位分为系统性眩晕和非系统性眩晕，前者由前庭神经系统病变引起，后者由前庭系统以外病变引起。

### 53.什么是惊厥

惊厥是由于大脑反应性异常引起的一种突然发生的症状，患者短时间地全身抽搐或局部肢体抽搐。

### 54.什么是感觉过敏

对正常人不会引起不适感觉或只能引起轻微感觉的刺激，患者却感觉非常强烈，甚至难以忍受。为检查时的刺激与传导路径上的兴奋性病灶所产生的刺激总和所引起，是痛觉敏感性增强或感觉阈值降低所致。

### 55.什么是感觉异常

感觉异常是指在无外界刺激的情况下，自觉身体某部位有不舒适或者难以忍受的异样感觉，如蚁行感、麻木、瘙痒、重压、针刺、冷热、肿胀。而客观检查无感觉障碍。常见于周围神经或自主神经病变。

### 56.什么是吞咽障碍

吞咽障碍是指由多种原因引起的、可发生于不同部位的吞咽时咽下困难。吞咽障碍可影响摄食及营养吸收，还可导致食物误吸入气管引起吸入性肺炎，严重者危及生命。

### 57.什么是颅内压

颅腔内脑脊液的压力，正常成年人卧位时脑脊液压力为$0.78 \sim 1.76$kPa（$80 \sim 180$mmH$_2$O）或$40 \sim 50$滴/分，随呼吸波动在$0.098$kPa（$10$mmH$_2$O）之内，儿童压力为$0.39 \sim 0.98$kPa（$40 \sim$

100mmH$_2$O )。

### 58.什么是痴呆

由于脑功能障碍而产生的获得性、持续性智能损害综合征。可由脑退行性病变（如阿尔茨海默病等）引起，也可由脑血管病导致。

### 59.何谓延髓背外侧综合征

延髓上段背外侧区病变，表现为眩晕、恶心、呕吐、眼球震颤（前庭神经核损害）；吞咽、构音障碍，同侧软腭、声带瘫痪及咽反射消失（舌咽、迷走神经损害）；同侧头面部疼痛或麻刺感，同侧软腭、声带瘫痪及咽反射消失（三叉神经损害）；向患侧倾倒和同侧肢体共济失调（绳状体、小脑半球、脊髓小脑束损害）；同侧 Horner 综合征（下行交感神经束损害）；对侧偏身痛、温觉障碍（脊髓丘脑束损害）。见于椎动脉、小脑后下动脉或外侧延髓动脉阻塞的外侧延髓和小脑后下部分缺血性损害。

### 60.什么是脑血管病一级预防

脑血管病一级预防是指发病前的预防，即通过早期改变不健康的生活方式等，积极主动地控制各种危险因素，从而达到使脑血管病不发生或推迟发生的目的。

### 61.什么是脑血管病二级预防

脑血管病二级预防是指针对发生过一次或多次脑血管病的患者，通过寻找发病原因，纠正所有可干预的危险因素，达到降低脑血管病复发危险性的目的。

### 62.什么是脑血管病三级预防

脑血管病三级预防是指对疾病造成的残疾后积极治疗，开展功能康复锻炼，防治并发症，减少致残，提高生活质量，同时避免原发病的复发。

### 63.何谓血－脑屏障

脑内的毛细血管壁外面被神经胶质细胞所形成的膜包绕，使血管和神经组织相分隔，这层胶质膜叫血-脑屏障。

### 64.何谓脑-心综合征

急性脑部疾病，如脑出血、蛛网膜下腔出血，病损波及自主神经的高级中枢丘脑下部时，导致神经体液障碍所引起的类似急性心肌损害、心肌缺血、心律失常、心力衰竭者称为脑-心综合征。

### 65.何谓脑瘤性卒中

脑肿瘤以卒中样发病者叫作脑瘤性卒中，简称瘤卒中。脑瘤性卒中和脑卒中很相似，同样都是以偏瘫、失语、口眼㖞斜等为主要的临床症状，需要很好地鉴别。

## 二、脑卒中基础知识

### 66.人脑由哪几部分组成

人脑由大脑、小脑、间脑和脑干等组成。大脑的每一侧半球包括额叶、顶叶、颞叶及枕叶，在大脑两侧裂深部还藏有岛盖和脑岛，每侧半球内都有一个腔，叫侧脑室，内部充满脑脊液。

### 67.额叶的主要功能是什么

额叶负责具体的思考能力、道德观念和判断力；其一侧的语言中枢及语言运动中枢受损引起随意运动、语言及精神活动方面的障碍。

### 68.顶叶的主要功能是什么

顶叶主要感受神经冲动（疼痛、温度、触动）；维持自体感受；理解物体的大小、构造及外形；受损时以感觉障碍为主。

### 69.颞叶的主要功能是什么

理解能听到声音的意义，理解语言并协助语言的形成，控制行为和情绪；其损伤可造成行为和精神异常、失语、视听障碍。

## 70.枕叶的主要功能是什么

枕叶病变时可产生视觉障碍，主要为皮质性失明或偏盲、视觉性发作及精神运动性视觉障碍。

## 71.间脑的功能与什么有关

（1）丘脑的功能：丘脑是主要感觉传导束的皮质下转换站，维持意识状态；与情绪和激动有关，调节运动。

（2）丘脑下部是自主神经高级中枢，前部的核群为交感神经中枢，后部的核群和中部的核群为外侧交感神经。

①上视核及室旁核：分泌抗利尿激素，当垂体后叶受损时出现尿崩症。

②食量调节：中核群受损出现少食、消瘦，内侧受损时出现多食、肥胖。

③体温调节：前核群调节散热，病损时出现高热；后核群调节产热、保温，病损时出现低温。

④睡眠与醒觉：丘脑下部、后部、乳头体前端组成上行性网状激活系统起保持醒觉作用，故受损时出现嗜睡。

⑤性功能管理：中核与性功能有关，结节垂体束–漏斗茎–垂体前叶，促性腺激素的排出。中核受损时出现肥胖性生殖无能或早熟症。

## 72.小脑的主要功能是什么

小脑位于颅后窝，由小脑半球和小脑蚓部组成，其功能表现为保持躯体平衡，控制姿位和步态，调节肌张力和协调动作的准确执行。病变时可引起共济失调。

## 73.脑干的功能是什么

脑干里有许多上行、下行传导束和有关核团；脑干内有Ⅲ～Ⅻ对脑神经的核团及其纤维；脑干内有广泛的网状结构，其中有调节躯体运动、调节内脏活动及维持意识状态的中枢。

### 74.脑干的网状结构有什么功能

（1）构成生命中枢：如延髓网状结构内有呼吸中枢、心跳调节中枢、血管运动中枢等。

（2）媒介各种反射：构成反射弧的中间神经元。

（3）上行激活系统：自延髓上行，经脑桥、中脑到间脑底部，它接受上行感觉传导束的侧支，发出轴突，经多次神经元交替，到大脑皮质，不断发放冲动以维持大脑的觉醒作用。如果该部位受损害，可导致昏迷。

（4）下行调节系统：调节身体的肌张力，以保证人体站立、行走、保持身体平衡。

### 75.边缘系统的主要功能是什么

参与高级神经、精神（情绪和记忆等）和内脏活动，损害时出现情绪症状、记忆丧失、意识障碍、幻觉（嗅、味、视、听）行为异常和智能改变等。

### 76.脑部动脉系统之间有哪些吻合

一级侧支：Willis环，在脑底面的蛛网膜下腔内、环绕视交叉、灰结节、乳头周围，由大脑前动脉、前交通动脉、颈内动脉、后交通动脉和大脑后动脉连接而成Willis动脉环，此环沟通大脑前、中、后动脉，并使颈内动脉系与椎动脉系得以吻合。

二级侧支：小血管吻合支，包括软脑膜侧支、穿支动脉侧支、眼动脉侧支。

三级侧支：新生血管。

### 77.脑组织的能量代谢有哪些特点

人脑仅占体重的1/50，脑血流量却为心排血量的1/5。脑的能量来源几乎完全依赖于葡萄糖的氧化，却缺乏氧和葡萄糖的储备。因此，正常脑血液供应是维持脑功能的前提。

### 78.脑动脉系统是由哪些血管组成的

脑由两对动脉供血：颈内动脉和椎动脉。颈内动脉系统支配大脑半球前3/5部分的血液供应，主要分支为后交通动脉、大脑前动脉和大脑中动脉。两侧椎动脉至脑桥腹侧下缘联合成为基底动脉，椎动脉的分支有脑膜支、脊髓前动脉、脊髓后动脉、小脑后下动脉及延髓动脉，基底动脉的分支有脑桥动脉、内听动脉、小脑前下动脉、小脑上动脉及小脑后动脉。

**79.颈内动脉系统的主要分支有哪些**

（1）眼动脉：由虹吸部发出，在视神经下方，穿视神经管进入眼眶，发出视网膜中央动脉，人眼球分布于视网膜，即我们常观察到的眼底动脉。另外，它还供应眶内结构、蝶窦、筛窦、大部分鼻腔黏膜及颅前窝的硬脑膜，眼动脉终末分支供应额部、鼻根部和眼睑的皮肤，与颈外动脉的分支——面动脉相吻合。

（2）后交通动脉：在视交叉外侧发自颈内动脉，向后行走，从动眼神经的上方越过，与椎动脉系的大脑后动脉相连。它发出小分支供应灰结节、乳头体、丘脑前1/3及底丘脑和部分内囊后肢。由于该动脉与动眼神经毗邻关系密切，此动脉病变，常侵及动眼神经，而出现眼外肌瘫痪和瞳孔改变。后交通动脉也是动脉瘤的好发部位。

（3）脉络膜前动脉：在后交通动脉外侧由颈内动脉发出，它与视束伴行，供应外侧膝状体和侧脑室下角的脉络丛、视束、苍白球内2/3和部分杏仁核、钩回、海马前回，也供应内囊后肢2/3和外侧膝状体的外侧部，此外还供应视放射的最前部，中脑前部包括黑质内侧、红核的一部分，大脑脚内1/3及丘脑底核的外侧半。它在靠近侧脑室下角的前端进入脉络丛，并与大脑后动脉发出的脉络膜后动脉相交通。由于脉络膜前动脉行程长且细，易发生阻塞，产生的症状主要是对侧偏瘫、对侧偏深感觉障碍和偏盲。

（4）大脑前动脉：在视交叉前外侧起自颈内动脉，在视交叉前上方发出前交通动脉，与对侧同名动脉吻合。大脑前动脉从颈内动脉分出后发出小分支进入前穿质，供应纹状体前部的腹内侧半、内囊前肢的腹侧、隔区、前连合，纹状体动脉通常是这些分支中最粗的，发出后向后到前穿质，又名回返动脉，前交通动脉附近发出的小分支供应部分视交叉和视神经。

大脑前动脉有5个主要分支，即眶支、额极支、胼胝体周围支、胼缘支和顶支，供应眶、额、顶叶皮质缘及其下面的白质。大脑前动脉病变主要表现为病变对侧肢体瘫痪，以小腿和足部的瘫痪为明显，可伴感觉障碍，其他尚有精神改变、失用症、嗅觉障碍等，旁中央小叶受累可出现排尿障碍。

（5）大脑中动脉：大脑中动脉是颈内动脉的直接延续，为最易发生循环障碍的一支动脉，主要分支有眶额支、中央前支、中央支、顶前支、顶后支，角回支、颞后支和颞前支供应半球外面的大部分皮质和白质，主要供应纹状体和内囊膝部，由于其垂直发出，承受的血压较高，冲击力也较大，在高血压动脉硬化的基础上极易破裂出血，故通常有"出血动脉"之称。

### 80. 椎-基底动脉系统的主要分支有哪些

（1）供应小脑的小脑前下动脉和小脑上动脉。

（2）供应内耳的迷路动脉。

（3）供应脑桥和中脑的脑桥支。大脑后动脉是基底动脉的终末支，其发出的丘脑穿通动脉供应丘脑的外侧核和腹侧核；丘脑膝状体动脉供应内、外侧膝状体及其相邻部分；脉络膜后动脉供应丘脑背侧和丘脑前核，然后进入第三脑室和侧脑室体部的脉络丛。大脑后动脉的深穿支还供应脑干，包括红核、黑质、丘脑底核、海马、视放射、内囊后肢等，其皮质支分支有颞前、颞后、枕后、距状沟和顶枕动脉，供应大脑半球后部，包括枕叶距状沟视觉中枢、颞叶底部。大脑后动脉阻塞影响距状沟而导致对侧同向偏盲，但中央视力保存，优势半球的大脑后动脉病变，因累及顶、颞区皮质而出现失写、失读、失认等症状。

### 81. 大脑动脉环的组成是什么

在脑底面的蛛网膜下腔内、环绕视交叉、灰结节、乳头体周围，由前交通动脉，左、右大脑前动脉近侧段，左、右颈内动脉，左、右后交通动脉及左、右大脑后动脉近侧段连接而成动脉环。动脉环是脑血流调节的潜在装置。正常安静状态，环两侧血压近乎相等，血液不经过交通动脉流入另一侧。但在一侧的颈内动脉或椎动脉的血流骤增或减少时，血流增加侧的血液可通过动脉环流向减少侧，以保持脑各部血流量平衡。

## 82.间脑位置在何处以及其组成是什么

间脑位于中脑和大脑半球之间,除其下部外,被两侧大脑半球所掩盖,其外侧壁与大脑接合。间脑可分为丘脑、丘脑上部、丘脑下部和丘脑底部,丘脑底部只能在切面上看到。间脑的内腔为第三脑室。

## 83.什么叫脑干的网状结构

脑干的网状结构为分布在脑干中轴经典传导通路和神经核之间,神经纤维交织如网的区域,其间有许多散在或成团的神经元。

## 84.人体脑脊液总量是多少

正常成年人脑脊液总量约150ml,日分泌量为400～500ml。

## 85.脑脊液的功能是什么

脑脊液不断产生又不断被吸收回流至静脉,在中枢神经系统起着淋巴液的作用,它供应脑细胞一定的营养,运走脑组织的代谢产物,调节中枢神经系统的酸碱平衡,并缓冲脑和脊髓内的压力,对脑和脊髓具有保护和支持作用。

## 86.脑室的组成是什么

脑室包括侧脑室、第三脑室、第四脑室,左、右侧脑室脉络丛—左、右室间孔—第三脑室(脉络丛)—中脑水管—第四脑室(脉络丛)—正中孔和外侧孔—蛛网膜下腔—蛛网膜粒—硬膜窦。

## 87.脑部血液供应特点是什么

脑部血液供应来自两侧的颈内动脉和椎动脉。颈内动脉系统支配大脑半球前3/5部分的血液供应,主要分支为后交通动脉、大脑前动脉和大脑中动脉。两侧椎动脉至脑桥腹侧下缘联合称为基底动脉,基底动脉前端分为两侧大脑后动脉。椎-基底动脉系统发出旁中央深部穿通支、短旋支和长旋支,供应小脑、脑干、底丘脑、丘脑、内侧颞叶及枕叶的血液。两侧大脑前动脉经前交通动脉互相连接,大脑中动脉经后交通动脉与大脑后动脉相沟通,于脑底部形成脑基底动脉环。

### 88.脑血流的调节方式是什么

脑血管具有自动调节功能，脑血液供应在平均动脉压 9.33 ～ 22.7kPa（70 ～ 170mmHg）范围内发生改变时仍得以维持恒定。但在脑血管病变时局部的自动调节功能受到损害，脑血流随血压升降而增减。

### 89.脑卒中的分类有哪些

可按引起卒中的病理过程将卒中区分为血栓或栓子堵塞血管、血管破裂、血管壁病损或通透性异常以及血液成分或血流动力学的异常等类型；也可按更基本的病理过程区分为动脉粥样硬化、高血压性动脉硬化、动脉炎、动脉瘤扩张、先天异常等类型；临床上常按病理过程的后果区分为缺血性卒中（伴或不伴脑梗死）和出血性卒中。出血性卒中又可进一步区分为脑出血和蛛网膜下腔出血。在CT及MRI问世前曾将在短时间内基本恢复的卒中称作短暂性脑缺血发作，认为这是一类不发生脑梗死的脑缺血，但目前已有新的看法。

### 90.脑梗死按发病机制可分为哪几种

可分为大动脉粥样硬化性、心源性脑栓塞、小动脉闭塞性、其他原因引起（感染、免疫、血液病等）及原因不明。

### 91.内囊的位置在何处，以及由哪几部分组成

内囊位于豆状核、尾状核和丘脑之间，是大脑皮质与下级中枢之间联系的重要神经束的必经之路。内囊可分为三部：额叶称前肢，介于豆状核和尾状核之间；枕部称后肢，介于丘脑和豆状核之间；两部的汇合区为膝部。

### 92.如何观察肌肉形态

观察和比较双侧对称部位肌肉体积，有无肌肉萎缩、假性肥大，若有观察其分布范围。还可比较两侧肢体相同部位的周径，相差＞1cm者为异常。观察有无束颤，还可用叩诊锤叩击肌腹诱发束颤。

# 三、脑卒中主要表现及临床意义

### 93.瞳孔异常有何临床意义

两侧瞳孔大小不等、异常，对光反射消失都是重要的异常体征。双侧瞳孔扩大见于脑疝、脑缺氧、阿托品类药物中毒、中脑严重病变等。双侧瞳孔针尖样缩小见于脑桥基底部出血、有机磷和吗啡类药物中毒及碱中毒等。一侧瞳孔散大见于颅内压增高所致同侧大脑钩回疝及动眼神经麻痹等。一侧瞳孔缩小可见于交感神经麻痹等。瞳孔直接和间接对光反射消失或迟钝，表示受检侧视神经受损。

### 94.中枢性面瘫和周围性面瘫如何区别

中枢性面瘫病变在一侧中央前回下部或皮质脊髓束。临床仅表现为病灶对侧下面部表情肌瘫痪，即鼻唇沟变浅、口角轻度下垂，而上面部肌（额肌和眼轮匝肌）不受累，皱眉、皱额和闭眼动作均障碍，常见于脑血管病。周围性面瘫病变在面神经核或核以下周围神经。临床表现为同侧面肌瘫痪，患侧额纹变浅或消失，不能皱眉，眼裂变大，眼睑闭合无力，用力闭目时眼球向上外方转动，显露白色巩膜，患者鼻唇沟变浅，口角下垂并歪向健侧，鼓腮漏气，不能吹口哨，食物易残存于颊部与牙龈之间。

### 95.脑干的网状结构对身体运动有什么影响

在脑干网状结构中，存在一个抑制区和一个易化区。抑制区可抑制脊髓牵张反射，抑制大脑皮质引起的躯体运动行为。易化区对脊髓的效应是双侧性的，可引起伸肌的易化。抑制区和易化区在正常情况下协调作用，使肌紧张处平衡状态。

### 96.脑干的网状结构对呼吸和心血管功能有什么影响

延髓网状结构中有呼吸和心血管运动中枢，一旦这些中枢受到破坏就会引起呼吸和心跳停止，导致死亡，因此延髓有生命中枢之称。

### 97.脑干的网状结构对睡眠有什么影响

各种传导束有旁支进入网状结构，它将各种感觉传导冲动传递到大脑皮质活动的广泛区域，称之为上行激活系统。借此维持大脑皮质的觉醒，使之处于最适合接受刺激的状态。若中脑、间脑破坏这一系统可导致昏睡不醒。

### 98.检查感觉功能有哪些注意事项

检查时自感觉缺失部位查向正常部位，自肢体远端查向近端，注意左右、远近端对比，必要时重复检查，切忌暗示性提问。

### 99.脑卒中、脑血管病、脑梗死、脑血栓之间有何关系

脑血管病是指各种原因引起的急性和慢性脑血管病变。其中脑卒中指急性脑循环障碍所致的局限性或全面性脑功能缺损综合征或称急性脑血管事件。其病理变化为脑血管突然破裂或突然闭塞，从而造成该血管支配区域脑组织的功能障碍。脑卒中是中医学对急性脑血管疾病的统称。脑梗死又称缺血性脑卒中，是指各种原因所致脑部血液供应障碍，导致脑组织缺血、缺氧性坏死，出现相应神经功能缺损。脑梗死分为脑血栓形成、脑栓塞、腔隙性脑梗死。

### 100.颈内动脉系统短暂性脑缺血发作的常见症状和特征性症状是什么

常见症状为对侧单肢无力或不完全性偏瘫，对侧感觉异常或减退，短暂的单眼失明是颈内动脉分支的眼动脉缺血的特征性症状，优势半球（通常为左侧）缺血时可有失语，对侧同时偏盲较少见。

### 101.椎–基底动脉系统短暂性脑缺血发作的常见症状和特征性症状是什么

椎–基底动脉系统短暂性脑缺血发作常见症状为眩晕、平衡失调，大多数不伴有耳鸣，是脑干前庭系统缺血表现；少数患者伴有耳鸣，系内听动脉缺血的症状。特征性症状包括：①跌倒发作；②短暂性全面性遗忘；③双眼视力障碍。

## 102.脑出血的常见病因是什么

（1）高血压和动脉粥样硬化是脑出血最常见的病因，多数高血压和动脉硬化同时并存，一般认为单纯高血压或动脉粥样硬化发生脑出血者较少。

（2）颅内动脉瘤：主要是先天性动脉瘤，少数是动脉硬化性动脉瘤和外伤性动脉瘤。动脉瘤经血液漩涡和血压的冲击，常使其顶端增大、破裂。

（3）脑内动静脉畸形：它的管壁发育异常，故较易出血。

（4）其他病因：脑动脉炎引起管壁坏死出血，脑瘤细胞侵袭血管或肿瘤组织内的新生血管破裂出血，血液病引起出血，抗凝治疗、溶栓治疗可并发脑出血。

## 103.脑淀粉样血管病的临床表现有哪些

是由淀粉样物质在软脑膜和大脑皮质小动脉中层沉积导致的脑血管疾病。临床特点是反复多部位的血管破裂导致的多灶性自发性脑实质出血。发病率随年龄的增长而增高。临床表现：反复发生多发性脑叶出血、痴呆、反复短暂性脑缺血发作和脑梗死。

## 104.脑梗死的临床表现有哪些

脑梗死的临床症状复杂，它与脑损害的部位、脑缺血性血管大小、缺血的严重程度、发病前有无其他疾病，以及有无合并其他重要脏器疾病等有关，轻者可以完全没有症状，即无症状性脑梗死；也可以表现为反复发作的肢体瘫痪或眩晕，即短暂性脑缺血发作；重者不仅可以有肢体瘫痪，甚至可以急性昏迷、死亡。如病变影响大脑皮质，在脑血管病急性期可表现为出现癫痫发作，以病后1天内发生率最高，而以癫痫为首发的脑血管病则少见。常见的症状如下。

（1）主观症状：头痛、头昏、头晕、眩晕、恶心、呕吐、运动性和（或）感觉性失语，甚至昏迷。

（2）脑神经症状：双眼向病灶侧凝视、中枢性面瘫及舌瘫、假性延髓性麻痹如饮水呛咳和吞咽困难。

（3）躯体症状：肢体偏瘫或轻度偏瘫、偏身感觉减退、步态不稳、肢体无力、大小便失禁等。

### 105.不同部位的脑出血临床表现有哪些

（1）壳核内囊部出血：出现典型的口眼㖞斜、偏瘫，半身感觉减退，偏盲、失语。

（2）颞叶出血：出血一侧头痛较剧，颈强直。也可出现偏瘫，失语。

（3）脑室出血：若出血量大，可引起迅速昏迷，四肢肌张力高，高热（40℃以上），多汗，消化道出血（吐咖啡色物、排柏油样便），病死率高。

（4）脑桥出血：一开始就呈深昏迷。脑桥为生命中枢所在，5ml以内的出血就引起严重后果。瞳孔极度缩小，如"针尖样"，高热40℃以上，呼吸衰竭，继而呼吸停止，多在24小时内死亡。

（5）小脑出血：以急剧的眩晕，剧烈头痛，伴频繁呕吐为首发症状，早期神志清醒，不久即进入昏迷。小脑出血不出现半身不遂。

### 106.什么样的卒中容易出现卒中后癫痫

皮质病灶和多脑叶病灶更易引发脑卒中后癫痫。脑出血患者卒中后癫痫发病率较其他卒中高。

### 107.脑卒中在临床中如何分期

脑卒中的不同时期，治疗原则有所不同和侧重，其临床分期如下。

（1）急性期：常指发病第1周内。在这一阶段，病情不稳定，易恶化，故也称危险期，是挽救治疗的关键阶段。

（2）稳定期：指发病后第2周至第4周末。如果病情平稳，度过了急性期，在此阶段恶化的可能性大大减小，但仍应以休息为主，辅以轻微活动。这一阶段的预后与总预后密切相关。

（3）恢复期：指发病后第2个月至1年。由此可见，脑卒中的恢复时间很长，许多患者在发病后1～2个月，如果肢体恢复不佳，常会失去信心而放弃治疗，这是不应该的，因为在病后的1年内治疗都是必要的。

（4）后遗症期：指发病1年以后。此时如果有些症状、体征存在，将永久不可恢复，此时再治疗意义不大，用药可能仅是预防复发。

### 108.怎样识别进展性卒中

进展性脑卒中指脑梗死发病后6小时至2周，虽进行常规治疗，临床症状进行性加重，患者神经功能缺损症状逐渐或呈阶梯式加重，而不像普通卒中经过短期发展后趋于稳定。患者神经功能进行性恶化，其致残率和病死率高，预后差。

### 109.脑梗死治疗手段有哪些

①一般治疗：主要为对症治疗；②特殊治疗：静脉溶栓、动脉溶栓；③抗血小板聚集治疗；④抗凝治疗；⑤脑保护治疗；⑥血管内治疗；⑦外科治疗；⑧康复治疗；⑨介入治疗。

### 110.海绵窦血栓形成的常见病因是什么，其临床变化如何

多见于眶部、鼻窦及上面部化脓性感染或全身性感染。多从一侧起病，迅速扩散至对侧海绵窦。常急骤起病，脓毒血症性发热等全身中毒症状，眼球疼痛和眼眶部压痛。主要表现为脑神经受损和眼静脉回流受阻征象。多有第Ⅲ、Ⅳ、Ⅵ、Ⅴ对脑神经受损，出现眼睑下垂、眼球运动受限和固定、复视、瞳孔扩大、对光反射消失、角膜反射消失等。眼静脉回流受阻可出现眼睑、眶周、球结膜水肿，眼球突出等。眼底可见视盘水肿及出血。视力通常不受累，有时呈中等程度下降。可并发脑膜炎或脑脓肿，垂体受累发生脓肿和坏死，引起水盐代谢紊乱。脑脊液（CSF）细胞数增高。如病情进展快，累及脑深静脉，出现昏迷则提示预后不良。

### 111.上矢状窦血栓形成的常见病因是什么，其临床变化如何

上矢状窦是非感染性静脉窦血栓形成的最常见部位。上矢状窦血栓最常见于脱水和衰弱的婴儿，也见于创伤、肿瘤、口服避孕药、妊娠、血液病和免疫系统疾病等，有时原因不明。一般症状包括急性或亚急性起病，全身衰弱，发热、头痛、视盘水肿等。局灶体征：婴幼儿可见颅缝分离，囟门隆起、额浅静脉怒张纡曲。有时可并发颅内出血、癫痫、偏瘫、失语、偏盲等。有时无局灶体征，颅内高压为唯一症状。老年患

者症状较轻微，仅有头痛、头晕等。

### 112.横窦和乙状窦血栓形成的临床变化有哪些

常由化脓性乳突炎或中耳炎引起。主要的症状包括：①化脓性中耳炎的感染和中毒症状：耳后乳突红肿热痛、发热、寒战及外周血白细胞增高，头皮及乳突周围静脉怒张。②脑神经受累症状：颅内高压或局部的颈静脉压迫，出现颈静脉孔综合征（吞咽困难，饮水呛咳，声音嘶哑及同侧胸锁乳突肌和斜方肌无力萎缩）。③颅内高压症状：头痛、呕吐、视盘水肿等，严重者出现昏迷和癫痫发作。腰椎穿刺时压颈试验患侧压力不升，健侧压力迅速升高，CSF细胞数和蛋白增高。

### 113.大脑大静脉血栓形成的临床变化如何

大脑大静脉引流脑深部的白质、基底节和间脑的静脉。大脑大静脉接受大脑深静脉回流。Galen静脉血栓形成常见于产褥期、脱水和血液病等非感染性疾病，多因静脉窦血栓形成所致。累及间脑和基底节等深部结构。早期可出现颅内压增高，精神症状，病情严重时出现昏迷、高热、痫性发作、去脑强直等。存活患者可遗留手足徐动症、舞蹈症等。

### 114.心源性脑栓塞的病因及其临床表现有哪些

心源性脑栓塞是脑栓塞中最常见的，约75%的心源性栓子栓塞于脑部。引起脑栓塞的常见心脏疾病有心房颤动、心瓣膜病、感染性心内膜炎、心肌梗死、心肌病、心脏手术、先天性心脏病等。

（1）心房颤动：是引起心源性脑栓塞的最常见原因。瓣膜病心房颤动占20%，非瓣膜病心房颤动占70%，其余10%无心脏病。瓣膜病心房颤动患者，脑栓塞的发生率是无心房颤动者的14～16倍。非瓣膜病心房颤动是指由各种非心脏瓣膜病，如急性心肌梗死、心力衰竭、心肌病、甲状腺功能亢进等引起的心房颤动，是心源性脑栓塞的独立危险因素，非瓣膜病心房颤动患者脑栓塞的危险性是无心房颤动者的5～7倍。

（2）心瓣膜病：是指心瓣膜病先天性发育异常或后天性疾病（如风湿性心内膜炎）引起的病变。由于血流动力学紊乱，瓣膜受损并有疣状赘生物形成，赘生物机化后，瓣膜纤维化及有瘢痕形成。当该病变累及心房或心室内膜，则会导致附壁血栓的形成。

（3）感染性心内膜炎：心瓣膜表面形成含细菌的疣状赘生物，脱落后形成脑栓塞，有出血倾向。若栓子中细菌的致病力强，可引起继发性颅内感染。

（4）心肌梗死、心肌病：因为心内膜损伤或室壁瘤形成等原因，病变部位纤维化，容易导致附壁血栓的形成。

（5）心脏手术：体外循环过程中可能引起脑栓塞，栓子来源可能是空气、瓣膜组织或主动脉壁上的粥样斑块等。

（6）先天性心脏病：发生脑栓塞的机制有心律失常（如心房颤动）、细菌性心内膜炎和反常性栓塞。

（7）心脏黏液瘤：是最常见的原发性心脏肿瘤，多起源于左心房。20%～45%的患者首发症状为栓塞，其中50%为脑栓塞。

临床表现：任何年龄均可发病，多有风湿性心脏病、心房颤动。一般发病无诱因，也很少有前驱症状。脑栓塞是起病速度最快的一类脑卒中，症状常在数秒或数分钟之内达到高峰，多为完全性卒中。偶尔病情在数小时内逐渐进展，症状加重。

起病后多数患者有意识障碍，但持续时间常较短。当颅内大动脉或椎-基底动脉栓塞时，脑水肿导致颅内压增高，短时间内患者出现昏迷。脑栓塞造成急性脑血液循环障碍，引起癫痫发作，其发生率高于脑血栓形成。发生于颈内动脉系统的脑栓塞约占80%，而发生于椎-基底动脉系统的约占20%。临床症状取决于栓塞的血管及阻塞的位置。大约30%的脑栓塞为出血性梗死，可出现意识障碍突然加重或肢体瘫痪加重。

### 115.脑卒中危险因素及其预防有哪些

老年是卒中重要的独立危险因素，其他已经确定的危险因素如下。

（1）高血压：是最重要的危险因素，收缩压和（或）舒张压增高都是各类卒中的危险因素。卒中的危险性与高血压增高程度呈正相关，控制血压可显著降低卒中发病率。

（2）心脏病：特别是伴发心律失常、心肌梗死者，为缺血性卒中的危险因素。

（3）糖尿病：相当一部分卒中患者于发病前有血糖偏高的症状而未被发觉。卒中急性期，高血糖可加重脑损害和增加病死率。

（4）短暂性脑缺血发作越频繁，卒中的可能性就越大。发生过1次卒中比短暂性脑缺血发作的危险性更大。

（5）吸烟：吸烟可提高血浆纤维蛋白原的含量，引起脑血管痉挛。卒中危险性与吸烟数量相关。戒烟2年后危险性才下降，10年后可降至同年龄的不吸烟人水平。被动吸烟同样有害。鼓励不吸烟、戒烟和公共场所禁止吸烟都有利于减少卒中的发作。

（6）饮酒：急性醉酒或慢性酗酒都是卒中的危险因素。乙醇可促使血小板聚集，触发凝血反应和引起脑血管痉挛。

（7）高脂血症：高胆固醇血症，特别是低密度脂蛋白增高，是动脉粥样硬化的危险因素。纠正高脂血症可降低卒中的危险。

（8）避孕药：高雌激素避孕药在高血压、吸烟的育龄妇女为卒中重要的危险因素。

预防：脑血管一级预防的目标是防止高血压动脉粥样硬化的产生和发展，包括改变生活方式、调整饮食和给予适当的药物治疗。

## 116.脑卒中的诱因有哪些

将发病前72小时内的环境或身体状态的显著变化，视为脑卒中发病的诱因，常见的如气象剧变（降温）、劳累、情绪紧张、饮食失调、血压波动等，以及用力大小便、洗澡、较长时间看电视、玩牌、劳动。另外，发病前1周内的某些疾病也可促发脑卒中，感冒、受凉、腹泻等各种疾病，以及手术、创伤等也是脑卒中发作的诱发因素。

## 117.脑梗死按临床表现类型分类有哪些

根据脑梗死发生的速度、程度、病情是否稳定，以及严重程度，将脑梗死分为以下5种类型。

（1）完全型脑梗死：指脑缺血6小时内病情即达到高峰，常为完全性偏瘫，一般病情较重。

（2）进展型脑梗死：指缺血发作6小时后，病情仍在进行性加重，此类患者占40%以上。造成进展的原因很多，如血栓的扩展、其他血管或侧支血管阻塞、脑水肿、高血糖、高温、感染、心肺功能不全、电解质紊乱，多数是由前两种原因引起。

（3）缓慢进展型脑梗死：起病2周内症状仍在进展。

（4）稳定型脑梗死：发病后病情无明显变化者，倾向于稳定型脑卒中，一般认为颈内动脉系统缺血发作24小时以上，椎－基底动脉系统缺血发作72小时以上者，病情稳定，可考虑稳定型脑卒中。此类型脑卒中，脑CT扫描所见与临床表现相符的梗死灶机会多，提示脑组织已有不可逆的病损。

（5）可逆型缺血性神经功能缺损（RIND）：是指缺血性局灶性神经功能障碍在24～72小时才恢复，最迟在4周之内完全恢复者，不留后遗症，脑CT扫描没有相应部位的梗死病灶。

### 118.大脑的动脉系统有哪些

（1）颈动脉系统：分为颈外动脉（主要供给头皮与面颌部）与颈内动脉（主要供给脑）系统。

颈内动脉系统包括以下主要分支（除眼动脉外）。①大脑前动脉：左、右各一，主要供给大脑内侧面，其深穿支供基底节及内囊前部。连接左、右大脑前动脉的横支，称为前交通动脉。②大脑中动脉：是颈内动脉最大的终末支，又分若干支，分别供给大脑半球外侧面及深部的底节区。到深部去的动脉，称为豆纹动脉。

（2）椎－基底动脉系统：左、右椎动脉在脑桥下缘处合为一条基底动脉，故统称为椎－基底动脉系统。

### 119.大脑的静脉系统有哪些

大脑的静脉系统是接受脑组织的血液回流系统，由脑静脉和静脉窦组成。脑深部和表面都有静脉血液从这些静脉回流到静脉窦，途径为乙状静脉→窦颈静脉→上腔静脉。

### 120.脑卒中吞咽障碍产生的原因及表现有哪些

脑卒中所致的吞咽障碍主要是由于舌咽迷走和舌下神经的核性或核下性损害产生的真性延髓麻痹和双侧大脑皮质或皮质脑干束损害引起的假性延髓麻痹。真性延髓麻痹表现为声音嘶哑、吞咽困难、饮水呛咳及咽反射消失。假性延髓麻痹时咽反射存在。

### 121. 如何鉴别脑瘤性卒中和脑卒中

（1）脑瘤性卒中一般多不伴高血压，而脑卒中多有高血压病史。

（2）脑瘤性卒中多为转移瘤所致，有原发病灶，以肺癌转移多见，所以多有原发病的表现。而脑卒中则无相关疾病症状。

（3）脑瘤性卒中常经脱水及对症治疗后，症状好转后又反复，仍会再加重；脑卒中经治疗好转后，一般不会再反复。

（4）脑瘤性卒中偏瘫较轻，并常伴有癫痫发作；脑卒中偏瘫重，癫痫发作率很低或没有。

（5）脑瘤性卒中眼底检查视盘水肿较重，且常进行性加重；而脑卒中视盘水肿往往较轻，多数经治疗后很快消失。

（6）脑瘤性卒中腰椎穿刺脑脊液压力多较高，且呈持续性升高，蛋白质含量也甚高；脑卒中腰椎穿刺脑脊液压力到后期渐进正常，蛋白质含量也基本正常。

脑瘤性卒中一般而言发病相对较慢，症状多为持续性、进行性加重；而脑卒中发作只是其特殊表现而已。头颅增强CT扫描或MRI有助于鉴别。

### 122. 脑动脉硬化的表现有哪些

脑动脉硬化可导致慢性脑供血不足而使大脑皮质活动功能减弱，主要表现为头晕、头痛、记忆力减弱、注意力不集中、脑力劳动能力降低、睡眠障碍、情绪行为改变等。

脑动脉硬化可因脑组织受累部位不同、病变程度不同而症状表现多样。如颈内动脉硬化，可出现肢体麻木无力、轻瘫、一侧视力减弱或失明。双侧脑干囊硬化可有言语不清，不由自主地强笑强哭；饮水发呛，甚至吞咽困难。锥体外系硬化受损时，可表现面无表情，成痴呆状。

### 123. 如何区别缺血性脑卒中和出血性脑卒中

见表1-1。

表1-1　缺血性脑卒中与出血性脑卒中的区别

| | 缺血性脑卒中 | | 出血性脑卒中 | |
|---|---|---|---|---|
| | 脑血栓形成 | 脑栓塞 | 脑出血 | 蛛网膜下腔出血 |
| 发病年龄 | 多在60岁以上 | 青壮年多见 | 55～66岁多见 | 各年龄组均有 |
| 常见病因 | 动脉粥样硬化 | 风湿性心脏病 | 高血压及动脉硬化 | 动脉瘤、血管畸形、动脉硬化 |
| 起病时状态 | 多在安静时 | 不定 | 多在活动时 | 多在活动时 |
| 起病急缓 | 较缓（日） | 最急（秒） | 急（小时） | 急（分钟） |
| 昏迷 | 较轻 | 少、短暂 | 深而持续 | 少、短暂、较晚 |
| 头痛 | 无 | 少有 | 有 | 剧烈 |
| 呕吐 | 少见 | 少见 | 多见 | 多见 |
| 血压 | 正常或偏高 | 多正常 | 明显增高 | 正常或增高 |
| 偏瘫 | 多见 | 多见 | 多见 | 无 |
| 颈强直 | 无 | 无 | 多有 | 多明显 |
| 脑脊液 | 多正常 | 多正常 | 血性、压力高 | 血性、压力高 |
| CT检查 | 脑内低密度区 | 脑内低密度区 | 脑内高密度区 | 蛛网膜下腔高密度影 |

### 124.脑出血患者的临床表现有哪些

（1）脑出血发生年龄在30～70岁。多数伴有高血压病史，寒冷季节发病较多。发病常突然而无预感，多在体力活动或情绪激动时发病。

（2）大多数病情于数小时内达高峰，即病情进展迅速。且血压显著升高多在24/13.3kPa（180/100mmHg）以上。

（3）常见头痛、呕吐及意识障碍等颅内压增高症状，这些是由于出血后形成血肿及压迫周围组织形成脑水肿。

（4）可发生肢体瘫痪、肢体平衡失调、失语、大小便失禁及肢体抽搐等。多数患者颈项发硬，并有脑膜刺激症状，严重者瞳孔不等大及生命体征改变。

（5）发病后立即做颅脑CT检查，即可见出血病灶，呈高密度灶，且周围有低密度灶环绕。

### 125.脑卒中吞咽障碍的临床表现有哪些

（1）吞咽中喉提升的减慢或减弱。

（2）发音困难或不能（指声音异常，例如声音嘶哑，低弱，严重者不能发音）。

（3）构音障碍。

（4）口内唾液积聚。

（5）自主咳嗽减弱，吞咽之后的咳嗽，饮一定量水时发生咳嗽。

（6）吞咽神经异常，声带麻痹。饮水试验有阳性表现。咽反射异常，自主咳嗽异常。

### 126.脑疝的分类有哪些

（1）小脑幕切迹疝、颞叶疝、海马钩回疝。

（2）逆行性小脑幕切迹疝。

（3）小脑扁桃体疝。

（4）枕骨大孔疝。

（5）扣带回疝、大脑镰下疝。

（6）下行性小脑幕疝、中央疝。

（王新红　孟小航　王　丹）

# 第2章

# 脑卒中相关疾病的护理

**127.急性脑梗死的护理要点有哪些**

（1）病情观察：意识、瞳孔、生命体征，有无头痛、恶心、喷射性呕吐及伴神经功能缺失等。

（2）呼吸道的护理：意识障碍者头偏向一侧，清除呼吸道分泌物，必要时气管插管及呼吸机辅助呼吸，定时翻身、叩背、吸痰、雾化吸入。

（3）饮食护理：鼓励能吞咽者经口进食，选择高蛋白、高维生素、半流食或糊状食物，少量多餐，充分咀嚼。对吞咽困难的患者，给予肠内营养支持，尽早应用鼻饲保证营养需要。

（4）口腔护理：面肌麻痹者进食后，用温盐水或过氧化氢溶液清洁口腔，有义齿者睡前取下，清洁干净后放入凉开水中浸泡。

（5）并发症的预防与护理：①肺部护理。保持呼吸道通畅，维持肺内残气量，保证充分氧气供给，半卧位或床头抬高30°，发热者给予物理或药物降温。②泌尿道护理。保持床单位整洁，会阴清洁。尿潴留诱导排尿，留置导尿每日用聚维酮碘清洁尿道口2次。③压疮的护理。定时翻身，勤擦洗，严重偏瘫者使用气垫床，保持床单位清洁干燥，禁用热水袋。

（6）深静脉血栓的护理：抬高下肢20°～30°，给予被动、主动肢体活动，协助患者深呼吸、咳嗽，早期下床活动，病情稳定者及早进行康复训练。

### 128.短暂性脑缺血发作的护理有哪些

（1）病情观察：倾听患者主诉，观察发作时神经缺如症状的持续时间，如出现意识丧失、肢体无力时，立即报告医生，给予药物处理，注意观察是否加重，警惕脑卒中的发生。

（2）安全护理：地面清洁不可过湿，嘱患者不要穿拖鞋如厕、沐浴等，有专人陪伴。使用警示牌，指示患者防止坠床、跌倒。呼叫器置于床头，告知如出现头晕、肢体无力等表现及时呼叫。

（3）用药指导：使用抗凝药物期间，告知有出血危险及注意事项。输液时避免在该侧肢体采血或测血压，输液拔针后延长按压，时间不少于5分钟。观察皮肤黏膜、牙龈、鼻饲、消化道有无出血，注意尿液颜色有无血尿。进行有创操作时注意无菌操作，动作要轻稳，减少损伤。

（4）健康指导：用药指导遵医嘱按时、按量服药，定时监测凝血功能。饮食指导，改变不合理饮食习惯，摄入低盐、低脂、高蛋白和丰富维生素饮食，少甜食，戒烟酒。定期复查，保持心情舒畅，增加运动量。

### 129.癫痫大发作的护理有哪些

（1）病情观察：充分了解疾病发作特征，如发作的诱因、场所、发作时间、发作先兆及持续时间等。严密观察发作时的特点，主要观察是以抽搐为主，还是以意识丧失为主，抽搐部位、有无大小便失禁、咬破舌头和外伤等。观察发作后的表现，如有无头痛、乏力、恶心、呕吐等。只有把详细的情况介绍给医生，才能有针对性地治疗。

（2）服药护理：家属要督促患者按时、按量、准确无误服药，防止少服、漏服和多服。家属不可随便更换药物和剂量，无论是增加还是减少药物及更换药物的品种，均应在医生指导下进行。应坚持较长时间的治疗，癫痫完全控制后，才可考虑逐渐停药，减药过程也需1年以上，切忌短期或突然停药，病程越长，剂量越大，停药越要缓慢，少数可能需终身服药。

（3）生活护理：患者应建立良好的生活制度，生活应有规律，可适当从事一些轻体力劳动，但避免过度劳累、紧张等。饮食应给予营养和容易消化的食物，多食清淡、含维生素高的蔬菜和水果，勿暴饮暴食。尽量避开危险场所及危险品，不宜从事高空作业及精力高度紧张的工作，如登山、游泳、开车、骑自行车，小孩不宜独自在河边、炉旁，夜间不宜单独外出，尤其不要做现代化的高空游戏，如蹦极等。

（4）心理护理：癫痫是一种慢性疾病，躯体的痛苦、家庭的歧视、社会的偏见，严重影响患者的身心健康，患者常感到紧张、焦虑、恐惧、情绪不稳等，时刻担心再次发病，家庭成员应经常给予关心、帮助、爱护，针对思想顾虑及时给予疏导，使其有一个良好的生活环境、愉快的心情、稳定的情绪。

（5）发作护理：一旦出现癫痫发作，不必惊慌，应立即将患者平卧、头偏向一侧，迅速松开衣领和裤带，将毛巾塞于上下臼齿之间，以免咬伤舌，不可强行按压抽搐的身体，以免骨折及脱臼。如出现癫痫持续状态，应及时送医院治疗，尽快终止癫痫发作。

### 130.癫痫持续状态的护理有哪些

（1）迅速建立静脉通路，立即按医嘱缓慢静脉注射地西泮，速度不超过每分钟2mg，必要时可在15～30分钟重复给药；也可用地西泮60～100mg溶于5%葡萄糖注射液或生理盐水中，于12小时内缓慢静脉滴注；用药中密切观察患者呼吸、心率、血压的变化，如出现呼吸变浅、昏迷加深、血压下降，应暂停注射。异戊巴比妥钠0.5g溶于注射用水10ml静脉注射，速度不超过每分钟0.1g，每日限量为1g，用药时注意有无呼吸抑制和血压下降。

（2）严密观察生命体征、意识、瞳孔等变化，监测血清电解质和酸碱平衡情况，及时发现并处理高热、周围循环衰竭、脑水肿等严重并发症。

（3）保持病室环境安静、光线较暗，避免外界各种刺激。床旁加床挡，专人陪护，关节、骨突处用棉垫保护，以免患者受伤。

（4）连续抽搐者应控制入液量，按医嘱快速静滴脱水剂。并给氧气吸入，以防缺氧所致脑水肿。

（5）保持呼吸道通畅和口腔清洁,24小时以上不能经口进食的患者，应给予鼻饲流食，少量多次。

### 131. 脑疝的护理有哪些

脑疝种类不同，可出现不同的临床表现，如小脑幕裂孔疝可出现患侧动眼神经不全麻痹和对侧肢体轻瘫、意识障碍、血压升高、脉搏变慢、呼吸减慢。严重者可出现去脑强直样发作，血压迅速下降，心搏骤停而死亡。枕骨大孔疝患者可以没有症状，但一旦因咳嗽、呕吐、呼吸不畅、挣扎或行气管插管、腰椎穿刺等时，可使脑疝加重而死亡。

（1）密切观察意识、瞳孔、生命体征变化，发现异常立即报告医师，并进行紧急处理。

（2）尽快做好手术准备，剃头、备血、导尿，建立静脉通路，遵医嘱应用脱水药物。

（3）取头高位，有利颈静脉回流，减轻颅内淤血，缓解颅内压。但昏迷脑疝患者宜给予侧卧位，保持呼吸道通畅，定时清除呼吸道分泌物，防止误吸及窒息。

（4）有呼吸异常者，给氧或进行辅助呼吸。

（5）手术后做好伤口护理和基础护理，昏迷者保护角膜，做好口腔护理、泌尿系统护理和压疮护理，防止发生各种并发症。

（6）做好安全护理，昏迷、躁动不安者给予加床挡、应用保护具，以防自伤或坠床等意外发生。

### 132. 脑出血的护理有哪些

（1）不能进食者给予鼻饲，发病1～2小时禁食。急性期患者给予低脂、高蛋白、高维生素、高热量饮食。限制钠盐摄入（少于每天3g），钠盐过多会加重脑水肿。食物温度适宜，对于尚能进食者，喂水或食不宜过急，遇呕吐或返呛时应暂停片刻，叩背，防止食物呛入气管引起窒息或吸入性肺炎。昏迷不能进食者鼻饲流质，每天4～5次，每次200～300ml，如牛奶、豆浆、藕粉、蒸蛋或混合匀浆等。定时回抽胃液，观察有无上消化道出血，保持口腔清洁。

（2）急性期应绝对卧床休息4～6周，不宜长途运送及过多搬动，翻身应保护头部，动作轻柔，以免加重出血，抬高床头15°～30°，促进脑部血液回流，减轻脑水肿。生命体征平稳后开始被动运动训练，从床上到床边到下床活动，循序渐进，时间由5～10分钟开始，渐至每次30～45分钟，如无不适可每天2～3次，失语者进行语言康复训练。

（3）严密观察体温、脉搏、呼吸、血压、瞳孔、意识等变化。根据病情进行脑科监护，直至病情稳定为止。若血压升高，脉搏减慢甚至呕吐，则为颅压升高表现，密切注意神志、瞳孔变化，立即报告医生，进行脱水、降颅压处理，防止脑疝发生。

（4）保持床单位干燥整洁，保持皮肤卫生，尤应注意眼角膜、外阴及臀部清洁，每日用温水擦拭，每2小时翻身拍背1次，按摩骨突及受压处，预防压疮。

（5）神志不清、躁动及合并精神症状者加护栏、适当约束，防止跌伤，必要时给予少量镇静药。

（6）舌根后坠明显时，取侧卧位；及时清除气管内分泌物，合并呼吸节律或深度改变时，做好气管插管或气管切开的准备，确保呼吸道通畅。

（7）保持瘫痪肢体功能位置，足底放托足板或穿硬底鞋，防止足下垂。

（8）保持大便通畅，便秘者使用缓泻药，必要时用开塞露通便，切忌大便时用力过度和憋气，导致再次发生脑出血。

（9）做好心理护理，避免情绪激动，解除患者不安、恐惧、愤怒、抑郁等心理，保持心情舒畅。

### 133.中枢性发热的护理有哪些

（1）严密观察病情变化，降温过程中，严密观察患者意识状态和瞳孔反应及肢体活动情况，每30分钟测脉搏、呼吸、血压1次。若患者出现意识障碍加重，同时出现"两慢一高"，即呼吸慢、脉搏慢、血压升高，应及时通知医生。

（2）体温监测是低温治疗中的一个重要项目，一般情况下，应保持患者肛温在32～34℃为宜，过低（31℃以下）易出现心肺并发症。

（3）加强皮肤护理：高热患者口腔黏膜干燥，易引起口腔炎及黏膜糜烂，因此，必须做好口腔护理。清醒患者晨起、饭后帮其漱口，口干裂时，涂植物油或甘油，有溃疡时，口腔清洁完毕后涂1%甲紫。昏迷患者每日彻底做口腔护理，早、晚各1次，用生理盐水棉球或者间断用氯己定漱口液棉球。昏迷患者每2小时翻身拍背并且按摩骨突处，以防止发生坠积性肺炎和压疮，身体褶皱处涂爽身粉。

（4）保持呼吸道通畅，鼓励并协助患者排痰，为昏迷患者及时吸痰，痰液黏稠不易排出者，给予定时雾化吸入，每日4～5次。利用超声波的声能将药液随呼吸进入呼吸道，增加纤毛活动能力，解除支气管痉挛，防止分泌物干涸结痂，有利于痰液的排出，起到化痰、解痉、抗感染作用。气管切开患者应置单人病室，有分泌物及时吸出。严格执行无菌操作，每8小时消毒内套管1次，每吸痰1次更换1根吸痰管。保持气道湿化，可定时气道内滴入湿化液（湿化液配制：生理盐水20ml，庆大霉素4万U，糜蛋白酶4000U，地塞米松5mg，哮喘患者可加入氨茶碱0.25g）。每15～20分钟1次，每次滴入4～5滴。气管切开处覆盖湿润的无菌纱布，并每日换药2次，保持伤口局部干燥。

（5）预防泌尿系感染，保持会阴部清洁，每日用0.2%的聚维酮碘消毒尿道口2次，昏迷患者及尿失禁患者留置导尿管，应每天更换储尿袋，防止尿液倒流引起逆行感染，尤其翻身时更要注意。每周更换导尿管1次，导尿时一定严格执行无菌操作，同时观察尿液颜色及性状，必要时进行膀胱冲洗每天2次。患者可以自行排尿时，应尽早更换为外接尿器，以减少感染机会，每次大便后温水擦洗臀部，涂爽身粉。

（6）保证通畅的静脉通道，准确记录出入量，及时发现心力衰竭、心律失常及休克征象。

（7）营养摄入：高热使机体代谢增加，热量消耗增大，水分排出多，易发生营养不良，必须供给充足水分、营养物质等。高热患者消化功能减退，食欲缺乏，故应给予易消化的高热量、高维生素、高蛋白低脂肪饮食。不能经口进食时，采用鼻饲提供营养。采用的食物配方为：牛奶、新鲜鸡蛋、食盐、鱼汤、鸡汤、排骨汤、米汤、菜汤、新鲜果汁等，并做好鼻饲管道的护理。患者翻身、拍背吸痰等操作完毕后，抬高床头30°～40°后再进行管饲。

### 134.高血压危象的护理有哪些

（1）绝对卧床休息，加强安全防护，对烦躁不安者用绷带束缚。清醒患者给予平卧位，头颈部垫上软枕头，稍后仰。昏迷患者、头偏向一侧，有呕吐物应及时清除，以防窒息。给予持续低流量氧气吸入，持续心电监护。

（2）保持呼吸道通畅，舌根后坠的患者应用舌钳将舌拉出，并放入口咽通气管，必要时行气管插管。呼吸道分泌物增多者，给予吸痰，每次吸痰时间不宜超过15秒。

（3）快速建立多通道静脉输液通路，以保证及时输入抢救药物。

（4）严密观察患者生命体征变化，注意观察患者的血压、意识状态、瞳孔、呕吐与头痛症状，快速准确地判断病情进展，以防错过抢救时机。

（5）留置导尿管，高血压危象患者往往出现尿失禁，给予留置导尿，预防尿路并发症。

（6）头部置冰帽或冰枕，以降低脑部温度，减少脑细胞的耗氧量，达到减轻脑水肿的目的。

### 135.颅内压增高的护理有哪些

（1）降低颅内压的护理：抬高床头15°～30°以利颅内静脉回流，从而减轻脑水肿，降低颅内压。充足给氧可改善脑缺氧并可使脑血管收缩，降低脑血流量。控制液体摄入量，每日输液量不超过2000ml，可以进食的患者应减少饮水量。高热者应立即降温，因高热可使机体代谢增高，脑缺氧加重。

（2）防止颅内压骤然增高的护理：由于颅内压骤然增高可以导致脑疝发生，因此，护理中应该避免下述情况发生。①呼吸道梗阻：多发生于意识障碍的患者。呼吸道梗阻可以引起胸腔内压力增高，压力通过无瓣的静脉直接传导至颅内，使颅内静脉压增高，静脉回流受阻，可加重颅内高压。此外，呼吸道梗阻又使血中二氧化碳分压增高，脑血管舒张，脑血流量增多，使颅内高压加重，及时吸净呼吸道分泌物和呕吐物。不论采用平卧或侧卧，都不得使患者颈部屈曲或胸部受压，舌根后坠者可托起下颌或安放口咽气道。②意识不清或咳痰困难者，应及早行气管切开手术。痰液黏稠者可进行超声雾化吸入。重视基础护理，给患者按时翻身叩背，防止肺部并发症的发生，也是保证气管通畅，防止颅内压增高的重要措施。③避免剧烈咳嗽及用力排便，剧烈咳痰与用力排便都可引起胸腔压力增高，甚至导致脑疝发生，故应预防并及时治疗感冒、咳嗽。颅内压增高的患者，因限制水分摄入及脱水治疗多见大便秘结，可鼓励患者多进纤维丰富的食物，并给予轻泻药以防止便秘。对已有便秘者，应嘱咐患者不要用力排便，更不可采用高压大量灌肠，在一般通便法无效时，则须戴手套掏出直肠下端粪团，然后使用轻泻药或行低压小量灌肠。

### 136. 蛛网膜下腔出血的护理有哪些

（1）急性期绝对卧床休息4～6周，避免一切可能导致患者血压和颅内压增高的因素，包括移动头部、用力咳嗽及大便、情绪激动等。有精神症状如躁动时，加床挡。

（2）给予少渣或流质饮食，多食蔬菜水果，保持大便通畅，以免发生再出血。发生应激性溃疡者应禁食，有意识障碍及吞咽障碍者给予鼻饲流食。

（3）根据医嘱治疗和观察药物疗效，降低脑水肿用甘露醇与脑出血相同。

（4）严密观察病情变化，预防复发，及时测量体温、血压、脉搏、呼吸、神志、瞳孔变化，如出现剧烈头痛、呕吐、抽搐，甚至昏迷等，应警惕再出血；如出现神志障碍加深，呼吸、脉搏变慢，瞳孔散大等，提示脑疝形成，应立即通知医师，给予及时抢救处理。

（5）保持呼吸道通畅，神志不清者头偏向一侧，勤吸痰，防止异物及痰液堵塞气道。定时翻身叩背，预防吸入性肺炎和肺不张。

（6）协助做好脑血管造影、介入、手术等检查和治疗准备。

（7）保持瘫痪肢体功能位置和预防压疮护理，尽早进行肢体功能锻炼和语言康复训练。

（8）给予心理安抚和支持，鼓励积极治疗。

### 137. 呼吸、心搏骤停的护理有哪些

（1）呼吸骤停的急救方法：迅速解开衣服，清除口腔异物，有舌后坠时用钳将舌拉出，仰卧位，头尽量后仰。

①立即进行口对口人工呼吸。方法是：患者仰卧，护理人员一手托起患者下颌，使其头部后仰，以解除舌下坠所致的呼吸道梗阻，保持呼吸道通畅；另一手捏紧患者鼻孔，以免吹气时气体从鼻逸出。然后护理人员深吸一口气，对准患者口腔用力吹入，直至胸部略有膨起。之后，

护理人员头稍侧转，并立即放松捏鼻孔的手，患者自行呼吸，如此反复进行。

②成年人每分钟吸气12～16次，吹气时间宜短，约占1次呼吸时间的1/3，吹气若无反应，则需检查呼吸道是否通畅，吹气是否得当。如果患者牙关紧闭，护理人可改用口对鼻吹气。其方法与口对口人工呼吸基本相同。

（2）心搏骤停

①对心搏骤停在1分钟左右者，可拳击其胸骨中段1次，立即进行不间断的胸外心脏按压。

②胸外心脏按压方法是：患者应仰卧在硬板上，如系软床应加垫木板。护理人员用一手掌根部放于患者胸骨下2/3处，另一手重叠压在上面，两臂伸直，依靠护理人员身体重力向患者脊柱方向做垂直而有节律的按压。

③按压用力须适度，略带冲击性；使胸骨下陷至少5cm后，随即放松，使胸骨复原，以利心脏舒张。按压次数成年人每分钟100次以上，直至心跳恢复。

④按压时必须用手掌根部加压于胸骨下半段，对准脊柱按压；不应将手掌平放，不应压心前区；按压与放松时间应大致相等。心脏按压时应同时施行有效的人工呼吸。

### 138.急性肺水肿的护理有哪些

（1）体位：取坐位或半卧位，两腿下垂，以减少静脉回流。

（2）吸氧：高流量每分钟6～8L，50%乙醇湿化吸氧。

（3）镇静药：皮下或肌内注射吗啡5～10mg或哌替啶50mg，对于昏迷、休克、严重肺部疾病患者禁用。

（4）利尿药：静脉快速注射利尿药，减少回心血量。

（5）强心药：缓慢静脉注射去乙酰毛花苷C 0.2～0.4mg。

（6）血管扩张药：降低心脏前、后负荷。

（7）氨茶碱：解除支气管痉挛，稀释后缓慢静脉注射。

（8）糖皮质激素：地塞米松，减少毛细血管通透性，降低周围血管阻力。

（9）密切观察神志、面色、心率、呼吸、血压、尿量、滴速、用药反应等。

### 139.静脉溶栓治疗的护理有哪些

（1）密切观察给药时间及生命体征监测，给予心电、血氧饱和度监测，吸氧，并遵医嘱调节给药的速度及浓度，做好详细记录。对于吞咽功能障碍者，给予鼻饲管置管；对于排尿困难的患者，给予留置导尿。

（2）溶栓后绝对卧床休息，减少搬动患者，避免患者过度变换体位。严密观察血压、血氧饱和度、意识状态的变化，最初24小时每15～30分钟测量血压并观察瞳孔和意识的变化。

（3）皮肤黏膜的观察：溶栓治疗最大的不良反应就是出血，应严密观察穿刺点有无出血和渗血，有无口腔黏膜、牙龈、鼻出血及皮下淤血等。给予口腔护理，会阴护理。保持大便通畅，避免因用力排便而引起的出血。尽量避免皮下、皮内、肌内及静脉穿刺，必须穿刺时，采血后加压按压20～30分钟，必要时加压包扎4～6小时。床头抬高30°～45°，避免吸入性肺炎发生。

（4）如患者在溶栓后出现头痛、呕吐或出现进行性意识障碍、双侧瞳孔不等大、对光反应迟钝或消失，则提示脑出血的发生，应及时通知医生停止溶栓。

### 140.动脉取栓后护理有哪些

（1）术后观察生命体征，24小时监护，监测凝血时间、纤维蛋白原的变化，有无出血倾向（皮肤、消化道、呼吸道、泌尿道、鼻腔等）。

（2）同时观察有无头痛、呕吐，严密观察神志、瞳孔、尿量及生命体征的变化。

（3）术后患者平卧，穿刺侧肢体伸直，不可弯曲，平卧6小时，制动24小时，如不适可抬高床头30°～40°。沙袋加压包扎穿刺点6～12小时。

（4）密切观察穿刺部位有无渗血及皮下淤血，如有渗出及时更换敷料，保持穿刺部位干燥。嘱患者多饮水以利造影剂排出。

（5）术后4小时给予低盐低脂易消化饮食，观察足背动脉每30分钟1次，观察下肢皮温肤色6小时。

（6）做好心理护理，加强个别器官功能监测，并重视早期功能锻炼。

### 141.脑血管介入治疗的护理有哪些

（1）术前护理/心理护理：由于患者对所患疾病认知程度及治疗效果不确定，往往有焦虑、烦躁或恐惧的心理，导致患者的情绪不稳定，休息、睡眠不佳。针对这些心理特点，做好解释、安慰工作，以取得患者的配合。

（2）治疗前准备：进行碘过敏试验，询问过敏史，使用造影剂1ml静脉推注，患者无心慌气短、荨麻疹及球结膜充血等，血压波动低于1.33～2.67kPa（10～20mmHg）为阴性。如过敏，必须3天进行激素治疗，并尽量用非离子碘水溶液。患者禁食4～6小时。穿刺区域备皮（备皮范围：双侧腹股沟、会阴部、大腿上1/3处），并交代患者在治疗前30分钟排空小便，必要时导尿。同时备好沙袋，完善术前CT及造影剂等，等检查后入导管室。

（3）手术配合教育：手术一般采用局部麻醉，应向患者介绍术中配合的方法，如何时屏气、治疗时不能咳嗽等。

（4）适应治疗后变化的锻炼：因为治疗后穿刺侧肢体限制活动8小时，绝对卧床24小时以上，所以治疗前应指导患者在床上进行大小便的锻炼。

（5）术后护理

①严密观察患者神经系统症状：观察意识、瞳孔、有无失语、肢体活动情况，有无患侧头痛，及时发现栓子脱落引起的脑梗死，对高血压的患者或有可能发生过度灌注综合征者，酌情控制低血压。

②对术后出现脑血管痉挛者应用扩血管药物，监测生命体征每小时1次，24小时后根据病情改为每日2次，按医嘱控制血压。

③术后穿刺部位的护理

a.穿刺部位加沙袋压迫6小时，穿刺侧肢体限制活动24小时，患侧下肢可取伸展位，不屈曲，注意观察足背动脉搏动和远端皮肤颜色、温度及穿刺处有无渗血、皮下气肿等。

b.制动期间，也需协助患者翻身，给予患者取术侧卧位，下肢伸直，健侧屈曲，以保证患者舒适，防止压疮。

c.用药护理，支架置入术后患者，在拔除动脉鞘管后2小时，开始给予低分子肝素钠0.4ml腹壁皮下注射，每日2次，连续3天，同时使用氯吡格雷75mg，每天1次，口服，共4周，口服阿司匹林6个月，以后酌情减少，以达到抗凝、抗血栓的目的。用药期间观察皮肤黏膜有无出血，监测出、凝血时间，同时嘱患者防止外伤。护理应注意集中注射次数，避免反复穿刺，拔针后应适当延长按压时间。

d.预防造影剂肾病，指导患者多饮水，有利于造影剂的排出，24小时内尽量不食用高蛋白饮食。

### 142. 脑血管介入取栓治疗的护理有哪些

（1）术前观察穿刺处皮肤：若皮肤有破溃、瘢痕等情况需及时告知医生，判断是否需要更改部位。给予双侧腹股沟处备皮。告知患者术后需卧床24小时，有发生床上排尿困难的可能，术前指导患者练习床上排尿。术前禁食、禁水的必要性，并给予术前8小时禁食、禁水，术晨用少量水将药服下。

（2）备好床旁监护仪、急救药品、物品。患者返回病房后，连接床旁监护仪，2小时内每15分钟监测生命体征1次，2小时后每1小时监测1次；评估患者意识状态，向医生了解术中情况。

（3）患者体位：让患者取仰卧位或侧卧位，头部抬高＜30°，患侧颈部不可过度前屈，颈部避免受压，以免影响血液循环。穿刺侧下肢平伸制动，术后卧床1天，限制活动1周，防止支架脱落。

（4）观察腹股沟穿刺处情况：穿刺处有无皮下出血，双侧足背动脉搏动，双下肢皮温、皮色有无异常。如出现患者疼痛、足背动脉搏动下降、皮肤温度低，可给予适量的血管扩张药。

（5）用抗凝药过程中需要监测出凝血情况，同时观察有无出血倾向。例如皮肤、消化道、口腔黏膜等。

### 143. 眩晕的护理有哪些

（1）卧床休息或适当活动。

（2）避免剧烈活动、情绪激动，直立性低血压者卧位坐起或站立时动作应缓慢，有头晕、黑矇等眩晕先兆时立即蹲下或平卧，防止摔伤。

（3）观察生命体征、注意血压、呼吸频率及节律、心率及心律有无改变。

（4）晕厥发作期间，心率每分钟超过180次或低于每分钟40次，分别考虑有脑源性或心源性晕厥可能，应立即报告医生。

（5）注意多锻炼身体，增强体质，气血虚弱者要注意劳逸结合，保持充足的睡眠时间，不要过度饥饿。

### 144. 脑水肿的护理有哪些

（1）室温保持在18～21℃，湿度55%为宜，定时通风换气，保持病房空气流通，提供一个安静、整洁、舒适、安全的治疗环境。

（2）饮食以易消化饮食为主。

（3）做好心理护理，亲切、热情、耐心的照顾、帮助患者及其家属，鼓励患者树立战胜疾病的信心，积极配合治疗，变被动为主动。

（4）危重患者做好抢救准备。

（5）严密观察生命体征变化，特别是意识、瞳孔的变化，有无脑疝的发生。

（6）预防并发症，颅内压增高时避免搬动，头下垫以软枕偏向一侧，并抬高15°～30°，昏迷时注意保护角膜，预防压疮。

### 145. 脑梗死伴高血压如何进行降血压护理

在脑梗死急性期大多数患者有高血压，但急性期过后，脑血管自动调节能力丧失，脑血流直接依赖体循环血压。脑梗死急性期如何降压，一般认为血压（26.7～29.3）/（14.7～16）kPa［（200～220）/（110～120）mmHg］可暂不降压，需严密观察；当血压＞29.3/16kPa（220/120mmHg）时则应缓慢降压，但不能降得太快，以防脑供血不足使脑梗死面积扩大，加重病情。当溶栓治疗前后血压＞24/13.3kPa（180/100mmHg）时，应降压治疗，以防出血。待脑梗死患者病情稳定即恢复期则应常规降压，使之达到正常水平，以免因持续高血压导致脑卒中复发。

### 146. 昏迷患者眼部的护理有哪些

（1）患者出现眼睑闭合不全时，应注意保护眼部，可用生理盐水纱布或凡士林纱布盖眼，以免角膜干燥或损伤。

（2）如角膜感染或破溃者可遵医嘱用生理盐水冲洗眼睛，必要时用抗生素软膏涂双眼，并用无菌纱布覆盖保护眼睛，防止异物落入。

### 147.脑卒中昏迷患者如何进行饮食护理

（1）给予高热量、易消化流质饮食。

（2）给予牛奶、米汤、菜汤、肉汤和果汁水等。另外，可将牛奶、鸡蛋、淀粉、菜汁等调配一起，制成稀粥状的混合奶，鼻饲给予患者。

（3）每次鼻饲量200～350ml，每日4～5次。

（4）鼻饲时，摇高床头30°～45°，观察患者有无呛咳，有呛咳应立即停止鼻饲。

（5）鼻饲后，应加强患者所用餐具的清洗和消毒。

### 148.脑卒中患者大便失禁浸渍如何护理

（1）及时清理、清洗肛周，注意动作轻柔，避免擦洗过度。

（2）使用吸收性好、皮肤亲和力好的尿垫。

（3）如果大便是水性稀便，留置肛管接引流袋收集稀便。

（4）如果大便为糊状，留置肛管不能引流时，可使用造口袋或便洁袋来管理。

（5）肛周皮肤可使用皮肤保护膜喷撒或涂抹来进行保护。

（6）如果已经造成肛周皮肤糜烂、破损，则可使用水胶体粉剂喷洒于创面，再使用皮肤保护膜喷于表面。

（孟　利）

# 第3章

# 脑卒中患者病情观察及护理

## 149.脑卒中病情观察主要内容有哪些

①神志、意识有无变化、生命体征是否平稳、瞳孔大小有无改变、监护情况有无异常；②体位是否舒适、是否处在功能位置、各管道通畅情况，置管时间、长度，固定问题；③伤口敷料有无渗血渗液、引流管固定是否完好，有无打折；④液体滴速是否正确；⑤皮肤易受压部位是否红肿、有无破溃；⑥饮食是否符合病情要求、服药是否及时，有无漏服情况；⑦基础护理完成情况是否完善；⑧听诊痰鸣音，是否加重；⑨呕吐物性质、量、颜色；⑩大小便是否正常。

## 150.头痛观察主要内容有哪些

（1）头痛程度：有轻有重，头痛时间有长有短。

（2）疼痛形式：多种多样，常见胀痛、闷痛、撕裂样痛、电击样疼痛、针刺样痛，部分伴有恶心、呕吐、头晕等症状。

（3）头痛性质：有无钝痛、胀痛、压迫感、麻木感，有无强度的变化。

（4）头痛伴随症状和体征，如出现呕吐、视力下降，应及时通知医生进行处理。当颅内压增高时患者会出现瞳孔不等大、意识变化、呼吸不规则等脑疝先兆、肢体抽搐或瘫痪，应及时通知医生进行处理。

## 151.颅内压增高的主要临床表现有哪些

颅内压增高临床表现分为4期，即代偿期、早期、高峰期和晚期。

（1）代偿期：当颅内容积增加时，脑脊液从颅腔内挤入硬脊膜下腔，血液从扩张的脑静脉挤出颅腔，此时颅内顺应性良好，颅内压波动在正常范围内，临床上不出现症状和体征。

（2）早期：颅内代偿容积失代偿时，颅内压增高，脑血流量减少，脑组织缺血缺氧，临床上出现3个典型症状：头痛、呕吐、视盘水肿。

（3）高峰期：颅内压达到高峰期后不仅头痛、呕吐加重，并且出现意识障碍，颅内压增高导致全脑严重缺血缺氧和脑干网状结构功能受累；此时另一重要表现是库欣综合征，症状为心率减慢、呼吸减慢和血压增高。

（4）晚期：颅内压增高造成的脑损伤难以逆转，临床表现为深昏迷，瞳孔不等大或散大，去脑强直发作，心率加快，血压下降，呼吸不规则或暂停，最终呼吸、心跳停止。

### 152.高血压危象有什么症状

（1）血压骤升到26.7/16kPa（200/120mmHg）以上，出现心、脑、肾的急性损伤危急症状。

（2）患者感到突然剧烈头痛、头晕、视物不清或失明、恶心、呕吐、心慌、气短、面色苍白或潮湿、两手抖动、烦躁不安。

（3）严重可能出现暂时性瘫痪、失语、心绞痛、尿浑浊，更重的可能出现抽搐、昏迷。

### 153.高血压脑病有什么症状

（1）血压突然升高，发生头痛、呕吐、黑矇、烦躁不安等。

（2）继之出现剧烈头痛、喷射性呕吐、心动过速、呼吸困难或减慢、视物模糊、偏盲或黑矇、抽搐和意识障碍。

（3）可出现暂时性偏瘫、偏身感觉障碍、失语等。

（4）如能迅速采取有效降压措施，上述症状可缓解。

（5）如脑水肿和颅内压继续加重，导致脑的不可逆转性损害，患者则将出现持久性或局限性感觉运动障碍等。

### 154.尿失禁观察哪些内容

（1）观察排尿次数、频率、时间、尿量和颜色、是否有排尿困难等。

（2）评估观察患者有无尿痛、烧灼感、余尿等。

（3）尿失禁易造成尿床和骶尾皮肤压红而导致压疮发生，护理中应注意观察局部皮肤情况。

（4）尿失禁主要表现为膀胱括约肌功能损害，膀胱内尿液不能控制。

### 155.怎么确定是否是误吸

（1）食物误吸入声门以下气道时，一般都会引起咳嗽反射即呛咳，但在某些神经受损的患者，由于反射的路径受到损害，误吸时仅有不适感和难受感，而并不引起明显咳嗽，此可谓进食呛。轻者呛咳片刻后即可恢复正常，重者可导致连续剧烈的呛咳，导致患者呼吸急促而出现面色青紫等缺氧症状，甚至引起危及生命的窒息，个别严重者或原有肺源性心脏病患者可引起死亡。

（2）已经行气管切开术的患者，可从气管切开处咳出大量的分泌物及食物；每次进食时或进食后即可出现此症状。

（3）慢性误吸的患者可有持续咳嗽、不断清嗓、多量气管支气管分泌物外溢，以及慢性支气管炎、复发性肺炎、食欲缺乏、体重下降、日渐衰竭等症状。

### 156.应用抗凝药物观察哪些内容

（1）监测有无出血现象：注意观察患者有无血尿、有无鼻或牙龈出血及皮肤出血点、消化道出血等。

（2）评估有无隐血和明显出血。

（3）监测内出血征象：心率加快、血压降低、烦躁不安、尿量减少。

（4）心导管术后评估有无腹膜后出血征象：腰骶部痛、下肢麻木、足背动脉搏动减弱。

（5）监测神经系统状况，评估有无颅内出血：意识障碍、头痛是颅内出血的常见症状。

（6）监测凝血功能。

### 157.如何观察意识状态

（1）清醒状态：被检查者对自身及周围环境的认识能力良好，能正确地做出回答。

（2）嗜睡状态：是意识障碍的早期表现，患者持续地处于睡眠状态，能被唤醒，醒后能正确回答问题，但反应迟钝，停止刺激后很快入睡。

（3）意识模糊：意识障碍程度较嗜睡深，对周围环境漠不关心，说话简短迟钝，表情淡漠，对时间、地点、人物的定向力完全或部分障碍。

（4）昏睡：患者处于熟睡状态，不易唤醒。较强刺激可被唤醒，醒后答非所问，停止外界刺激后即刻入睡。

（5）浅昏迷：意识大部分丧失，无自主运动，对声、光刺激无反应，对疼痛刺激可有痛苦表情及躲避反应。

（6）深昏迷：意识完全丧失，对各种刺激均无反应。全身肌肉松弛，肢体呈现迟缓状态，深、浅反射均消失。

### 158.意识障碍患者病情观察的重点内容有哪些

（1）生命体征：呼吸、脉搏、体温、血压。

（2）脑神经：瞳孔、眼球活动、角膜反射、面神经。

（3）体位和运动功能。

（4）深、浅反射和病理反射。

（5）皮肤的温度与颜色。

（6）脑膜刺激征。

（7）痰的性状与排出情况。

（8）大小便是否正常。

### 159.叩背排痰时观察什么

叩背时患者采取坐位或侧卧位，由下向上，由外向内叩击患者背部，时间不宜过长，5～15分钟为宜。掌握叩击力度，叩击力量适中，以患者不感到疼痛为宜。叩击处皮肤宜用单层薄布进行保护，避免背部因直接叩击而导致皮肤发红，但覆盖物不易过厚，以免降低叩击效果。

叩击时避开乳房、心脏、骨突部位及衣服拉链，密切观察患者对叩击的反应，注意观察患者生命体征、血氧饱和度及皮肤颜色，一旦出现异常或感到不适，应立即终止。操作后协助患者卧床休息，查生命体征、肺部呼吸音及湿啰音变化，评估叩背效果。叩背排痰应在餐后2小时或餐前30分钟进行，以免操作中呕吐。痰液黏稠者，可在雾化后进行叩背。

### 160.约束带使用时观察什么

（1）严格掌握约束带应用的适应证，维护患者自尊，尊重患者及其家属意愿。

（2）保护性约束属于制动措施，使用时间不宜过长，每2小时放松肢体1次并观察约束部位末梢循环情况及约束带松紧程度，必要时给予方巾衬垫，发现异常及时处理。

（3）使用约束带时注意患者卧位、保持患者肢体功能位，经常更换体位，约束带的打结处不得让患者双手触及，也不能只约束单侧上肢或下肢，以免患者解开套结发生意外。

（4）意识清醒患者可给予碰铃，及时满足患者需求。

（5）单纯约束效果不佳时，可遵医嘱结合镇静药使用。注意记录给予约束时间、部位、相应的护理措施及解除约束的时间。

### 161.脑卒中最常见的先兆有哪些

（1）眩晕明显：突然间天旋地转、站立不稳、步履蹒跚、抬腿费力，甚至失去平衡摔倒在地。

（2）剧烈头痛：具有突发性，无明显诱因，由间歇性转为持续性，同时伴有恶心、呕吐等现象。

（3）一侧麻木：突然感到一侧面部、手臂、指头麻木，耳鸣，听不懂别人讲话的意思；嘴角歪斜合不拢、流口水。

（4）经常呛咳：喝水或进食中出现呛咳。

（5）单眼失明：一只眼睛忽然视物不清，或视物成双影。眼前有黑点，甚至看不见东西，在短时间内恢复正常。

（6）白天嗜睡：人感到非常疲倦，觉得睡不够，甚至白天也是睡意明显。

（7）哈欠连天：打哈欠是人体的一种保护性反应，但是，中老年人尤其是心脑血管疾病患者，如无原因而出现哈欠频繁，便是病态反应。

（8）握力下降：手臂突然失去握力，有时伴有讲话不清，过 1 ～ 2 分钟完全恢复正常。

（9）舌根发硬：忽然感觉舌根部僵硬，舌胀大，吞咽困难，说话不清楚，查看舌无红肿现象。

## 162.脑卒中的"三偏"症状是什么

（1）偏瘫：病灶对侧的肢体发生瘫痪，瘫痪侧鼻唇沟变浅，呼气时瘫痪侧面颊鼓起较高。昏迷患者如昏迷不深或在压眶和疼痛刺激时，健侧肢体可见自发运动，而瘫痪侧肢体并无动作。

（2）偏身感觉障碍：病灶对侧半身的感觉减退，针刺肢体、面部时无反应或反应较健侧肢体迟钝。

（3）偏盲：在患者能配合时还可发现病灶对侧同向偏盲，主要是经过内囊的视反射受到影响。此外，左侧大脑半球病变常伴有失语症。

## 163.脑卒中伴疼痛观察什么

观察心跳、呼吸、面部肌肉紧张度、掌心出汗、血浆皮质醇水平等指标。①疼痛的部位；②疼痛的程度；③疼痛的性质；④疼痛的频率和持续的时间；⑤加重或缓解的有关因素；⑥疼痛对生活的影响；⑦既往和现在缓解疼痛的方法。

## 164.脑卒中生命体征及重要体征的观察有哪些

（1）意识状态：昏迷程度由浅而加深，一发病即进入深昏迷状态，或一度清醒又再次昏迷等，都表示病情严重，提示有颅内压增高（脑水肿），出血量多的可能，或损坏脑干生命中枢。

（2）瞳孔改变：两侧瞳孔明显不对称，如果突然出现一侧瞳孔先缩小后散大改变，呼吸变慢而暂停，呼吸节律如叹息样呼吸，血压和体温开始上升后突然下降，呈休克状态，表明发生脑疝（颅内压增高时部分脑组织突出、移位、挤压脑干生命中枢），必须紧急抢救，因脑疝患者可能因呼吸突然停止、休克、器官衰竭而死亡。

（3）体温：体温超过39℃或低于35℃，表示预后不良。高热是由于体温调节中枢障碍或并发细菌感染而引起，可加重脑组织损害。

（4）脉搏。

（5）血压：血压过高，如血压高于26.7/16kPa（200/120mmHg）或低于12/8kPa（90/60mmHg）均预示病情不良。血压升高是由于颅内压升高、脑水肿及神经性反射所致。血压降低可由诸多因素引起，常是濒死指征。

（6）消化道出血：消化道出血常出现在重型脑出血患者，预示着不良的征兆，病死率接近90%，常发生在急性期1周之内，以呕血为多，少数便血。消化道出血可能由于下丘脑和脑干受损所致，结果是食管、胃、十二指肠和小肠黏膜发生血管渗透的变化和急性营养障碍，造成广泛性黏膜糜烂、溃疡而出血。

（7）肌力。

## 165. 如何评估发热程度

以口腔温度为例，发热程度可分为：①低热，体温37.5～37.9℃，多见于结核、风湿病；②中等热，体温38～38.9℃，多见于一般性感染；③高热，体温39～40.9℃，多见于急性感染；④超高热，体温40℃以上，见于中暑等。体温的最高点称之为极热。

## 166. 脑血管造影术后观察哪些内容

（1）穿刺处护理：术后6小时（造影）或12小时（治疗）内穿刺点加压沙袋包扎，在此期间穿刺下肢严格制动并不能翻身。每小时观察记录穿刺点有无出血、青紫、血肿，足背动脉搏动情况，足部皮肤的色泽、温度，6～12小时后去除沙袋，查看包扎处松紧情况（应可插入2～3指）。观察穿刺部位有无出血或肿胀、肢体远侧脉搏、皮肤颜色、温度和功能情况，发现异常情况应及时报告医师处理。

（2）病情观察：根据病情测量患者血压、脉搏、呼吸，特别是全身麻醉或病情较重患者，要严密观察病情变化，如有异常，及时报告医师。

（3）饮食护理：鼓励患者大量饮水以促进造影剂排出，4小时内饮水1000ml，总量约2500ml。术后即可吃饭，但避免食用甜汤、鸡蛋，以防胀气。

（4）活动：监督患者卧床24小时，期间每2小时按摩1次穿刺侧肢体，防止静脉血栓形成。24小时后如无异常去除加压后包扎，穿刺点常规消毒，纱布覆盖，可下床行走。

（5）预防并发症：术后对穿刺处加强观察，注意穿刺处包扎的松紧，防止穿刺点局部皮下血肿。发现皮下血肿应及时报告医师进行处理，以防皮下血肿体积太大，压迫股动脉造成下肢缺血。

（李春晓）

# 第4章

# 脑卒中患者并发症护理

### 167.脑卒中急性期常见并发症有哪些

脑部并发症：脑水肿、脑疝、癫痫、抑郁症。

全身并发症：内分泌功能失调、电解质平衡失调、高血压、发热、感染。

脑内脏联合病变：脑胃综合征、脑心综合征、脑肺综合征、脑肾综合征。

### 168.脑卒中引起发热的原因是什么

脑血管病引起发热的常见原因有3种。

（1）中枢性发热：多由病变侵及丘脑下部的体温调节中枢所致。其特点是患者常突然出现高热，体温可达40～41℃，无感染征象，一般解热药无效。但常伴有重度昏迷、呼吸衰竭、去大脑强直，不伴有寒战、皮肤干燥、缺乏汗腺分泌、躯干体温较四肢体温高等现象。

（2）感染性发热：常见感染部位为呼吸道、泌尿道、口腔及压疮等，一般在发病初期体温正常，后体温呈逐渐上升趋势，并伴有呼吸、心率加快，白细胞升高等。

（3）吸收热：因脑出血后血液被机体吸收引起，多表现低热。高热可使脑代谢加快，耗氧量增加，脑负担加重。同时，还可以引起抽搐、呃逆或烦躁不安等，使病情恶化。因此应积极采取措施，除针对病因，给予脱水药，降低颅内压，或应用抗生素，控制感染等治疗外，还应采取适当的对症治疗，使体温逐渐下降。

### 169.脑卒中患者出现便秘如何处理

（1）脑卒中患者由于长期卧床不起，不能活动，进食量少，特别是吃含维生素的食物较少，容易发生便秘。便秘虽然不算急症，但也常给患者带来痛苦，或因用力排便，导致血压骤升，诱发病情加重而危及生命。

（2）对轻症便秘者，可适当调整饮食结构，多吃一些含纤维素较多的蔬菜、水果，或让患者每天喝少量蜂蜜水（无糖尿病），同时可按摩患者腹部，经上述治疗之后一般便秘就会解除。

（3）必要时遵医嘱给予药物帮助排便，常用复方甘油灌肠剂110ml，打开口后直接挤入肛门内，或将肥皂剪成长条状，用温水稍加浸泡，从肛门塞入，尽量保留，直至便意急迫为止，并可口服液状石蜡30ml，或用果导片2～3片口服，对便秘均有良好效果，可试用。

（4）在用药无效时，可戴橡皮手套将肛门内粪块抠出来，以上方法均无效时，可进行灌肠治疗。灌肠是治疗便秘最有效的方法，但对脑血管病患者不应作为常规治疗手段，只对顽固便秘者应用。

### 170.脑卒中患者出现腹胀如何处理

脑卒中患者根据不同原因导致的腹胀可采取不同的处理措施。

（1）胃肠功能减弱导致的腹胀：采取热敷、按摩腹部，以增进胃肠蠕动，促进排便、排气，减轻腹胀；也可行机械刺激或针灸：通过中频脉冲治疗或中医师针灸每天1～2次。

（2）气体吸入引起的腹胀：患者取侧卧位，可减轻患者舌根后坠的程度，尽量闭合口腔，以减少气体从口腔吸入消化道内，行气管切开的患者气管导管套囊充气要充足，避免气体从旁逸出至口咽部而被咽入胃内。

（3）低钾血症导致的腹胀：立即减量或停药，根据低血钾的严重程度给予口服或静脉补钾，当血钾浓度低于3.0～3.5mmol/L时，可在停用利尿药或减量的同时口服钾。

（4）胃肠功能紊乱导致的腹胀：鼓励患者进食纤维丰富的食物，保持大便通畅；恢复期患者在生命体征正常的情况下鼓励其下床活动，不能行走者可辅助其在床边做下蹲动作，循序渐进，促进胃肠蠕动；也可遵医嘱给予增强胃动力药。

（5）鼻饲方法不当导致的腹胀：合理胃肠营养，适当减少摄食量，注意鼻饲液的温度，每次鼻饲前回抽测定有无残留食物，如残留量超过80ml即暂停鼻饲，鼻饲时及鼻饲后1小时内适当抬高床头30°～40°，使气体自食管自然排出。

### 171.脑卒中患者发生尿潴留如何处理

脑卒中患者常可引起尿潴留，处理尿潴留可采用以下方法。

（1）热敷疗法：用热水袋套包布，以免烫伤，放置于膀胱区热敷，可取得较好疗效。对于意识清楚的患者，也可采用温水冲洗会阴部的方法，诱导排尿。

（2）按摩疗法：若热敷无效时，可用手放在膀胱区，随着患者的呼吸由浅入深徐徐按摩，按摩的深度以患者能忍受为度。切忌用力过猛，以免膀胱过度充盈引起破裂。

（3）针灸疗法：针刺关元、水分、三阴交等穴，每次2～3个穴，强刺激，或艾灸以上穴位。

（4）穴位封闭疗法：按上述穴位，每次选2个，用维生素B$_1$或新斯的明注射液，每穴0.2～0.5ml。

（5）导尿疗法：经上述治疗无效时，可在严格无菌操作的情况下，进行留置导尿，每2周更换1次导尿管，根据尿培养情况，决定是否需要膀胱冲洗。

### 172.脑卒中患者发生呃逆如何处理

呃逆俗称打嗝，是脑血管病的常见症状。其发生原因：①与脑干网状结构受到病变影响有关，并涉及呼吸中枢、呕吐中枢内侧纵束的功能活动；②脑血管病合并上消化道出血或胃扩张、胃痉挛等，刺激了迷走神经核膈神经而引起；③大量的脱水药应用，使水电解质紊乱及酸碱平衡失调，导致膈神经和迷走神经兴奋性增高，也可发生呃逆。

脑血管病一旦出现呃逆，往往连续不止，成为顽固性呃逆，且提示预后不佳。产生呃逆后，首先要确定是器质性还是功能性的；器质性呃逆主要侧重原发病的治疗；功能性呃逆可以不处理或进行心理治疗。心因性呃逆可口服谷维素和地西泮或暗示疗法；对于胃肠功能障碍可用促胃肠排空药如甲氧氯普胺、多潘立酮和西沙必利；膈肌痉挛可应用解痉药，如阿托品、异丙嗪等；而对于顽固性呃逆，可用神经穴位封闭疗法或应用哌甲酯，也可用针灸去穴位膈俞、期门、合谷等穴位进行治疗，按摩、膈肌反搏疗法也可获得一定疗效。

### 173.脑卒中患者发生消化道出血如何处理

脑卒中并发消化道出血是脑卒中常见的严重并发症之一，是一种预后不良的征兆；特别是出血性脑卒中、脑干病变及昏迷患者，具有极其重要的意义。对于脑卒中患者出现消化道出血应给予处理。

（1）治疗基础疾病：首先要积极治疗原发病，禁食、禁水，减低颅内压，维持正常血氧饱和度，维持水、电解质及酸碱平衡等措施，解除机体的持续应激状态，静脉高价营养、纠正低蛋白血症，有助于胃黏膜的再生修复。

（2）早期积极配合高压氧治疗：无活动性出血的患者，早期高压氧不仅可以有效减轻脑水肿，促进脑损伤的恢复，而且可使胃黏膜上皮细胞分泌加速，黏液增多，增加胃黏膜的屏障作用，使应激性溃疡早期得以修复，大大降低应激性溃疡后出血率。

（3）强效抑酸治疗：只有抑制胃酸使胃内pH维持在6.0以上，才能真正治疗胃肠出血。质子泵抑制药可高选择地作用于胃黏膜壁细胞上的$H^+$-$K^+$-ATP酶，有效抑制基础胃酸及因刺激而产生的胃酸分泌。另外，质子泵抑制药能明显促进胃黏膜再生和修复。还可应用生长抑素，疗效确切，避免应用黏膜损伤药物。

（4）早期留置胃管：持续胃肠减压可有效吸出胃液，可减轻胃酸对胃黏膜的刺激和对血管的腐蚀，有效地预防和治疗胃肠出血，同时可以早期给予肠内营养，留置鼻空肠管，以维持患者的营养。

### 174.脑卒中患者发生肺水肿如何处理

（1）患者出现肺水肿症状，立即停止输液或减慢输液速度。

（2）患者取端坐位，双下肢下垂，以减少回心血量，减轻心脏负担。

（3）高流量给氧，同时湿化瓶内加入20%～30%的乙醇，以降低肺泡表面的张力。

（4）立即通知医师进行紧急处理。

（5）遵医嘱给予镇静、强心、利尿和扩张血管药物。

（6）必要时进行四肢轮流结扎，每隔5～10分钟轮流放松一侧肢体上止血带，可有效减少回心血量。

（7）加强巡视和病情观察，认真记录病情变化及抢救经过，做好交接班。

### 175.脑卒中患者发生心律失常如何处理

积极治疗脑卒中，充分了解患者病史，给予动态心电监测，密切关注患者心率、血压、心肌酶谱等指标变化。心律失常是指心脏冲动的频率、节律、起源部位、传导速度或激动次序的异常。药物治疗主要包括抗心律失常药物治疗和抗凝药物治疗等，抗快速心律失常药物分为4大类，缓慢心律失常应用增强自律性和加速传导的药物。

Ⅰ类药物：①奎尼丁。奎尼丁是最早应用的抗心律失常药物，主要用于心房颤动与心房扑动（房扑）的复律、复律后窦律的维持和危及生命的室性心律失常。②普鲁卡因胺。用于室上性和室性心律失常的治疗。③利多卡因。用于室性心律失常。④美西律。利多卡因有效者口服美西律亦可有效。

Ⅱ类药物：①艾司洛尔。主要用于心房颤动或心房扑动紧急控制心室率。②β受体阻滞药。用于控制心房颤动和心房扑动的心室率，也可减少房性和室性期前收缩，减少室性心动过速的复发。

Ⅲ类药物：①胺碘酮。适用于室上性和室性心律失常的治疗，可用于器质性心脏病。②索他洛尔：用于室上性和室性心律失常治疗。

Ⅳ类药物：①维拉帕米。用于控制心房颤动和心房扑动的心室率，减慢窦性心动过速。②地尔硫䓬。用于控制心房颤动和心房扑动的心室率，减慢窦性心动过速。③洋地黄类。用于终止室上性心动过速或控制快速心房颤动的心室率，不足之处为起效慢，对体力活动等交感神经兴奋时的心室率控制不满意。必要时与β受体阻滞药或钙拮抗药同用，但要注意调整地高辛剂量，避免过量中毒。

### 176.脑卒中患者合并肺炎如何处理

（1）吞咽困难的患者可给予鼻饲，防止吸入性肺炎、误吸和窒息的发生。

（2）调整舒适的体位，一般将床头抬高30°～45°，鼻饲前吸净痰液，保持呼吸道通畅，平卧时，头偏一侧，定时翻身、叩背。

（3）肺炎治疗包括氧疗和抗生素治疗，药敏试验有助于抗生素的选择。

（4）神经源性肺水肿以降颅内压为主。

（5）对症治疗包括面罩吸氧，静脉注射吗啡和呋塞米等。

（6）如严重低氧血症或二氧化碳潴留，需气管插管以助通气。

### 177.脑卒中患者发生压疮如何处理

（1）首先应积极消除产生压疮的原因：勤翻身，每2小时更换1次卧位，有条件者可睡气垫床，但仍应坚持翻身。尽量减少创面受压，及时更换污染、汗湿的衣服、被服。经常整理并保持床单位清洁干燥、无渣屑。

（2）对于压疮局部护理应视情况不同而给予相应的处理：局部红、肿、热、触痛，可在红肿部涂50%红花乙醇液，同时也可应用水胶体透明敷料、液体敷料进行保护；也可采用如意金黄散调液状石蜡外敷，每日1次。

（3）局部水疱形成者，根据水疱的大小给予相应的处理，小水疱表皮未破者，尽量让其自行吸收，大水疱可用无菌注射器抽吸疱内液体，用生理盐水消毒，再用水胶体透明敷料外敷，每日根据渗液情况更换敷料。

（4）压疮程度较重，深达肌肉或更深，则必须清创，即剪除坏死组织，也可用生理盐水清洗干净后，用橡皮生肌散调麻油外敷，达到拔毒祛腐生肌作用。对此期压疮，要定期做分泌物细菌培养和药物敏感试验，以利于选择有效抗生素治疗。

（5）有部分脑血管患者的压疮久治不愈，可能并发糖尿病，应检查血糖、尿糖情况，并注意蛋白情况，应合理膳食，注重营养的补充，以促进创口的愈合。

### 178.脑卒中患者发生静脉炎如何处理

（1）脑卒中患者发生静脉炎的临床表现为穿刺部位出现红、肿、热、痛或条索状症状。

（2）一旦发现患者输液肢体发生静脉炎，立即停止患者输液，将患肢抬高制动，取定量的硫酸镁粉剂，用生理盐水或注射用水配制成50%硫酸镁溶液，浸泡纱布，取出后稍拧干，敷盖在患处，再覆上一层塑料薄膜，间断湿敷，不宜持续敷。

（3）也可将冰片芒硝搅拌均匀，根据疼痛部位大小，用两层纱布将药物包好平整放于病变部位，外层再用棉质布料包裹固定好，持续外敷，24小时更换药物。

（4）应用喜辽妥均匀涂抹于患处，具有消炎、消肿的效果。必要时也可应用物理治疗法，或遵医嘱应用抗生素。

### 179.脑卒中为什么会引起构音障碍

言语表达是通过发音器官的神经-肌肉高度协调一致实现的，首先需要运动皮质发出冲动经皮质脑干束传入脑干内舌咽、迷走等核团，经脑神经使构音器官产生运动，从而发出声音。而脑卒中患者，皮质脑干束或舌咽、迷走等神经核团受损，从而引起构音障碍。

引起构音障碍的损伤位置分布于皮质至脑干，大多数梗死灶位于幕上，其次为脑干和小脑。损伤位置不同，出现相同的构音障碍，提示有同样的病理生理基础。由于构音障碍最显著的特点是发音的清晰度受损，而舌和口面部肌肉是最重要的发音器官，因此，脑梗死后出现舌瘫或口面部肌肉瘫痪与障碍的发生有直接关系。舌下神经系统负责舌肌的运动支配，它精确的相互作用是产生不同声音所必需的。在构音障碍患者中，舌的中枢运动子系统损伤是引起不精确发音的主要因素。皮质舌投射单侧中断是腔隙梗死后构音障碍的重要发病机制。皮质舌投射受损与损伤位置（放射冠到脑桥基底部）无关，出现同样的语言模式。口面肌肉也与发音运动有关。可能因为皮质舌及皮质面两组纤维在从运动皮质到脑干的整个过程中很接近，因此他们常同时受累。偏瘫患者皮质脊髓束受损，皮质脊髓束占据内囊后支后部的大部分区域，而包含着前盖的下行纤维也从此处穿过，故而前盖下行纤维同时受损。由于前盖区控制着发音的随意运动，影响发音清晰度，所以前盖下行纤维损伤可引起构音障碍。

### 180.脑血栓后为什么会有抑郁症

首要的原因是脑部本身的病变，即脑卒中后大脑一些部位的5-羟色胺与去甲肾上腺能递质含量降低所致。其次脑卒中后抑郁的发生与以下因素有关。

（1）病程：在脑卒中后1～6个月，脑卒中患者希望经过治疗得到理想的恢复，但经治疗达6个月或更长时间仍未见恢复时，就会出现自卑、沮丧、拒绝治疗等，研究发现，病程在6个月以内的脑卒中患者抑郁症的发生率明显低于病程在6个月以上的患者。

（2）病情的轻重：病情越重，脑卒中后抑郁的发生率越高。这是因为病情越重，肢体功能障碍越明显，生活更不便利，社交能力更受限，迫不得已地需要依赖别人，残酷的事实使患者感觉前景悲观、失望，增加了抑郁的发生率。

（3）病前的性格：性格内向者的发生率明显高于外向者。因为性格内向的人，有潜在的抑郁风险。

（4）文化程度：文化程度越低，抑郁发生率越高。这可能与文化水平低者对自己所患疾病认识不足，思想顾虑较大有关。

（5）心理因素：包括社会、家人对患者的关系和照顾、患者的经济状况等，这些因素直接或间接地对抑郁发生产生影响。患者对突如其来的生理功能障碍引起的生活自理困难难以接受，对预后产生过多的恐惧、消极、烦躁的心理反应，同时怕拖累家人，对经济承受力的担忧，以致发生苦闷、悲观等现象，容易引发抑郁。经济状况差、家人关怀及照顾不足者，抑郁症的发生率明显增高。

### 181.脑卒中患者昼夜颠倒怎么处理

（1）强化外界接触是改善脑梗死患者睡眠节律紊乱的有效手段，脑梗死患者由于缺乏外出的机会，在很少暴露于高度光照射的条件下度日，并常有"社交封闭"。因此，把外界各事物的影响作为调整其睡眠觉醒节律的动力，对该患者的生活颇为重要。通过光疗、安排集中护理活动。实施护理援助措施等手段可明显改善脑梗死患者昼夜性睡眠节律障碍。

（2）患者自身参与护理是改善睡眠节律的基础，通过患者及其家属的参与使患者建立自尊与信心；缓解焦虑，放松肌肉，可改善患者的睡眠节律。同时，患者提供的睡眠体验的信息可帮助护士建立新的服务方式与监督评估机制；也可被应用到护理教育与训练中，有效地指导临床工作。

（3）合理安排治疗时间、改善医疗环境是纠正患者睡眠节律紊乱的必要环节，睡眠障碍与精神活动之间的关系甚为密切。白天的生活方式是影响夜晚睡眠的重要因素。利用白天时间合理安排治疗和康复护理，不仅把握患者的康复最佳时机，也干扰了其颠倒的睡眠形态。结合晚间涉及环境、心理、身体方面的睡眠援助，促进患者规律睡眠的养成。从而使经过护理干预的患者对睡眠的自我评价与客观评价均较为理想。脑梗死后发生睡眠节律紊乱的患者经干扰日间睡眠、促进夜间睡眠等护理干预后，能准确采取自我护理措施或寻求恰当的医护帮助，使正常的睡眠觉醒节律逐渐形成并长期保持，进而有效地配合治疗、护理、促进康复，提高了此类患者的生活质量。

## 182. 怎样护理脑卒中昏迷患者

昏迷是脑卒中患者病情严重的信号，此时最容易发生各种并发症，因此做好患者昏迷期的护理与治疗是使患者转危为安的重要因素。其具体做法如下。

（1）昏迷患者卧床时，将头部略抬高，偏向一侧，以防呕吐物吸入气管而发生吸入性肺炎。

（2）密切观察病情变化，如意识、瞳孔、呼吸、肌力及血压的变化。

（3）保持呼吸道通畅，及时吸痰、吸氧，必要时可给予气管插管及气管切开，痰液不易吸出时，可给予持续24小时雾化吸入，以稀释痰液，利于痰液的排出，同时可结合机械排痰治疗，每日2次，并结合翻身、叩背，这样效果会更好。

（4）维持患者的营养和水分供应是昏迷期护理的重要问题。一般在发病24～48小时应静脉补液，但应控制在2000ml左右，以免加重脑水肿，发病早期给予鼻饲管维持患者的营养，同时也做好管道的维护，口腔护理每日2次，以保持患者口腔的清洁。

（5）保持患者大小便通畅，对尿潴留者应及时进行导尿，对便秘者应进行定期灌肠。

（6）昏迷患者应每2小时翻身1次，可使用气垫床，做好患者的基础护理工作，上好床挡，每周为患者擦浴2次，冬季注意保暖，卧位舒适，保持肢体的良肢位摆放，防止肢体挛缩的发生。

### 183.如何护理脑卒中吞咽困难的患者

患脑卒中后的患者，由于神经反射性活动减弱、吞咽肌群互不协调，故而易造成吞咽障碍，吃普通饮食、流质饮食易呛。对于护理有吞咽困难的患者。

（1）首先在饮食调制上配以糊状食品，如鸡蛋糕、花卷泡在各种汤类中成糊状，或用一台搅拌机，把所有的食品混在一起搅碎，煮烂成糊状，分次食用。

（2）应少食多餐，进食速度要慢；嘱患者细嚼慢咽，不可大口吞咽，防止噎食和呛咳的发生。

（3）进食时要求患者专心，不要看书报，不要与他人交谈，不要思考其他问题。

（4）对于生活不能自理者要帮助喂食时，患者多表现不自然，急于结束进餐，护理者应表现出自然大方，语气和蔼，坐在患者身旁，让患者的目光看着饭菜，慢慢地吃。

（5）对有中枢性舌瘫和面瘫的患者，因食物易从瘫痪侧口角流出或滞留在狭部，因此在喂食时，可在患者胸前放置餐巾或塑料单，卧位患者应采取侧卧位，坐位的患者应将其头偏向健侧，这样可以减少外流或口腔内残留，进食后要及时清洁口腔。

（6）对于有意识障碍的患者留置鼻饲管，鼻饲时注意温度、量及灌注的速度等。

### 184.脑卒中患者出现躁动如何护理

脑血管患者常因颅内出血、血肿形成、颅内压增高或因颅外因素，如呼吸不畅、尿潴留、卧姿不适及病情加重等均可引起躁动。护理人员要仔细观察、判断，找出躁动原因，采取相应的预防措施，防止意外的发生。躁动患者首先要注意安全问题；因其躁动容易坠地而摔伤，所以在床铺两侧应加设床挡防止坠床。有些患者可能自伤，护理人员应加强看护，但切忌强行约束，以防骨折。给患者勤剪指甲或戴手套，防止躁动时抓伤皮肤；注射时需多人协助，以防断针。躁动者还常常将各种管道如氧气管、输液管、尿管、胃管、气管插管等拔出，导致液体流失，影响治疗效果，护理人员应妥善、牢固固定各种管道，适当地约束患者双手，定时观察约束带下的皮肤情况及末梢的血供循环状况，并做好护理记录，记录约束带使用的原因、护理措施及解除的时间，做好交接班。污染、浸湿的床单要及时更换，以免引起患者的不适；输液时给患者留置针，专人护理，做好躁动患者的安全护理工作。

### 185.下肢深静脉血栓形成的主要原因是什么

（1）血管内膜损伤：内皮细胞损伤后，暴露出内皮下胶原，可发生几方面的变化：促进血小板凝集于局部，促发血小板释放ADP和血栓素A等，从而使更多的血小板不断地相互凝集；使血液中的凝血因子XII活化形成XIIa，激活内源性凝血系统；释放出组织因子，激活外源性凝血系统。

（2）血液状态的改变：血流缓慢或涡流形成时，会使血液的层流状态发生改变，增加了血小板与血管内膜的接触，还可使活化的凝血因子在局部堆积，有利于内源性和外源性凝血途径的启动，致血栓形成。

（3）血液凝固性增加：是指血液比正常易于凝固的状态，凝血被激活。通过内源性和组织因子途径激活一系列酶原的凝血过程。

（4）创伤或手术：骨盆骨折、下肢骨折及大静脉损伤的患者临床易发生深部静脉血栓形成。

（5）解剖学因素：急性髂股静脉血栓常见于左下肢，其原因与左髂股静脉受右髂动脉与第5腰椎之间的压迫造成的狭窄有关。

（6）其他相关因素：年龄：深部静脉血栓形成的凝血因子随着年龄的增长而升高；性别：女性在妊娠期由于增大的子宫影响下肢静脉回流，以及口服避孕药都易导致深部静脉血栓形成的发生。

### 186.如何预防失用综合征的发生

失用综合征是指长期卧床不活动，或活动量不足及各种刺激减少的患者，由于全身或局部的生理功能衰退，而出现关节挛缩、肺部感染、压疮、肾静脉血栓、便秘、肌肉萎缩、肺功能下降、直立性低血压、智力减退等一系列症候群。预防措施：①早期开始良肢位的正确摆放与保持；②进行床上训练如桥式运动、起坐训练、肢体训练等；③坐位训练；④站立训练；⑤步行和实用步行训练；⑥平衡共济训练。

### 187.预防压疮的主要措施有哪些

（1）避免局部长期受压：定时翻身是预防压疮的最有效措施。经常更换体位，侧卧时身体成30°时受压部位所承受的压力最小。正确使用减压用具，可减轻局部压力，但橡胶圈不能减缓局部压力，不建议使用，可使用泡沫敷料降压和预防。避免摩擦力和剪切力：防止患者滑动，抬高床头一般不应高于45°，各项操作时避免拖、拉、推患者，以免损伤皮肤。

（2）保护皮肤：保持皮肤的清洁，适当使用保护用品，注意使用石膏、牵引患者的皮肤观察。对压红的皮肤进行按摩无助于防止压疮。

（3）改善患者的营养：营养不良可导致压疮的发生，也直接影响压疮的愈合。应给予高蛋白、高热量、高维生素饮食，注意合理营养，荤素搭配。

（4）做好健康教育：护士与患者及其家属共同对形成压疮的可能性进行评估，告知患者及其家属皮肤护理与压疮形成的关系，让其了解压疮的发生、发展和治疗护理的一般知识，让患者及其家属变被动为主动，积极进行自我护理，以期待取得最佳的护理效果。

### 188.压疮的处理原则是什么

压疮是指身体局部组织长期受压，血液循环障碍，组织营养缺乏，导致皮肤失去正常功能，而引起的组织破坏和坏死。压疮的处理原则可分为三方面：第一方面要分析导致压疮的危险因素，结合患者情况及使用量表评估，找出形成压疮的危险因素。第二方面要排除或减少引起压疮的因素，针对压疮形成的因素，采取多种综合措施来全面预防压疮的发生。第三方面要及时确定临床治疗方案，根据患者全身情况及局部创口评估压疮的分期，确定不同的分期后，制订适合个体的压疮治疗综合措施。

### 189.脑卒中患者肠内喂养的常见并发症有哪些

肠内营养的患者由于个体的耐受性与差异，会出现不同的并发症，如呕吐、堵管、脱管、腹泻、腹胀、应激性溃疡、便秘、误吸等。针对不同的并发症采取不同的护理措施。

### 190.脑血管病患者发生误吸的急救处理措施有哪些

脑血管病患者存在不同程度的吞咽功能障碍，进食时若忽略食物的性质，进食时的体位及患者的情绪等就容易发生误吸。临床上患者突然出现呛咳、呼吸困难、口唇发绀、烦躁等表现，应立即停止进食，取出口腔内的固体食物，使用负压吸引吸出流体食物，同时患者取头低侧卧位，给予患者叩背，必要时请麻醉科给予患者气管插管或气管切开，防止窒息的发生，严密监测患者的生命体征及观察肺部情况，及时吸出口腔内的分泌物，保持呼吸道的通畅。

### 191.脑血管病患者如何预防肺部感染

（1）保持病室环境的温湿度正常，限制探视，防止交叉感染，每天用含有消毒液的拖布拖地，每床一巾，严格无菌操作，注意病室定时通风换气，尽量保持空气新鲜。

（2）保持呼吸道通畅，清醒患者鼓励其做深呼吸，重症患者定时翻身叩背，及时清除呼吸道分泌物，对于重症患者痰稠不易吸出时，可采用持续24小时雾化，有利于痰液的稀释及排出。若有气管阻塞，通气不畅时，应尽早做气管插管或气管切开，以利于控制肺部感染的发生。

（3）进食后将床头抬高30°～45°，患者呈半卧位30～60分钟，每日口腔护理3次，特别注意面部瘫痪侧颊黏膜的清洁，防止发生口腔感染。有义齿者每日睡前取下清洁。

（4）做好相关器具的消毒，每日定时更换氧气湿化水、雾化装置、呼吸机管路，同时要严格消毒输液接头，做好经外周静脉置入中心静脉导管术（PICC）的维护工作。

（5）给予足量有效的抗生素，以控制感染，同时可以配合肺部物理治疗，静脉给予高营养，以增强患者的抵抗力，减低肺部感染的风险。

### 192.颅内高压的护理原则是什么

（1）立即建立静脉通路，同时快速静脉滴注脱水药，有时可合用呋塞米以加强脱水作用。

（2）协助做好手术准备：根据医嘱立即备皮、备血，行药物过敏试验等术前准备。

（3）消除引起颅内压增高的附加因素：迅速清除呕吐物及呼吸道分泌物，保持呼吸道通畅，保持正常稳定的血压，注意调节水、电解质和酸碱的平衡。

（4）昏迷患者要保持呼吸道通畅，及时清除分泌物，必要时行气管切开，防止二氧化碳蓄积而加重颅内压增高。

（5）对呼吸骤停者，在迅速降颅压的基础上按脑复苏技术进行抢救。

（6）严格记录出入液量，密切观察瞳孔变化，注意电解质平衡的情况。

### 193.抽搐的护理要点是什么

（1）患者发生抽搐时，立即将患者平卧，头偏向一侧，尽量使唾液或呕吐物流出口外，防止窒息和吸入性肺炎的发生。

（2）解开衣领和腰带，以利呼吸道通畅。

（3）将毛巾、手帕折叠成条状或用缠以纱布的压舌板塞入患者上下臼齿之间，以防止舌咬伤。

（4）抽搐时，不要用力按压患者肢体，谨防骨折或脱臼。

（5）专人陪护，做好安全护理，保持病室环境安静、舒适、避免强光、噪声刺激。床旁加床挡，危险物品远离患者。

（6）严密观察病情变化，如意识、瞳孔、发作过程、持续时间、发作频率等，并做好相应的护理记录。

（7）饮食要有规律，每餐按时进食，避免暴饮暴食；关心、理解、尊重患者，鼓励家属给予情感支持，鼓励患者保持乐观情绪，消除紧张、恐惧等不安因素。

（8）遵医嘱正确给药，以保证药物迅速起效，抽搐发作后让患者卧床休息，保证充足的睡眠，避免过度劳累而诱发。外出需有人陪行，有抽搐发作史的患者，不宜从事高空、水下、炉旁及驾驶等工作。

### 194.脑卒中对心脏的影响有哪些

急性脑卒中后脑心综合征的发生与卒中类型及病变部位有关，病变位于脑干、脑室和蛛网膜下腔者易发生脑心综合征，其原因可能与大脑深部后丘脑下部、脑干网状结构、边缘系统等高级自主神经中枢功能受到严重破坏，迷走神经兴奋性降低，交感、副交感神经平衡失调而致心律失常有关。另外脑卒中后交感神经-肾上腺系统常显示出最大的应激性，儿茶酚胺、去甲肾上腺素分泌增加，导致神经体液调节紊乱，表现为交感神经功能亢进，而迷走神经功能下降，使心血管活动加强，冠状动脉痉挛，同时影响到心脏的传导系统和心肌的复极而致心肌损害。

### 195.急性脑卒中患者怎样防止肺栓塞

急性脑卒中患者发生的肺栓塞的栓子主要来源于下肢静脉血栓或肺感染引起的血栓性梗死。肺栓塞的缺氧与发热均影响患者的病情和预后，应鼓励卒中患者尽早做被动和主动下肢活动，预防下肢深静脉血栓形成和减少肺栓塞的发生。存在明显高凝状态的深静脉血栓高危患者应预防性注射小剂量低分子肝素。

包括病因治疗、对症治疗、特异性治疗和远期治疗等。

（1）病因治疗：对感染性颅内静脉系统血栓形成主要是尽早针对病原菌使用敏感、足量、足疗程的抗生素及处理原发病灶；对非感染性颅内静脉系统血栓形成要根据已知或可能的病因进行相应治疗并纠正脱水、增加血容量、降低血黏度、改善脑血液循环等治疗。

（2）对症治疗：有脑水肿、颅内高压者，应积极行脱水降颅压治疗，常用甘露醇快速静脉滴注，可加利尿药辅助脱水，应注意血黏度、电解质及肾功能，颅压过高危及生命时可行颞肌下减压术；癫痫发作者给予抗癫痫治疗、高热者予以物理降温、对意识障碍的患者应加强基础护理及支持治疗，并预防并发症。

（3）特异性治疗：针对血栓本身的抗凝治疗和溶栓治疗，理论上解除静脉闭塞、恢复血流再通。但临床随机对照试验的证据并不多，直到目前仍有争议，具体方法也不统一。

（4）远期治疗：治疗原发病和危险因素，继续口服抗凝药3～6个月。

（王艳娟）

# 第5章

# 脑卒中重症患者护理

### 196. 卒中危重症患者护理要点有哪些

（1）护理要求：严密观察病情，按等级护理巡视患者。正确及时执行医嘱，落实各种治疗护理措施。

（2）按专科护理要求做好各种导管护理，保持导管通畅，观察引流液、定时弃去引流液，并做好记录，按医嘱要求做好标本留置与送检。

（3）加强基础护理：做好皮肤护理，会阴护理每日 1～2 次。面部清洁和梳理头发每日 2 次，足部清洁每日 1 次。禁食、昏迷患者口腔护理每日 2 次，其他患者协助刷牙、漱口。帮助患者经常翻身，术后或昏迷患者协助翻身每 2 小时 1 次，呼吸机患者每小时翻身 1 次，并做好压疮护理，认真做好心理护理及健康教育。

### 197. 重症脑卒中并发肺部感染怎样护理

（1）生命体征观察：意识、体温、脉搏、呼吸、血压。

（2）体位护理：对意识障碍患者取平卧位，头部抬高 15°～30°，并偏向一侧；及时清除呼吸道分泌物、呕吐物，防止胃内容物反流致误吸。

（3）保持呼吸道通畅：神志清醒鼓励患者有效咳嗽，对于意识障碍或咳嗽无力者，每隔 1～2 小时翻身拍背 1 次，吸痰器备于床边。

（4）合理使用抗生素：定期做痰培养，根据药敏试验合理使用抗生素。

（5）规范无菌技术操作：严格执行消毒隔离制度，物品专人专用。

### 198. 脑卒中患者躁动时使用约束用具注意哪些事项

（1）约束患者时，用力均衡，不能强拉一侧肢体，以防患者扭伤与骨折，患肢不加约束带。

（2）被约束的患者要有护士或家人陪伴，并清除房内危险物品和一切可搬运物品，以防患者自行解除约束后出现过激行为。

（3）约束的方法要正确，约束带应加有衬垫，约束在功能位置（手腕、上臂、膝部），打结不宜过紧过松，以能伸进二指为宜，约束时间不宜过长，1～2小时松解1次，进行局部按摩。

（4）密切巡视，观察肢体血供，查看约束带是否脱落或松解，床单、被套是否干燥。使用约束带的患者要进行床旁交接班。

（5）患者精神症状好转后应及时解除约束，做好安抚工作，消除其对立情绪。

### 199. 留置导尿患者怎样护理

（1）放尿：为急性尿潴留患者或病情危重的患者导尿时，首次放出尿量最好控制在400～500ml，残余尿量分次引出。

（2）膀胱冲洗：当患者留置的导尿管发生堵塞时，或引流尿液浑浊、出现沉淀、结晶时，需冲洗膀胱，溶液温度为38～40℃。

（3）会阴护理：协助患者取仰卧位，屈膝，两腿略外展，臀下垫防水单。用棉球由内向外，自上而下擦洗会阴，先清洗尿道口周围，后清洁肛门，注意水温适宜，为患者保暖，保护隐私。避免牵拉引流袋、尿管。

### 200. 留置空肠管患者怎样护理

（1）确认管道位置：注食或给药前查看空肠管的位置、刻度。观察口腔、腹部情况，听诊肠鸣音。用注食器抽取十二指肠残留液，监测pH在6～9或X线照相确认空肠管在十二指肠内。

（2）残余量：应每6小时确认1次残余量，残余量≥200ml时，误吸风险增高至25%～40%，应报告医生酌情减量或禁食；残余量≤200ml时维持原速度；残余量≤100ml时可增加每小时20ml。

（3）注意事项：每天口腔护理2次，必要时使用营养泵泵入。营养液现配现用，粉剂应搅拌均匀，配制后的营养液放置4℃冰箱冷藏，24小时内用完。长期留置鼻肠管者，每天用油膏涂拭鼻腔黏膜，并轻轻转动鼻肠管，定期更换喂养管，特殊用药后约用30ml温水冲洗空肠管，药片溶解后注入空肠管。避免注入空气，引起胀气，注意放置管路标识。

### 201.危重患者的口腔护理注意事项有哪些

（1）擦洗过程中，应动作轻柔，特别是对凝血功能差的患者，应防止损伤黏膜及牙齿。

（2）昏迷患者需用开口器时，应从臼齿处放入。牙关紧闭者不可使用暴力使张口，以免造成损伤。擦洗时需用止血钳夹紧棉球，每次1个，防止棉球遗留在口腔内。棉球不可过湿，以防患者将溶液吸入呼吸道。昏迷患者禁止漱口，以免引起误吸。

（3）有义齿者，应取下，用冷水洗刷干净，患者漱口后戴好。暂时不用，可浸泡于清水中，每日更换清水。

### 202.气管插管患者如何护理

（1）选择合适型号的导管，评估患者的病情、意识、有无活动义齿。负压吸引装置是否处于备用状态，备齐插管用物及急救药物等。观察生命体征、血氧饱和度、呼吸音及胸廓运动情况。

（2）固定气管导管，将牙垫放置在导管的一侧嘱患者咬住，防止气管导管左右偏移，采用蝶形交叉固定法。

（3）测量气管及导管外露长度并记录，测量气管导管的气囊压力，观察两侧胸部起伏是否对称，监测气管导管气囊的压力，以2.67～4.68kPa（20～35mmHg）为宜。

（4）及时吸痰，清除气管内及口腔内分泌物，保持呼吸道通畅。

### 203.如何给气管切开患者换药

（1）评估患者的病情、意识及合作程度。评估气管切开伤口情况，套管有无脱出迹象，敷料污染情况，颈部皮肤情况。

（2）协助患者取合适体位，暴露颈部。换药前充分吸痰，观察气道是否通畅，防止换药时痰液外溢污染。操作前后检查气管切开套管位置，气囊压力及固定带松紧度。

（3）擦拭伤口顺序应为清洁伤口由内向外，污染伤口由外向内。消毒后应用剪口无菌纱布完全覆盖切开伤口，渗出液较多的患者可应用泡沫型敷料替代纱布覆盖伤口，以利切口愈合。

### 204.重症患者吸痰注意事项有哪些

（1）观察患者血压、心率、血氧饱和度及血气分析值。

（2）接负压吸引装置，调节合适的负压，成年人$-13.3 \sim -16kPa$（$-100 \sim -120mmHg$）；儿童$-10.7 \sim -13.3kPa$（$-80 \sim -100mmHg$）；幼儿$-8 \sim -10.7kPa$（$-60 \sim -80mmHg$）。

（3）戴手套，将吸痰管准确送入气道内，左右旋转，向上提出，吸净痰液，一次吸引时间不超过15秒。

（4）用无菌生理盐水或蒸馏水冲洗管道，如需再次吸痰，应重新更换吸痰管。

（5）操作应严格无菌操作，吸痰前后提高吸氧浓度；有呼吸机者先将呼吸机与气管套管连接处断开；痰液黏稠时应先稀释痰液，用无菌注射器抽取无菌生理盐水$1 \sim 2ml$注入气管套管内，之后进行吸痰。操作中注意观察患者生命体征变化，有无憋气、发绀、呼吸困难的症状。将吸痰管送入气管插管深部，拔除时再给负压。意识清醒患者鼓励患者自主咳痰。

### 205.心理护理对卒中重症患者有何意义

（1）监护室重症患者一般没有家属陪伴，常会出现的心理问题有：紧张、恐惧、焦虑、孤独、抑郁、愤怒与敌意、否认与逃避、无力感、绝望感、期待与依赖、ICU综合征等。

（2）在诊疗护理过程中护士运用语言沟通，以及非语言沟通（肢体语言），用笔写等，对患者开展健康教育工作，进行有效沟通。听取患者或其家属的意见和建议，回答其想要了解的问题，增强患者和其家属对疾病治疗的信心。在实施诊疗护理过程中，护士应根据需要主动告知患者及其家属检查、治疗、配合事宜。提高沟通技巧，根据患者和其家属的理解能力采用通俗易懂的词语，沟通要有耐心。对患者及其家属态度好，无生冷硬顶推现象。留意患者沟通后的情绪变化。

（3）并运用音乐疗法使患者处于轻柔的音乐中以增加安全感。

## 206.气管切开术后并发肺部感染如何护理

（1）将肺部感染患者妥善安置于监护室单间病房中，特殊感染置于负压病房内。

（2）确保室内安静整洁，室温控制为22～24℃，湿度控制为60%以上，每天紫外线消毒1～2次。

（3）早期开展痰培养，对致病菌展开药敏试验，以药敏试验结果为依据给予患者相应致病菌敏感性抗生素。

（4）给予患者充分的营养支持治疗，增强其机体免疫力，防止患者出现二次感染。

（5）对气管切开套管与切口加强护理，局部换药每天2次，保持切开处干燥洁净。

（6）协助患者取平卧位，头偏向身体一侧，适当抬高床头，确保呼吸道通畅；若患者有意识障碍，则应协助其取侧卧头高位。

## 207.重症患者如何记录出入量

重症患者的出入量记录对于病情观察显得尤为重要，维持体液平衡，即摄入液量与排出液量大致相等，是减少水肿、高血压、心力衰竭等发生率的重要前提，是改善生活质量和预后的保证。

（1）入量记录

①液体：是指摄入的各种液体状食物的量，如果汁、鸡汤等，它们的含水量就是用量杯测得的实际毫升数。

②食物：是指摄入的各种食物的含水量，它们的含水量等于实际的重量乘以含水百分比。

③输液量：是指静脉输入的各种药物，如葡萄糖水、盐水、血浆，它们的含水量就是实际毫升数。

（2）出量记录

①尿液：是指24小时内排出的实际毫升数。昏迷患者、尿失禁患者或需密切观察尿量者，最好留置导尿，不易收集者先测量干尿布的重量，再测量湿尿布的重量，两者之差为尿量。注意一次性引流袋引流量有偏差，需用量杯测量后记录。

②粪便：是指24小时内排出的实际重量乘以含水百分比。

③呕吐：是指24小时内呕吐物的实际重量乘以含水百分比，偏干的呕吐物的含水百分比计为70%，偏稀的呕吐物的含水百分比计为90%。

④汗液：是指24小时通过体表蒸发和排出的汗液，通常计为500ml，体温每超过正常1℃，汗液多计100ml。

⑤呼吸：呼吸排出量为350ml。

### 208.重症患者怎样留取尿标本

（1）收集常规尿标本：测量尿比重需留尿100ml，其他检验留尿30～50ml。

（2）尿培养标本：嘱患者排尿，弃去前段尿，以试管接取中段尿5～10ml。

（3）留取24小时的尿标本：于清晨7：00时排空膀胱后开始留尿，至次晨7：00时留完最后一次尿。

（4）注意事项：女性月经期不宜留取尿标本，以免影响检验结果的准确性。留取24小时尿标本时，不得将粪便混于尿液中。留取尿培养标本时，试管不得倒置，以免受污染。

### 209.重症患者怎样留取痰标本

（1）常规标本：患者晨起漱口后，用力咳出第一口痰液留于清洁容器内。

（2）24小时痰标本：在容器上注明起止时间，患者将24小时痰液留在容器中。

（3）痰培养标本：患者晨起漱口后，深呼吸用力咳出第一口痰，留于无菌容器中，及时送检。

（4）操作注意事项：根据检查目的选择适宜容器。查肿瘤细胞及痰培养应立即送检。留24小时痰标本时，不可将漱口水，涎液，鼻涕等混入痰中。留取痰培养标本时，应严格无菌操作，防止标本污染。

### 210.重症脑卒中生命体征监护的意义有哪些

连续监测能及时发现病情的瞬间变化，尤其应注意神经系统改变相关的生命体征改变。呼吸先快而慢、脉搏缓慢、血压持续升高、脉搏增快是颅内压升高的表现；脉快而弱、血压下降、呼吸增快多提示疾病晚期失代偿；脑干功能衰竭阶段、呼吸困难、呼吸异常、还可见于脊髓、神经、肌肉病变而导致的呼吸肌麻痹；颅脑损伤、脑出血、开颅术后出现低热、下丘脑病变常出现中枢性高热。

**211.脑卒中常见异常呼吸有哪些，多见于什么情况**

（1）频率的改变：成年人呼吸超过每分钟24次，为呼吸增快，多见于高热、缺氧；少于每分钟10次，为呼吸缓慢，多见于颅内压增高，巴比妥类药物中毒。

（2）节律的改变：潮式呼吸，可见于脑出血、全身衰竭的患者；间断呼吸可见于颅内压增高症或呼吸中枢衰竭。

（3）深浅度改变：呼吸浅快见于肺实变等；呼吸深慢见于代谢性酸中毒。

（4）呼吸困难：吸气性呼吸困难见于喉头水肿或痉挛；呼气性呼吸困难见于哮喘和阻塞性肺气肿；混合性呼吸困难见于肺炎、肺不张、急性肺水肿等。

**212.中枢性病理呼吸形态的表现是什么**

中枢性病理呼吸形态：深大呼吸、过度呼吸、长吸气呼吸、丛集性呼吸、潮式呼吸、共济失调式呼吸、下颌呼吸。

**213.PICC置管后如何护理**

（1）记录导管刻度，贴膜更换时间，置管时间，测量双侧上臂臂围并与置管前对照。

（2）输液接头每周更换2次，如输注血液或胃肠外营养液，需24小时更换1次。

（3）冲、封管遵循SASH原则：S.生理盐水；A.药物注射；S.生理盐水；H.肝素盐水，根据药液选择适当的溶液脉冲式冲洗导管，每8小时冲管1次；输注脂肪乳，输入血液等黏稠液体后，用生理盐水10～20ml脉冲正压冲管后，再输其他液体；封管时使用10～100U/ml肝素盐水脉冲式正压封管，封管液量应2倍于导管+附加装置容积。

（4）更换敷料时，由导管远心端除去无菌透明敷料，戴无菌手套，以穿刺点为中心消毒，先用乙醇清洁，待干后，再用聚维酮碘消毒3遍，消毒面积应大于敷料面积。

（5）注明贴无菌敷料日期、时间、置管深度和操作者。

（6）记录穿刺部位情况及更换敷料的日期、时间。

### 214.脑卒中患者肠内营养的并发症有哪些

（1）腹泻：是最常见的并发症，与肠营养相关的输注速度过快、量太大、浓度发生改变、温度过低有关，危重患者多联合使用广谱抗生素。

（2）胃潴留：患者在应急状态下胃黏膜缺血缺氧严重，蠕动及排空速度减慢，营养液易在胃内残留。

（3）反流误吸：因为管道刺激引起恶心，呕吐致反流。误吸主要表现为明显的呕吐、呛咳，甚至发展为肺炎。

### 215.肠内营养如何护理

（1）评估：评估患者病情、意识状态、营养状况、合作程度、管饲通路情况、输注方式、有无误吸风险。观察营养输注中、输注后的反应。

（2）护理要点：认真"三查七对"，准备营养液，温度以接近正常体温为宜。病情允许下，患者床头抬高30°～45°。输注前，检查并确认喂养管位置，抽吸并估计胃内残留量，如有异常及时报告。输注前、后用约30ml温水冲洗喂养管，输注匀速。观察患者喂食前后的反应，并做好出入量记录。病情允许输注后30分钟保持半卧位，避免搬动患者或可能引起误吸的操作。

（3）注意事项：营养液现配现用，粉剂应搅拌均匀，配制后的营养液放置在冰箱冷藏，24小时内用完。长期留置鼻胃管或鼻肠管者，每天用油膏涂拭鼻腔黏膜，轻轻转动置鼻胃管或鼻肠管，每日进行口腔护理，定期更换喂养管，对胃造口、空肠造口者，保持造口周围皮肤干燥，清洁。特殊用药后约用30ml温水冲洗胃管，药片溶解后注入胃管。避免空气入胃，引起胀气，注意放置管路标识。

## 216.冬眠低温治疗时应注意什么

（1）体温过低易诱发心律失常、低血压、凝血障碍等并发症，体温高于35℃则疗效不佳。

（2）在冬眠降温期间，不宜翻身和移动身体，以防发生直立性低血压。

（3）严密观察生命体征变化，若脉搏超过每分钟100次、收缩压低于13.3kPa（100mmHg）及呼吸不规则时，应及时通知医生停药。

（4）冬眠低温疗法一般进行3～5日，停止治疗时，应先停物理降温，再逐渐停用冬眠药物，让其自然复温。

## 217.ICU患者的睡眠障碍有哪些

（1）疼痛和不适：疾病本身的威胁和治疗措施引起睡眠紊乱。

（2）创伤性的监护和治疗手段：气管切开置管、动静脉置管、口咽导管置管、胃管、尿管等，给患者带来痛苦、紧张，产生强烈刺激而影响睡眠。

（3）环境：ICU病房是一个相对封闭的环境，各系统功能监护和治疗设备集中在拥挤的狭小空间。噪声：是导致睡眠紊乱的重要因素，各种仪器的报警声、机器运转声、吸痰声、治疗车发出的声音、病友痛苦的呻吟以及医护人员的说话声、走路声构成病房内的噪声。尤其是医护人员说话时所产生的声音对患者的睡眠影响最大。

（4）交流障碍：ICU患者早期被迫卧位，限制活动，且缺乏与家人交流，只能自己孤独面对疾病而产生无助感，这也是引起睡眠紊乱的重要因素。

（5）医护干扰：频繁的观察和各种检查治疗，身上的各种管道、导线、电极及治疗药物的不良反应等，都对患者的身心造成影响。

## 218.机械通气患者的护理要点有哪些

（1）评估：评估患者病情，意识状态，合作程度。气道通畅程度，肺部情况，痰液性状及量。观察自主呼吸与呼吸机是否同步，呼吸机运转情况。观察患者氧合情况，包括血氧饱和度水平，血气分析指标变化。

（2）护理要点：连接好呼吸机，接模拟肺试机，试机正常方可与患者连接。调节呼吸机参数，设置报警限。加湿装置工作正常，温度适宜。监测患者生命体征，听诊双肺呼吸音，检查通气效果。

（3）注意事项：①执行标准预防，预防医院感染；②无禁忌证患者保持床头抬高30°～35°；③间断进行脱机训练，避免患者产生呼吸机依赖；④及时处理报警，如呼吸机发生故障或报警未能排除，应断开呼吸机给予简易呼吸器手动通气，待故障解除试机正常后再连接呼吸机。

### 219.患者的心理反应分哪几期

（1）否认期：患者不接受面对疾病的事实，认为"不可能""弄错了"。

（2）愤怒期：当病情趋于危重，患者会发怒、泄愤、妒忌、怨恨等。

（3）协议要求期：患者期盼延长生命以达到某种要求或完成未实现的愿望。

（4）忧郁期：此时患者以不得不面对所患疾病的现实，往往默言沉浸在回忆之中，表现悲伤并时常哭泣。

（5）接受期：患者已对自己即将面临的现实有所准备，极度衰弱疲乏，表现平静而安宁或常处于沉默状态。

### 220.临终关怀的基本原则与特点有哪些

（1）照护为主的原则：以全面的护理为主，借以提高临终患者终末阶段的生命质量，维护患者死的尊严。

（2）适度治疗原则：以支持患者，控制症状，解除痛苦的姑息治疗和全面照护为主。

（3）注重心理的原则：对其进行安抚、同情、体贴、关心、因势利导，使其平静地面对死亡。

（4）整体服务的原则：全天候24小时服务；对患者的生理和心理、社会需求等多方面提供服务；既关心患者，又给予患者的家属亲友以慰藉、关怀和帮助。

## 221.临床上将死亡分为哪几个期

（1）濒死期（临终期）：是脑干以上的神经中枢功能丧失或极度抑制，而脑干以下的神经功能尚存，但由于失去上位中枢神经的控制而处于紊乱状态。

（2）临床死亡期：是延髓处于深度抑制和功能丧失的状态，故各种反射消失，呼吸和心跳停止。

（3）生物学死亡期：是死亡过程中的最后阶段。此期，整个神经系统及其他各器官系统的新陈代谢相继停止，整个机体出现不可逆变化，已不能复活。继心跳、呼吸停止后，瞳孔散大，各种反射消失，心电和脑电波消失为一平直线。

## 222.死亡的标准是什么

（1）深昏迷状态，对各种刺激均无反应。

（2）自发运动和呼吸消失，需人工呼吸机维持，且关闭呼吸机3分钟仍无自主呼吸。

（3）各种反射消失。

（4）脑电波平直。

## 223.亲者悲伤的心理反应分为哪几个阶段

（1）回避阶段：表现为麻木、迟钝、昏昏沉沉，这是一种保护功能。

（2）对抗阶段：认识到亲人走向死亡残酷事实，是感情最强烈最痛苦的阶段，表现为悲哀、怀念、易激、谵妄、梦幻、思想幻乱。

（3）缓解阶段：控制感情，从悲伤中解脱出来，渴望生活中出现新的希望。

## 224.丧亲者进行心理疏导的方法有哪些

（1）认真倾听其诉说，鼓励把痛苦的感情宣泄出来。

（2）分析早期症状，对身心状况进行全面评估，按悲伤的不同阶段定出护理措施进行心理疏导。

（3）讲解处理死亡事件的相关知识，帮助其以积极的方式面对现实。

（4）根据具体对象和情况给予指导、建议。

（5）对丧亲者随访，给予社会支持。

### 225.科室常用急救抢救药用法及注意事项有哪些

见表5-1。

表5-1　科室常用急救抢救药用法及注意事项

| 种类 | 名称 | 药理及应用 | 用法用量 | 注意事项 |
|------|------|-----------|----------|----------|
| 中枢神经兴奋药 | 尼可刹米 | 兴奋延髓呼吸中枢，用于中枢性呼吸抑制及循环衰竭、麻醉药及其他中枢抑制药的中毒 | 肌内注射或静脉注射，每次0.25～0.5g，必要时1～2小时重复。极量：每次1.25g | 大剂量可引起血压升高、心悸、出汗、呕吐、心律失常、震颤及惊厥 |
| | 洛贝林 | 兴奋颈动脉体化学感受器而反射性兴奋呼吸中枢。用于新生儿窒息、吸入麻醉药及其他中枢抑制药的中毒，一氧化碳中毒以及肺炎引起的呼吸衰竭 | 肌内注射或静脉注射，每次3mg，必要时30分钟重复。极量：20mg | 不良反应有恶心、呕吐、腹泻、头痛、眩晕；大剂量可引起心动过速、呼吸抑制、血压下降、甚至惊厥 |
| 抗休克血管活性药 | 多巴胺 | 用于各种类型休克，特别对伴有肾功能不全、心排血量降低、周围血管阻力增高而已补足血容量的患者更有意义 | 静脉滴注，每次20mg加入5%葡萄糖注射液250ml中，开始以每分钟20滴，根据需要调整滴速，最大不超过每分钟0.5mg | ①不良反应有恶心、呕吐、头痛、中枢神经系统兴奋等；大剂量或过量时可使呼吸加速、快速型心律失常。②高血压、心肌梗死、甲状腺功能亢进、糖尿病患者禁用。③使用以前应补充血容量及纠正酸中毒。④输注时不能外溢 |

| 种类 | 名称 | 药理及应用 | 用法用量 | 注意事项 |
|---|---|---|---|---|
| 抗休克血管活性药 | 肾上腺素 | 用于过敏性休克、心搏骤停、支气管哮喘、黏膜或牙龈的局部止血等 | ①抢救过敏性休克：每次肌内注射0.5～1mg，或以0.9%盐水稀释到10ml缓慢静脉注射。如疗效不好，可改用2～4mg溶于5%葡萄糖注射液250～500ml中静脉滴注。②抢救心搏骤停：1mg静脉注射，每3～5分钟可加大剂量递增（1～5mg）重复给药 | ①不良反应有心悸、头痛、血压升高，用量过大或皮下注射时误入血管后，可引起血压突然上升、心律失常，严重可致室颤而致死。②高血压、器质性心脏病、糖尿病、甲状腺功能亢进、洋地黄中毒、低血容量性休克、心源性哮喘等慎用 |
| | 备选药：间羟胺 | | | |
| 强心药 | 去乙酰毛花苷 | 增强心肌收缩力，并反射性兴奋迷走神经，降低窦房结及心房的自律性，减慢心率与传导，使心搏量增加。用于充血性心力衰竭、心房颤动和阵发性室上性心动过速 | 常用量：初次量0.4mg，必要时2～4小时再注半量。饱和量1～1.2mg | ①不良反应有恶心、呕吐、食欲缺乏、腹泻、头痛、幻觉、绿黄视、心律失常及房室传导阻滞；②急性心肌炎，心肌梗死患者禁用；并禁与钙剂同用 |

| 种类 | 名称 | 药理及应用 | 用法用量 | 注意事项 |
|---|---|---|---|---|
| 抗心律失常药 | 利多卡因 | 具有抗室性心律失常作用。用于室性心动过速和室性期前收缩 | 静脉注射：每次1～1.5mg/kg（一般每次用50～100mg），必要时每5分钟后重复1～2次。静脉滴注：取100mg加入5%葡萄糖注射液100～200ml中静脉滴注，每分钟1～2ml。总量<300mg | ①不良反应主要为头晕、嗜睡、感觉异常、肌颤等中枢神经系统症状，超量可引起惊厥、昏迷及呼吸抑制等。偶见低血压下降、心动过缓、传导阻滞等心脏毒性症状。②阿–斯综合征、预激综合征、传导阻滞患者禁用。肝功能不全、充血性心力衰竭、青光眼、癫痫、休克等患者慎用 |
| | 普罗帕酮 | 用于室上性及室性心动过速和期前收缩，以及预激综合征伴发心动过速或心房颤动患者 | 首次70mg稀释后3～5分钟静脉注射，无效20分钟后重复1次；或1次静脉注射后继以（每小时20～40mg）维持静脉滴注。24小时总量<350mg | ①不良反应有恶心、呕吐、便秘、味觉改变、头痛、眩晕等，严重时可致心律失常，如传导阻滞、窦房结功能障碍。②病窦综合征、低血压、心力衰竭、严重慢阻肺患者慎用 |
| 降血压药 | 利血平 | 使血管舒张，血压下降。特点为缓慢、温和而持久；并有镇静和减慢心率作用。适用于轻度、中度高血压患者（精神紧张患者疗效尤好） | 常用量：肌内注射或静脉注射，每次1mg，无效6小时后重复1次 | ①不良反应常见有鼻塞、乏力、嗜睡、腹泻等。大剂量可引起震颤性麻痹。长期应用，则能引起精神抑郁症。②胃及十二指肠溃疡患者忌用 |

| 种类 | 名称 | 药理及应用 | 用法用量 | 注意事项 |
|---|---|---|---|---|
| | 硫酸镁 | 使血管扩张，血压下降，特点为降压作用快而强。用于惊厥、妊高征、子痫、破伤风、高血压病、急性肾性高血压危象等 | 常用量：25%硫酸镁注射液每次10ml，深部肌内注射（缓慢） | ①注射速度过快或用量过大，可引起急剧低血压、中枢神经抑制、呼吸抑制等（钙剂解救）；②月经期、应用洋地黄者慎用 |
| 利尿药 | 呋塞米 | 利尿作用强。用于各种水肿，降低颅内压，药物中毒的排泄以及高血压危象的辅助治疗 | 肌内注射或静脉注射：每日20～80mg，隔日或每日1～2次，从小剂量开始 | 长期用药会因水、电解质紊乱（低血钾、低血钠、低血氯）而引起恶心、呕吐、腹泻、口渴、头晕、肌痉挛等；偶有皮疹、瘙痒、视物模糊；直立可产生直立性低血压、听力障碍、白细胞减少及血小板减少等 |
| 脱水药 | 甘露醇 | 可使组织脱水，而降低颅内压。用于治疗脑水肿及青光眼，亦用于早期肾衰竭及防止急性少尿症 | 静脉滴注：20%溶液每次250～500ml，滴速每分钟10ml | ①不良反应有水、电解质失调。其他尚有头痛、视物模糊、眩晕、大剂量久用可引起肾小管损害。②心功能不全、脑出血、因脱水而尿少的患者慎用 |

续表

| 种类 | 名称 | 药理及应用 | 用法用量 | 注意事项 |
|---|---|---|---|---|
| 镇静药 | 地西泮 | 具有镇静催眠、抗焦虑、抗惊厥和骨骼肌松弛作用。用于焦虑症及各种神经官能症、失眠和抗癫痫，缓解炎症引起的反射性肌肉痉挛等 | 常用量：每次10mg，以后按需每隔3～4小时加5～10mg。24小时总量以40～50mg为限 | ①不良反应有嗜睡、眩晕、运动失调等，偶有呼吸抑制和低血压；②慎用于急性乙醇中毒、重症肌无力、青光眼、低蛋白血症、慢阻肺患者 |
| | 备选药：苯巴比妥（鲁米那） | | | |
| 解热药 | 复方安林巴比妥 | 具有解热、镇痛及抗炎作用。主要用于发热、头痛、偏头痛、神经痛、牙痛及风湿痛 | 常用量：肌内注射，每次2～4ml | 偶见皮疹或剥脱性皮炎，极少数过敏者有粒细胞缺乏症；体质虚弱者防止虚脱；贫血、造血功能障碍患者忌用 |
| 镇痛药 | 哌替啶 | 作用于中枢神经系统的阿片受体产生镇静、镇痛作用。用于各种剧痛，心源性哮喘，麻醉前给药 | 常用量：肌内注射每次25～100mg，每天100～400mg。极量：每次150mg，每日600mg。两次用药间隔不宜少于4小时 | 本品具有依赖性。不良反应有恶心、呕吐、头晕、头痛、出汗、口干等。过量可致瞳孔散大、血压下降、心动过速、呼吸抑制、幻觉、惊厥、昏迷等 |
| | 备选药：吗啡 | | | |
| 平喘药 | 氨茶碱 | 能松弛胆道平滑肌、扩张冠状动脉及轻度利尿、强心和中枢兴奋作用。可用于支气管哮喘，也可用于心源性哮喘、胆绞痛等 | 常用量：静脉注射、静脉滴注，每次0.25～0.5g，用5%葡萄糖注射液稀释后使用。极量每次0.5g，每日1g | 静脉注射过快或浓度过高可有恶心、呕吐、心悸、血压下降和惊厥。急性心肌梗死、低血压、严重冠状动脉硬化患者忌用 |

| 种类 | 名称 | 药理及应用 | 用法用量 | 注意事项 |
|------|------|-----------|----------|----------|
| 止吐药 | 甲氧氯普胺 | 促进胃蠕动，加快胃内容物的排空。用于呕吐及慢性功能性消化不良引起的胃肠运动障碍 | 常用量：肌内注射每次10～20mg，每日不超过0.5mg/kg | ①不良反应有直立性低血压、便秘等，大剂量可致锥体外系反应，也可引起高泌乳血症；②禁用于嗜铬细胞瘤、癫痫、进行放射性治疗或化疗的乳癌患者 |

（初金秋　江雪梅）

# 第6章

# 脑卒中患者常见的护理问题

### 226.脑卒中急性期病情的轻重如何判断

（1）疾病种类：如果诊断为缺血性脑血管病则存活性大；如果诊断为出血性脑血管病则危重性及死亡性要更大一些。

（2）意识状态：昏迷程度由浅而加深，一发病即进入深昏迷状态，或一度清醒又再次昏迷等，都表示病情严重，提示有颅内压增高（脑水肿），出血量多的可能，或损坏脑干生命中枢。

（3）瞳孔改变：两侧瞳孔明显不对称，如果突然出现一侧瞳孔先缩小后散大改变、呼吸变慢而暂停、呼吸节律如叹息样呼吸，血压和体温开始为上升后突然下降，呈休克状态，表明发生脑疝（颅内压增高时部分脑组织突出、移位、挤压脑干生命中枢），必须紧急抢救，因脑疝患者可能由呼吸突然停止、休克、器官衰竭而死亡。

（4）消化道出血：消化道出血常出现在重型脑出血患者，预示着不良的预后，病死率接近90%，常发生在急性期1周之内，以呕血为多，少数便血。消化道出血可能由于下丘脑和脑干受损所致，结果是食管、胃、十二指肠和小肠黏膜发生血管渗透的变化和急性营养障碍，造成广泛性黏膜糜烂、溃疡而出血。

（5）血压：血压过高，如血压高于26.7/13.3kPa（200/120mmHg）或低于12/8kPa（90/60mmHg）均预示病情不良。血压升高是由于颅内压升高、脑水肿及神经性反射所致。血压降低可由诸多因素引起，常是濒死指征。

（6）瘫痪：完全瘫痪伴意识不清、四肢瘫、四肢强直，常表现病情极为严重。

（7）体温：体温超过39℃或低于35℃，也表示预后不良。高热是由于体温调节中枢障碍或并发细菌感染而引起，可加重脑组织损害。

（8）其他：由于颅内压增高，可引起频繁呕吐、反复抽搐，也是病变严重指征。

### 227.脑血栓和脑栓塞怎么区分

（1）脑血栓形成多发生在中年以后，起病缓慢，常于数小时或数日内病情达到高峰。一般发病前有先兆症状。而脑栓塞多见40岁以下的青壮年，起病急骤，数秒至2～3分钟症状可全部出现，且多无前驱症状。

（2）脑血栓形成是由于脑血管狭窄或闭塞，导致脑组织缺血、软化、坏死而产生偏瘫、失语、感觉障碍等一系列中枢神经症状。而脑栓塞则是由于脑血管被血流中所带来的固体、气体、液体等栓子阻塞而引起，发病在脑内，病根却在脑外。

（3）脑血栓形成常在安静和睡眠状态下发病，醒来后发现自己不能随意活动或失语。脑栓塞发病前常有剧烈运动和情绪激动病史，突然发作。

（4）脑血栓形成多有高血压、动脉硬化、短暂性脑缺血发作、糖尿病等病史。脑栓塞既往病史多种多样，但主要见于心脏病、术后、外伤等。

### 228.脑卒中卧床患者下肢静脉血栓如何预防

（1）禁烟，以免尼古丁刺激血管引起静脉收缩。

（2）保持大便通畅，以减少因用力排便、腹压增高而致的下肢静脉回流受阻。

（3）外部气体加压装置是应用最广泛的方法，适用于卧床期患者。

（4）下肢肌肉功能性电刺激已被证明对深静脉血栓的预防是有益的。

（5）下肢抬高和长筒袜（至股部）是预防深静脉血栓的简单方法，但其效果不明。

（6）偏瘫患者输液时，应尽量选择在健侧，同时禁止下肢输液，因为下肢静脉血栓发生率是上肢的3倍，静脉注射时禁止使用对血管有刺激的药物，禁止在同一静脉进行多次穿刺。穿刺部位如出现炎症反应立即重新建立静脉通道。必要时可采用留置套管针，尽量减少扎止血带的时间，减轻对局部和远端血管的损害。

（7）进行下肢的主动和被动活动。不能下床者，应鼓励并督促患者在床上主动屈伸下肢做趾屈和背屈运动，内、外翻运动，足踝的"环转"运动。同时被动按摩下肢腿部比目鱼肌和腓肠肌，以促进血液循环。膝下垫枕，避免过度屈髋，以免影响小腿深静脉回流。

### 229. 感觉障碍的患者该注意什么

（1）对患者抱以同情、关怀的态度，加强沟通、解释病情，从而减少患者焦急情绪。

（2）由于患者对损伤无保护性反应，容易受到损害，因此对患者应注意保暖，特别要防止烫伤，对有感觉障碍患肢不可使用暖水袋保暖，患者洗澡、泡足时应注意水温。

（3）衣服应柔软宽松以减少对皮肤刺激，避免搔抓重压以防皮肤损伤及感染，学会用健肢对患肢擦浴、按摩、处理日常生活。

（4）深感觉障碍者外出行走特别是在晚间要有人陪伴及搀扶。

（5）对偏瘫有感觉障碍的患者避免局部长期受压，防止压疮的发生。

### 230. 吸入性肺炎如何护理

（1）鼻饲的护理：取半卧位进食，注意病房的清洁，减少探视的次数，防止交叉感染。清醒的患者，向其介绍鼻饲饮食健康教育和导管的护理知识，告知患者尽量避免咳嗽、咳痰，固定导管以防止导管脱落。患者需要长期留置胃管，一般常用胃管7天更换，硅胶管可留置21～30天。频繁更换导管不仅给患者带来痛苦，也增加了感染的机会；留置时间过长可引起局部感染，甚至沿导管引起肺部感染。

（2）卧位护理：床头抬高30°～50°，床垫软枕，检查皮肤受压情况，不断变化的体位可以预防压疮的发生，有利于呼吸道分泌物引流。肠内营养者饭后坐或半卧位30～60分钟，以减少吸入性肺炎的发生。

（3）口咽部护理：严格的口腔卫生包括饭后清理上下腭、舌及牙齿，可改善患者的吞咽功能，减少误吸的风险。有效的口腔护理能减少病原微生物定植。

（4）康复训练：对吞咽功能障碍者应指导其进行吞咽功能练习，防止误吸。如果食物卡在口中，应鼓励患者使用舌头运动，方便吞咽食物。

（5）心理护理：卒中患者有不同程度的语言障碍，护士应注意微笑以获得患者的好感和信任。根据患者的不同情况，恰当使用非言语交际的特点，对患者进行心理护理，使患者的情绪、思想放松，改善血液循环，提高免疫力，促进其早日康复。

（6）用药指导：患者和其家属应被告知要尽可能避免使用镇静药，因为其可能会增加吸入性肺炎的危险；指导患者避免应用不必要的抗生素，以减少口咽胃定植菌。

（7）机械通气的护理：呼吸机管路需要每周更换1次，如果污染应随时更换。及时排除冷凝水；避免长时间镇静程度太深；早期脱机减少呼吸机相关性肺炎。

## 231.脑卒中患者误吸如何预防

（1）正确评估吞咽功能及选择饮食途径：患者入院后第一餐由主管护士对患者的吞咽功能进行评估。

（2）对患者及其家属进行相关知识的宣教：讲解患者进食及休息时采取的体位、摄食的方法，让患者了解卒中后吞咽障碍发生的原因、发展、误吸的诱因及严重危害。

（3）确保鼻饲管位置正确：插管时要防止误入呼吸道，每次鼻饲前均应确定胃管确实在胃内才可注入流食。

（4）保证鼻饲管的长度：一般常规的基础上增加5cm。

（5）鼻饲时的正确卧位：将患者置于半卧位是一种简单有效减少胃内容物吸入下呼吸道的措施。

（6）搬运患者的护理：运用车床搬运时，应在进食后30分钟以上。安排患者头偏向一侧，床旁要备吸引器。

### 232.对于抽搐的患者应做好哪几项护理工作

（1）抽搐发作时应有专人守护：迅速解开患者衣扣，用包好的压舌板放入口腔内，以防舌咬伤，必要时加用床档及约束带，防止坠床。

（2）保持呼吸道通畅：将患者头转向一侧，如有呕吐物，需及时清理，抽搐时禁食。

（3）抽搐时减少患者的任何刺激：一切动作要轻，保持安静，避免强光刺激等。

（4）密切观察抽搐发作情况，并详细记录全过程：应特别注意神志与瞳孔的变化，以及抽搐部位和持续时间、间隔时间等，并及时与医师联系。备好急救用品，如有吸引器、张口器、拉舌钳等。抽搐后应让患者安静休息，室内光线偏暗、安静、伴高热、昏迷者，按昏迷护理常规进行护理。

### 233.如何控制脑卒中患者的肺部感染

（1）保持病室内的洁净和空气的清新：室温18～20℃，湿度55%～60%。加强基础护理，做好护理的一般工作，注意患者的保暖，避免因为病房温度波动引发患者气道血管收缩，黏膜上皮缺血缺氧、抵抗力下降，发生细菌感染。尽量让患者居住单人病房，防止患者之间的交叉感染，并避免过多人员走动，限制探视。

（2）保持呼吸道通畅是控制肺部感染的关键：护理应时刻观察患者的呼吸情况，经常帮助患者翻身叩背，及时吸出呼吸道分泌物，痰液黏稠不易吸出者，采取生理盐水＋氨溴索持续湿化气道。吸痰时应由浅到深，禁忌一插到底，以免将外部的痰液带到深部的气管，到达一定深度时，要一边轻轻旋转再慢慢退出进行吸引，否则容易引起黏膜水肿、出血及血痂的形成。对已发生的肺部感染，根据细菌培养及药物的敏感性试验结果，合理及时应用抗生素，以免滥用抗生素而造成正常菌群失调，耐药菌或者真菌吸入而发生难以控制的肺部感染。

（3）保持患者口腔的清洁：对于能够自理的患者应鼓励患者经常刷牙，对于存在意识障碍、吞咽困难或者完全不能自理的患者，根据口腔涂片检查结果选用不同的漱口液，由外到内进行擦洗口腔，每日3次，餐前或餐后进行，以减少口腔细菌滋生。同时进行吞咽功能训练，做好饮食护理，避免吸入性肺炎。

（4）缩短卧床时间：长期卧床也是肺部感染的重要原因之一，若患者病情允许应鼓励患者尽早进行肢体锻炼。早期可协助患者练习坐起、抬头、抬臂等简单动作，早期坐起有利于排痰、进食，能有效地防止肺部感染。

（5）充足的营养对患者的恢复具有重要的意义：禁食的患者应静脉补充营养，有吞咽困难患者应早期给予鼻饲，饮食以高蛋白、高维生素、易消化的流食为主，采用少量多餐的原则，饮食配制严格无菌操作，鼻饲后短时间内尽量不翻身、吸痰，以免引起呕吐。

### 234.脑卒中患者有哪些易受伤的危险因素

（1）脑卒中引起的肢体活动障碍：脑血管分前循环和后循环，前循环梗死容易引起偏瘫，而后循环梗死常引起共济失调。偏瘫患者在康复期间若处理不当，很可能跌倒；存在共济失调的患者，由于平衡能力出现问题，也有较高的跌倒风险。此外，后循环缺血还会导致眩晕，患者跌倒时就会增加骨折风险。

（2）脑卒中后遗症：患者中枢神经受损致肢体功能障碍，肢体协调功能减退，出现步态改变，抬足不起，关节活动不灵活，平衡功能失调等。另外，脑卒中患者常并发有糖尿病、高血压、老年痴呆等，这些疾病均可导致跌倒/坠床发生率增加。

### 235.脑卒中伴言语沟通障碍的患者如何交流

（1）和患者建立非语言的沟通信息：利用纸和笔、字母、手势、眨眼、点头、铃声，使用带图或文字的小卡片表达常用的短语。鼓励患者利用姿势和手势指出想要的东西。

（2）把信号灯放在患者手边。

（3）鼓励患者说话，患者进行尝试和获得成功时给予表扬。

（4）当患者有兴趣尝试沟通要耐心听。

（5）每日进行非语言沟通训练。

（6）与患者交流时，使用简洁语句，语速放慢，重复关键词。

（7）训练语言表达能力，从简单的字开始，循序渐进。

（8）提供患者认字、词卡片，纸板，铅笔和纸。

（9）鼓励熟悉患者状况的家属陪伴，能够与医护人员建立有效的沟通。

（10）用语言表达患者对不能沟通的失望感，护士和患者双方都需要有耐心，并做好解释。

（11）把一些沟通技巧教给其家属，以改善交流和沟通。

（12）利用能促进听力和理解的因素，如面对面，减少背景噪声，利用接触或手势协助交流。

（13）利用一些技巧来增加理解：使用不复杂的一步性要求和指导。使用语言和行为相配。以成功的方式结束谈话。指导做同样的事情时，使用同样的词汇。

### 236.肥胖患者如何控制体重减少脑卒中发生

（1）过于肥胖可增加心脏负担引起心肌缺血。

（2）肥胖患者易患高血压、血脂异常、糖尿病、冠心病。

（3）肥胖者要注意控制体重，合理膳食适当选择植物油，少吃动物油和内脏。

（4）低盐、低脂、少油、低糖饮食起到保护血管的作用。

（郭　静）

# 第7章

# 脑卒中治疗的相关问题及方法

**237.急性脑梗死的治疗原则是什么**

（1）超早期治疗：要使公民提高脑卒中的急症和急救意识，了解超早期治疗的重要性和必要性，发病后立即就诊，力争在3～6小时治疗时间窗内溶栓治疗，采取降低脑代谢、控制脑水肿及保护脑细胞等挽救缺血半暗带的措施。

（2）个体化治疗：根据患者年龄、缺血性卒中类型、病情程度和基础疾病等采取最适当的治疗。

（3）防治并发症：如感染、脑心综合征、下丘脑损伤、卒中后焦虑或抑郁症、抗利尿激素分泌异常综合征和多器官功能障碍综合征等。

（4）整体化治疗：采取支持疗法、对症治疗和早期康复治疗。对卒中危险因素如高血压、糖尿病和心脏病等及时采取预防性干预，减少复发率和降低病残率。

**238.急性缺血性卒中的一般治疗有哪些**

急性缺血性卒中是神经内科急症，一般治疗如生命体征的监测及维持、机体内环境平衡的重要指标的监测及调节、营养状况的评估及处理、精神状态的评估及处理等是维持卒中患者存活的基本条件，也是缺血性卒中其他特殊治疗的前提。

（1）呼吸支持：对于缺血性脑卒中患者，必须确保气道通畅，对缺氧者提供氧气，必要时气管插管或气管切开。

（2）血压管理：缺血性卒中发生后准备溶栓者，血压控制在收缩压＜24kPa（180mmHg），舒张压＜13.3kPa（100mmHg）。缺血性卒中后24小时内，血压升高的患者应谨慎处理。应先处理紧张焦虑、疼痛、恶心、呕吐及颅内压增高等情况。

（3）调整血糖水平：除非知道患者的血糖水平，否则不能给予含糖溶液。当血糖超过11.1mmol/L时给予胰岛素治疗。血糖低于2.8mmol/L时给予10%～20%葡萄糖口服或注射治疗。

（4）水、电解质及酸碱平衡：维持液体及电解质的平衡，以防血液浓缩、血细胞比容升高及血流动力学特征改变。

（5）吞咽困难的评估与处理：吞咽困难是缺血性卒中常见的症状，应进行专业评估，并给予合适的治疗。

（6）其他措施：如控制过高体温和对躁动患者的处理。

### 239.什么是脑梗死的溶栓治疗

梗死组织周边存在半暗带是缺血性卒中现代治疗的基础。即使是脑梗死早期，病变中心部位已经是不可逆性损害，但是及时恢复血流和改善组织代谢就可以抢救梗死周围仅有功能改变的半暗带组织，避免形成坏死。溶栓治疗是目前最重要的恢复血流措施。重组人组织纤维蛋白溶酶原激活剂和尿激酶是我国目前使用的主要溶栓药物。目前认为有效抢救半暗带组织的时间窗为：使用重组人组织纤维蛋白溶酶原激活剂应在4.5小时内或使用尿激酶溶栓应在6小时内。

### 240.静脉溶栓的适应证有哪些

（1）年龄18—80岁。

（2）发病4.5小时以内（重组织型纤溶酶原激活剂）或6小时内（尿激酶）；由于基底动脉血栓形成的病死率非常高，而溶栓治疗可能是唯一的抢救办法，因此，对基底动脉血栓形成患者溶栓治疗的时间窗和适应证可以适当放宽。

（3）脑功能损害的体征持续存在超过1小时，且比较严重。

（4）脑CT已除外颅内出血，且无早期大面积脑梗死影像学改变。

（5）患者或其家属签署知情同意书。

### 241.静脉溶栓的禁忌证有哪些

（1）既往有颅内出血，包括可疑蛛网膜下腔出血；近3个月有头颅外伤史；近3周内有胃肠或泌尿系统出血；近2周内进行过大的外科手术；近1周内在有不易压迫止血部位的动脉穿刺。

（2）近3个月内有脑梗死或心肌梗死史，但不包括陈旧小腔隙梗死未遗留神经功能体征者。

（3）严重心、肝、肾功能不全或严重糖尿病患者。

（4）体检发现有活动性出血或外伤（如骨折）的证据。

（5）已口服抗凝药，且INR＞1.5或48小时内接受过肝素治疗（APTT超出正常范围）。

（6）血小板计数低于$100 \times 10^9/L$，血糖＜2.7mmol/L。

（7）血压：收缩压＞24kPa（180mmHg），或舒张压＞13.3kPa（100mmHg）。

（8）妊娠。

（9）不合作。

### 242.静脉溶栓的并发症有哪些

静脉溶栓后的并发症包括①出血：是溶栓治疗后最常见、最危险的并发症，常见的部位有颅内、皮肤、黏膜、泌尿道、消化道、生殖道等。②再发梗死：意识、言语和肌力等神经系统体征发生变化。如果出现病情恶化，除了要警惕颅内出血外，也要考虑再发梗死，两者可通过颅脑CT鉴别。③再灌注损伤：闭塞的血管经溶栓治疗再通后，会引起再灌注损伤，发生脑水肿。再灌注后脑水肿也是尿激酶溶栓后常见并发症。④其他并发症：如药物过敏等。

### 243.急性缺血性脑卒中的院前急救有哪些

（1）卒中的早期识别：患者、家庭成员或旁观者识别卒中的症状和体征后，启动紧急医疗救护系统（EMS系统）——呼叫120或其他紧急救护系统。卒中常见的5个主要症状：①身体一侧或双侧、单肢或面部出现无力、麻木或瘫痪；②单眼或双眼突发视物模糊，或视力下降，或视物成双；③言语表达困难或理解困难；④头晕目眩、失去平衡，或任何意外摔倒，或步态不稳；⑤头痛（通常是严重且突然发作）或头痛方式的意外改变。

（2）正确转运：急救车救护人员一旦怀疑卒中，应尽可能快速、安全地将患者转运到最近的卒中治疗医院或卒中中心，将延误时间降到最低。最好分配和转运急性卒中患者至到达后1小时内能进行溶栓的医院。

（3）神经保护治疗：如果EMS成员能确定患者为卒中，可给予神经保护药。

（4）早期评价：目的是早期评估疑似卒中患者，以便快速转运至医院。建议使用已获认可的评估工具：辛辛那提院前评估量表或洛杉矶院前卒中评估量表。

（5）院前处理原则：根据患者症状，立即拨打急救电话，禁止转动患者头部，松开患者衣裤，去枕平卧，家属和旁观者应陪同患者至医院。疑似卒中的患者第一瓶液体给予生理盐水，立即将疑似卒中的患者转运至有卒中单元的医院。

### 244.脑卒中急诊绿色通道是什么

脑卒中急诊绿色通道是救治急性脑卒中患者最有效的体制，是为了确保急性脑卒中患者得到最快、无缝隙、无障碍的诊治，及时进行溶栓、介入、手术治疗，进一步降低致死率及致残率，根据急诊模式的布局特点，制订健全了相关的指引、处理流程图，设立了观察表及登记本，从院前急救、转运、入急诊、影像检查乃至入院等环环相扣的患者通道。

### 245.在绿色通道中需完善哪些检查和治疗，时间是多少

（1）来诊至接诊≤10分钟。

（2）来诊至卒中队伍≤15分钟。

（3）来诊至行CT检查≤25分钟。

（4）来诊至CT报告解释≤45分钟。

（5）来诊至用药≤60分钟。

（6）来诊至收入卒中单元≤3小时。

## 246. 症状轻微或者小卒中是否需要溶栓治疗

当患者出现症状轻微或小卒中时，不但患者和其家属对于是否溶栓会产生犹豫，急诊医师或神经专科医师也可能对此产生困惑。多项研究指出，基线NIHSS评分低（症状轻微或者小卒中）并不代表患者预后良好，因为其并不能完全反映血管闭塞情况，仍有至少25%的患者有可能最终出现神经功能恶化而致预后差。因此，对于症状轻微或者小卒中患者，时间窗内进行溶栓治疗，还是可能获益的。

## 247. 平时服用阿司匹林出现急性缺血性脑卒中可以在时间窗内溶栓吗

目前国内、国际卒中指南对于卒中二级预防均推荐阿司匹林或氯吡格雷每日连续服用。阿司匹林为非甾体抗炎药，使血小板的环氧合酶乙酰化，减少血栓素 $A_2$（$TXA_2$）的生成，对 $TXA_2$ 诱导的血小板聚集产生不可逆的抑制作用；对二磷腺苷（ADP）或肾上腺素（ADR）诱导的 II 相聚集也有阻抑作用。目前，低剂量口服阿司匹林（每天 $80 \sim 150mg$）被推荐用于缺血性脑卒中的二级预防；大剂量阿司匹林有引起消化道溃疡、出血的风险。而低剂量阿司匹林对凝血功能无明显影响，未见出血的报道。因此，预防剂量阿司匹林并非溶栓的禁忌。

## 248. 我国急性缺血性脑卒中静脉溶栓比例低的主要原因是什么

我国急性缺血性脑卒中静脉溶栓率低的主要原因如下。

（1）患者对脑卒中发作症状的识别困难，不能及时呼叫求助及来诊治疗。

（2）发病后院前转运机制滞后。

（3）急诊室没有给予足够的优先分诊，部分急诊医师对卒中警惕程度不足。

（4）行急诊影像学检查、相关检验及院内评估和治疗延误。

（5）新型溶栓药物如阿替普酶费用偏高。

（6）公众对溶栓治疗意义的认识不足（人们容易接受急性缺血性脑卒中出现的严重结局，因为这是自然病程，而很少能接受由于积极溶栓出现的症状性出血）。

（7）医师对溶栓治疗效果的怀疑及过度关注溶栓相关并发症，如颅内出血。

### 249.为什么说越早溶栓获益越多

人脑是一个能量依赖型器官，其自身没有能量储备，需要时刻不断的能量供应来保证脑组织的正常代谢和神经功能的正常运转。人脑要正常工作，必须有葡萄糖含量充分且氧饱和度足够的血液供应。一旦每分钟100g脑组织血流量降至20～25ml时，脑氧代谢率即会受到影响而开始下降；当低于10ml时，脑细胞膜的功能就会受到严重影响，原有跨膜分子运动等微观生物活动就会受到损伤，细胞开始发生凋亡；当血流量低于5ml，神经元将很难存活。急性缺血性卒中治疗从紧急反应系统启动那一刻开始，高效合理的急救医疗服务对于改善患者预后十分重要，大血管闭塞的急性缺血性脑卒中若得不到及时救治，患者平均每分钟丧失190万个神经元。急性缺血性脑卒中早期治疗核心在于最大程度地恢复脑血流，挽救神经元。

"缺血半暗带"是指缺血状态处于可逆的病灶区域，是最具有挽救价值的部分，也是溶栓治疗所希望挽救的脑组织。从缺血半暗带到梗死是一个动态变化的过程，如果及早给予溶栓恢复血液灌注，有可能使原本会坏死的脑组织获得挽救而恢复为正常或相对正常的脑组织。而如果挽救不及时，随着时间推移，原本可获救的脑组织有可能完全进展为梗死。因此说越早溶栓，越多获益。

### 250.如何应用抗血小板药物防治缺血性卒中

抗血小板治疗用于防治缺血性脑血管病已受到全球普遍关注并在临床广泛应用。溶栓或抗凝治疗时不要同时应用，因可增加出血风险。

常用的抗血小板药：阿司匹林、氯吡格雷和噻氯匹定。

（1）阿司匹林：是循证医学研究A级推荐的缺血性卒中疗法，主要抑制环氧化酶，阻止血小板内花生四烯酸转化为$TXA_2$，使$TXA_2$与前列环素的比值降低，防止血小板聚集。通常脑卒中二级预防用量每天100mg，晚餐后服用；短暂性脑缺血发作（TIA）用量每天200～300mg。不良反应：消化不良、恶心、腹痛、腹泻、皮疹、消化性溃疡、胃炎及胃肠出血等，长期用药应有间断期，出血倾向者慎用。

（2）氯吡格雷：通过不可逆地结合血小板表面二磷腺苷受体抑制血小板聚集，预防缺血性卒中。每天75mg口服，每日1次。不良反应：腹泻、皮疹等较常见。

（3）噻氯匹定：125～250mg，口服，每日1～2次。不良反应：皮疹、腹泻，应高度警惕偶尔发生中性粒细胞减少症，用药前3个月定期检查血象。

### 251. 急性缺血性脑卒中患者应该如何使用阿司匹林

（1）对于不进行溶栓治疗的急性缺血性脑卒中患者，应在48小时内使用阿司匹林，剂量为每天300mg，应用2～4周后调整为二级预防长期用药剂量每天100mg。

（2）溶栓治疗的急性缺血性脑卒中患者，应在溶栓治疗24小时后使用阿司匹林，剂量为每天300mg，3～7天后改为维持剂量每天100mg，长期应用。

（3）若有阿司匹林禁忌或对阿司匹林过敏，可用氯吡格雷代替。

### 252. 常用的抗血小板聚集药物有哪几类

抗血小板药按其作用机制大体可分为4类。

（1）抑制血小板花生四烯酸代谢的药物：主要为阿司匹林。

（2）特异性抑制ADP活化血小板的药物：有噻氯匹定、氯吡格雷以及新型不可逆ADP P2Y12受体抑制药普拉格雷等。

（3）血小板膜糖蛋白Ⅱb/Ⅲa受体拮抗药：阿昔单抗、埃替巴肽、替罗非班、拉米非班。

（4）增高血小板内环核苷酸含量的药物：双嘧达莫、西洛他唑。

$TXA_2$和ADP是血小板活化的重要因素，阿司匹林通过减少$TXA_2$的产生，氯吡格雷通过抑制血小板ADP受体抑制血小板活化。GpⅡb/Ⅲa受体拮抗药作用于血小板聚集的最后通路，通过抑制血小板与纤维蛋白的结合抑制血小板聚集。西洛他唑是喹啉类衍生物，通过抑制细胞磷酸二酯酶减少血小板内环磷腺苷含量，抑制血小板聚集。

### 253. 如何选用抗血小板药物

目前，主要的抗血小板药物有阿司匹林和氯吡格雷。

对于能耐受阿司匹林的患者，医生建议先给予一次阿司匹林负荷剂量，然后需长期维持，建议终身服用。而对于高危患者而言，双重抗血小板治疗能够更有效、更好地改善缺血、减少复发风险，因此推荐在阿司匹林基础上，同时给予氯吡格雷75mg治疗，建议服用至少12个月。而对于不能耐受阿司匹林的患者，建议改为使用氯吡格雷75mg治疗，服用时间同样至少需要12个月。

在抗血小板治疗中，除了剂量和服药时间要注意外，还要掌握正确的服药方法。阿司匹林尽量在饭后服用，而氯吡格雷可以在饭前服用。另一点需要大家注意的是，长期服用抗血小板药物有一定出血风险。因此，如您在服用过程中出现胃痛或黑粪等现象，应在第一时间咨询医生。

所以，在整个药物治疗的过程中，患者都应坚持定期复查，及时评估服药过程中出现的缺血症状和出血危险，及时调整最适合的治疗方案。

另外，还需提醒患者，对于服药过程中会出现一些特殊情况，例如外伤、手术等，出血风险就会增高，此时要及时咨询医生，医生会根据情况对抗血小板药物的剂量和应用时间进行一定调整，但患者自身请勿擅自停药。

### 254.为什么说阿司匹林对于血栓栓塞性疾病具有重要的防治作用

血栓栓塞性疾病主要包括动脉血栓栓塞性疾病、静脉血栓栓塞性疾病及周围血管病。动脉血栓形成主要累及心脏、脑和外周动脉血管。动脉粥样硬化血栓形成，是在局部动脉粥样硬化斑块破裂的基础上形成的，会造成心肌梗死、脑卒中和周围血管栓塞。动脉粥样硬化的过程十分缓慢，而斑块破裂却是瞬间发生的。目前，血栓栓塞性疾病已经成为全球最主要的致死和致残原因。

### 255.阿司匹林长期服用的最佳剂量是多少

《英国医学杂志》（BMJ）上发表的荟萃分析指出，小剂量每天100mg（75～150mg）阿司匹林长期服用，能够获得相对最佳的耐受性和疗效，增加阿司匹林的剂量（每天＞150mg）并没有增加其抗血小板的功效，不良反应反而增加；而剂量过小（每天＜75mg）时，疗效则不明确。该分析证明阿司匹林长期应用（包括一级预防和二级预防）的最佳剂量为每天75～150mg。而在血栓急性期，则服用阿司匹林的剂量必须每天＞150mg。

### 256.阿司匹林常见的不良反应有哪些

阿司匹林不良反应比较公认的可分为两类：一类是与剂量有关，如使用大剂量阿司匹林可导致胃黏膜损害、头痛、耳鸣及听力下降等；一类是与剂量不相关，如过敏等。阿司匹林不良反应中最常见为胃肠道刺激症状和轻度胃肠道出血。阿司匹林引起轻度胃肠道出血与剂量相关，一项综合了51项临床试验包括338 191例患者的分析显示，每天325mg为2.4%，每天325mg以上为2.5%。这些不良反应可以通过与质子泵抑制药合用或肠溶剂型来处理，而缺血性脑卒中或心肌梗死的后果无论对家庭还是个人来说都是严重的。

当患者原有消化道溃疡或幽门螺杆菌感染、血液病、肝病、尿毒症或并用其他抗血栓药物及非甾体抗炎药（NSAIDs）时，不论什么剂量的阿司匹林或者其他抗血小板药物均可引起原有病损的出血多于安慰剂。

### 257.服用阿司匹林发生消化道不良反应的高危因素有哪些

（1）消化道疾病病史（消化道溃疡或溃疡并发症史）。
（2）年龄＞65岁。
（3）使用大剂量阿司匹林。
（4）同时服用皮质类固醇。
（5）同时服用其他抗凝药或NSAIDs。
（6）存在其他严重疾病等是发生消化道不良反应的危险因素。

### 258.如何预防阿司匹林的消化道不良反应

（1）识别高危人群：危险因素包括年龄、胃肠道病史、幽门螺杆菌感染、任何程度的吸烟和饮酒、合并应用NSAIDs或皮质类固醇、联合应用多种抗血小板或抗凝药，联合应用螺内酯、抗抑郁药物、钙拮抗药。对于65岁以上的老年人，尤其应用双重抗血小板治疗时，建议长期使用阿司匹林的剂量不要超过每天100mg，急性期抗血小板药物的首次负荷剂量应该酌情降低。

（2）合理联合应用抗栓药物：阿司匹林与抗凝治疗（包括普通肝素、低分子肝素和华法林）联合明显增加出血的危险，主要以消化道出血为主。氯吡格雷与华法林联合应用也会明显增加严重出血的发生率。因此，抗栓药物的联合应用必须有明确的适应证，且应该同时给予抑酸药物。尤其是长期联合口服抗凝药物华法林与抗血小板药物阿司匹林和（或）氯吡格雷时，应严格掌握适应证，将抗栓药物剂量调整至最低，阿司匹林每天 $< 100mg$，氯吡格雷每天 $< 75mg$，国际标准化比率（INR）应控制在 $2.0 \sim 2.5$，但是对于机械瓣膜置换术后的患者可能需要更高强度的INR。

（3）筛查幽门螺杆菌：长期服用小剂量阿司匹林的病例对照研究提示，幽门螺杆菌感染是胃肠道出血的独立危险因素。因此，对于合并消化性溃疡病史和消化道出血史而同时需要服用阿司匹林的患者，应进行幽门螺杆菌检测，对于幽门螺杆菌（+）的患者应给予根除治疗，并加用抑酸治疗。

（4）预防性应用质子泵抑制药：服用阿司匹林的患者进行预防性治疗以减少胃肠道并发症时需评估患者的危险因素和合并疾病。合并1项以上危险因素（年龄 $> 65$ 岁、合用类固醇、消化不良或反流性食管炎症状）、双重抗血小板治疗、抗血小板联合抗凝治疗、溃疡并发症或溃疡性疾病病史的患者，应考虑给予预防性治疗。

（5）高危人群质子泵抑制药治疗的疗程：鉴于在长期应用低剂量的阿司匹林前3个月内胃肠道不良反应发生率最高，故建议在此期间联合应用质子泵抑制药；此后应注意随访，按需服用。

## 259.阿司匹林每天服用几次合适

目前AHA，ASA，ADA及ESC等指南均推荐：每日服用1次阿司匹林。

阿司匹林在血浆中的半衰期是 $15 \sim 20$ 分钟，但由于它使血小板的COX不可逆的失活（血小板无细胞核，不能重新合成COX），因此，这一作用在血小板的整个生命周期（大约10天）均存在。人体内80%以上血小板功能受到抑制就可以预防心脑血管疾病的发生。每天循环中约有10%的血小板发生更新，这就使半衰期极短的阿司匹林每日服用1次即可达到充分抑制COX-1的作用。每天服用1次药，只需把新生成的、有功能的血小板抑制住，就能维持90%以上的血小板不发挥作用。

许多阿司匹林一级预防研究采用了隔天服用阿司匹林的方法，其出发点是在获得最大利益的同时将不良反应降至最低，试验结果也证实了隔天服药方法的有效性。然而，在临床实践中，考虑到个体差异，不同患者血小板生命周期可能存在差异（7～14天），加之经常存在漏服的情况，因此，每天服用1次小剂量阿司匹林是最可靠的方法。

### 260. "规范使用阿司匹林"的含义是什么

（1）在所有适应证的患者中使用阿司匹林。

（2）合适的剂量：循证医学证实阿司匹林长期应用的最佳剂量为每天75～150mg，急性期需要增加剂量每天150～325mg。

（3）合适的疗程：欧美指南推荐如无禁忌证阿司匹林应当终身服用，我国指南也推荐长期服用。

（4）最佳的肠溶剂型，尤其是高质量的肠溶剂型，才能达到不良反应最少，疗效最佳的效果。

### 261. 什么是阿司匹林抵抗

阿司匹林抵抗的概念包括临床阿司匹林抵抗与生化阿司匹林抵抗。以往认为临床阿司匹林抵抗是指长期口服阿司匹林治疗但仍然发生血栓栓塞事件。鉴于血栓栓塞事件的发生是多因素共同作用的结果，而血小板的激活和聚集仅是其主要发病环节之一，因此，上述现象称为阿司匹林"治疗失败"可能更合理。生化阿司匹林抵抗是指应用阿司匹林后，实验室指标不能达到预期的抑制血小板聚集效果，如不能抑制血栓素A2的生物合成和血小板聚集以及不能引起出血时间延长等。

### 262. 阿司匹林抵抗如何处理

目前，对于阿司匹林抵抗的定义和诊断方法尚有争议，加之尚无任何一种检测方法可以预测临床抵抗事件，因此抵抗的处理尚无统一方案。2004年ESC抗血小板药物应用专家共识明确指出，抗血小板药物的抵抗广泛存在，包括氯吡格雷，各种药物抵抗的发生率可能是相近的，不应仅以可能的药物抵抗为理由放弃抗血小板药物治疗。

目前可采用的阿司匹林抵抗处理策略包括：①重新对患者进行评

估，控制其他相关危险因素，如戒烟、降血脂、降血压、降血糖等；②确保患者的依从性，坚持长期、规范服药；③避免同时服用其他NSAIDs类药物；④增加阿司匹林的剂量；⑤换用或加用其他抗血小板药物。需要指出的是，上述干预措施尚未得到临床研究的验证。

### 263.出血性脑卒中患者能否使用阿司匹林

出血性脑卒中的急性期以及有出血性脑卒中史的患者禁用阿司匹林，因为阿司匹林可增加其脑出血再发的风险。但当此类患者合并心肌梗死等急性血栓事件，必须进行抗血小板治疗时，首先需准确评估患者的出血、血栓风险，权衡抗栓治疗的利弊，如必要，需在脑出血后3～6个月，待病情稳定后给予阿司匹林抗血小板治疗，必要时剂量减半，同时严格监测出凝血指标和全身出血情况。

### 264.常用于缺血性脑卒中的他汀类药物有哪些

他汀类药物分为天然化合物（如洛伐他丁、辛伐他汀、普伐他汀、美伐他汀）和完全人工合成化合物（如氟伐他汀、阿托伐他汀、西立伐他汀、罗伐他汀）是最为经典和有效的降脂药物，广泛应用于高脂血症的治疗。

他汀类药物除具有调节血脂作用外，在急性冠状动脉综合征患者中早期应用能够抑制血管内皮的炎症反应，稳定粥样斑块，改善血管内皮功能。延缓动脉粥样硬化（AS）程度、抗感染、保护神经和抗血栓等作用。

### 265.他汀类药物在缺血性卒中中作用是什么

他汀类药物最初用于降低血清中胆固醇，特别是低密度脂蛋白胆固醇。早期的试验显示，他汀类药物不仅能够降低胆固醇水平，而且能够降低冠心病相关事件和病死率。对于缺血性卒中的患者，他汀类药物强化治疗，再发缺血性卒中和卒中的风险降低，但是出血性卒中风险升高。

初步的研究结果显示，他汀类药物也有潜在的神经保护作用。大剂量的他汀可以增加缺血灶核心和半暗带的脑血流量。脑血流量增加的一种机制与内皮源性一氧化氮合酶增加有关。他汀类药物还有其他一些作用：①血管内皮功能的稳定；②抗感染作用；③斑块脂质核成分的减少和斑块的稳定；④斑块纤维帽的增强；⑤减少血小板–纤维蛋白血栓的形成，减少内皮表面白色血栓的沉积；⑥减少斑块中促血栓形成成分；⑦增加脑血管反应性，这种增加可以减少蛛网膜下腔出血后血管痉挛的发生率，增加穿支动脉病变导致的腔隙性脑梗死患者的脑血流量。在卒中和许多类型的脑血管患者，他汀治疗有很多适应证。

### 266.如何应用抗凝药物防治缺血性卒中

缺血性卒中的抗凝治疗主要用于心源性栓子引起的短暂性脑缺血发作、预防短暂性脑缺血发作和一过性黑矇进展为卒中。对完全性卒中基本无效，在进展性卒中、溶栓治疗后再闭塞可短期应用。

（1）肝素：100mg加入0.9%生理盐水500ml静脉滴注，维持治疗前APTT值1.5～2.5倍。5天后可用低分子肝素4000～5000U，每日2次，腹壁皮下注射，连用7～10天。

（2）华法林：6～12mg，每晚1次口服，3～5天后改为2～6mg维持，剂量调整为每晨凝血酶原时间（PT）为对照组1.5倍或国际标准化比值（INR)3.0～4.0.注意：治疗期间应监测凝血时间和凝血酶原时间，准备维生素K及硫酸鱼精蛋白等拮抗药，处理可能出血并发症。

### 267.急性缺血性卒中的降纤治疗是什么

降纤治疗是国内常用的治疗急性缺血性脑血管病的方法。降纤维蛋白药（蛇毒制剂和蚓激酶等）经药理试验证实有降低血浆纤维蛋白原，降低血液黏稠度，降低血小板聚集功能和黏附性，扩张血管，改善微循环的作用。

血浆纤维蛋白原浓度增高是卒中危险因素之一，同时合并高血压患者危险系数增高。纤维蛋白的分子结构是不对称的，对血浆黏滞度的影响最大，对全血黏度有直接影响，导致血液黏滞度增高，使局部脑血流量减少，同时纤维蛋白原通过血管内皮细胞沉积于动脉壁上，引起动脉粥样硬化。

应用降纤酶治疗急性脑梗死，关键是选择合适的治疗时间窗。实践证明，急性脑梗死降纤治疗时间越早，临床症状改善及脑功能恢复越好。

### 268.脑梗死治疗应如何应用血管扩张药

脑梗死急性期通常不宜使用或应慎用血管扩张药：因缺血区血管呈麻痹或过度灌流状态，可产生脑内盗血和加重脑水肿，但可根据情况区别对待。

一般可用于以下情况：①腔隙性梗死、血压不低的分水岭脑梗死，急性期可应用；②出血性脑梗死急性期不能应用；③脑缺血症状轻、无意识障碍、无颅高压表现，CT证实病灶较小、无占位效应的脑梗死，急性期可应用，密切观察病情变化；④中、重型脑梗死，有意识障碍、颅高压表现，CT梗死面积较大、占位效应较明显者急性期不能用，需待病情稳定、症状开始好转时方可应用血管扩张药。

临床常用的血管扩张药物有罂粟碱、烟酸、尼莫地平和己酮可可碱等。

### 269.脑梗死治疗应如何应用脑细胞活化剂

用药适应证：①疾病早期促进缺血半暗带脑细胞恢复，对受损细胞有恢复作用，促使患者清醒；②在慢性期促进智能损害、认知功能损害的好转。

注意：脑卒中急性期不宜使用影响能量代谢的药，以免缺血缺氧脑细胞耗氧增加，加重脑细胞损伤，宜在脑卒中亚急性期（2～4周）使用。

脑细胞活化剂可分3类：①影响能量代谢的药物：如三磷腺苷、细胞色素C和胞磷胆碱等；②影响氨基酸和多肽类的药物：如谷氨酸、脑活素和爱维治等；③影响神经递质和递质受体的药物：如溴隐亭等。

### 270.急性缺血性卒中的神经保护治疗有哪些

（1）兴奋性氨基酸拮抗药：脑缺血时可以释放大量的兴奋性氨基酸加重神经元的损伤，脑缺血引起兴奋性氨基酸释放增加的机制可能与三磷腺苷下降及膜通透性改变有关。

（2）单胺类神经递质调节药：包括肾上腺素、去甲肾上腺素、多巴胺等。

（3）GABA抑制药：是脑内最重要的抑制性氨基酸递质，可以产生突触后抑制作用，减少离子内流，减少神经元死亡。

（4）钙离子阻滞药：可减少钙离子超载引起的细胞死亡。

（5）镁离子：近年来大量的研究证实镁离子可能对急性缺血性损伤有神经保护作用。

（6）神经营养因子：是靶细胞产生的一大组特殊的蛋白质和肽类分子的神经营养因子家族，对神经元的发育、存活、分化起重要，可以调控成熟神经元的功能，当神经元受损时，可以促进其再生。

（7）神经节苷脂：为神经细胞膜主要成分，兼有水溶性和脂溶性的特点。对神经细胞的分化、生长、轴浆转运及再生修复起重要作用。

## 271. 急性脑卒中肺部感染应怎样治疗

（1）注意口腔清洁，清除口腔分泌物和食物残渣及呕吐物。

（2）食物反流者应稍抬高床头，给予流食、半流食等易消化食物，少量多餐，使胃能及时排空。

（3）昏迷、球麻痹或假性球麻痹患者应给予鼻饲，不宜过早喂饭，以防饮食误吸入气管。为防止鼻饲反流，鼻饲前应充分吸痰，鼻饲速度不宜过快，鼻饲后短时间尽量不吸痰，以免引起呕吐，出现胃内容物反流时应适当减少每次鼻饲量。

（4）尽量减少陪护家属，谢绝探视，保持病室空气新鲜，定时病室消毒。

（5）鼓励患者自行咳嗽，随时吸痰，雾化吸入，经常翻身拍背，保持呼吸道通畅。如采用气管内置管吸痰可配合气管内注药，定时注入抗生素、透明质酸酶和生理盐水混合液，以便痰液变稀易于吸出。如为气管切开适应证，宜及时行气管切开。

（6）有意识障碍者应用抗生素预防感染。

（7）如有体温升高、痰多、肺部啰音等感染征象，宜早期联合大量应用合理有效的抗生素，可根据痰液细菌培养及药敏试验选用抗生素。但在病原学诊断和药敏试验前，可先根据临床特点推测菌种，凭经验选用合适的抗生素。

## 272. 蛛网膜下腔出血应怎样内科治疗

（1）一般处理：通常绝对卧床4～6周，床头抬高15°～20°，病房保持安静、舒适和暗光。避免用力排便、咳嗽、喷嚏和情绪激动等引起血压及颅内压增高的诱因，以防再出血。高血压患者宜谨慎降压至（20～21.3）/（12～13.3）kPa［（150～160）/（90～100）mmHg］。头痛可适当用镇痛药，维持大便通畅可用缓泻药。心电监护以防心律失常，注意营养，防止并发症。避免使用抗血小板药如阿司匹林。

（2）脱水降颅压治疗：可用20%甘露醇注射液、呋塞米和白蛋白等。若颅高压征象明显和有脑疝形成趋势可紧急行颞下减压术和脑室引流，挽救生命。还应适量给予生理盐水保证正常血容量和脑灌注；如有低钠血症，可口服氯化钠或高渗盐水静脉滴注。

（3）预防再出血：抗纤溶药抑制纤维蛋白溶解酶形成，防止血块溶解和再出血。

（4）预防迟发性血管痉挛：可用钙离子通道阻滞药尼莫地平，40mg，口服，每日4～6次，连用21天。

（5）放脑脊液疗法：腰穿缓慢放出血性脑脊液，每次10～20ml，每周2次，可减少发生迟发性血管痉挛、正常颅压脑积水，降低颅内压，应注意诱发脑疝风险，严格掌握适应证，密切观察。

### 273.脑出血的内科治疗原则是什么

（1）一般治疗

①卧床休息：一般应卧床休息2～4周，避免情绪激动及血压升高。

②保持呼吸道通畅：昏迷患者应将头歪向一侧，以利于口腔分泌物及呕吐物流出，并可防止舌后坠阻塞呼吸道，随时吸出口腔内的分泌物和呕吐物，必要时行气管切开。

③吸氧：有意识障碍、血氧饱和度下降或有缺氧现象的患者给予吸氧。

④鼻饲：昏迷或有吞咽困难者，在发病2～3天应给予鼻饲。

⑤对症治疗：过度烦躁不安的患者可适量应用镇静药，便秘者选用缓泻药。

⑥预防感染：加强口腔护理，及时吸痰，保持呼吸道通畅，留置导尿时应做膀胱冲洗，昏迷的患者可酌情用抗生素预防感染。

⑦观察病情：严密注意患者的意识、瞳孔大小、血压、呼吸改变，有条件时应对昏迷患者进行监护。

（2）脱水降颅压：颅内压增高是脑出血患者死亡的主要原因。脑出血的降颅压治疗首先以高渗脱水药为主，药物治疗的主要目的是减轻脑水肿，降低颅内压，防止脑疝形成。

### 274.脑出血急性期高血压的处理原则是怎样的

脑出血急性期血压显著增高时，适当降压是防止继续出血的重要措施。脑出血急性期高血压一方面反映原有高血压程度，另一方面是颅高压情况下维持正常脑血流量的脑血管自动调节机制。因此，脑出血急性期高血压处理原则如下。

（1）强调适当降压，若血压降为正常可有以下危险：①慢性高血压患者已适应高血压水平，过度降压破坏血管自动调节机制，可导致低灌注或脑梗死。②动脉粥样硬化患者可有脑血管局部狭窄，过度降压可使血流量明显减少。

（2）急性脑出血时颅内压增高和脑水肿可加剧高血压，应先用脱水药，如血压仍不下降说明血压升高可能与高颅压无关，再选用降压药。

（3）降血压宜缓慢，防止个体对降压药异常敏感。

### 275.脑出血的手术方法有哪些

（1）开颅血肿清除术：直视下清除血肿并止血，还可行大骨片减压、血肿腔引流，用于出血量大、占位征象严重且有脑疝形成者。优点是可充分减压，避免或缓解脑疝，但需全身麻醉，手术创伤大。

（2）钻孔扩大骨窗血肿清除术：具有开颅法的一些优点，但局麻创伤较小。

（3）立体定向或CT下引流：定位准确，手术创伤较小，可用于各部位出血，尤其丘脑、脑干等深部出血，因不能止血，出血早期应慎用。

（4）脑室引流：用于原发性脑室出血，继发性脑室出血也可应用，宜结合其他手术。

### 276.什么是急性缺血性卒中的动脉溶栓

目前对于脑梗死患者发病4.5小时以内进行阿替普酶静脉溶栓是FDA批准的唯一药物治疗方法。但静脉溶栓能有效溶解较小动脉闭塞（如大脑中动脉$M_2$段以远的分支的闭塞），对大血管的闭塞如颈内动脉末段、大脑中动脉、基底动脉等的再通率还比较低。1983年Zeumer等首先报道动脉内直接溶栓，1999年PROACT Ⅱ试验完成，动脉内动脉溶栓取得迅速发展。动脉内动脉溶栓较静脉溶栓或其他治疗方法具有明显优势。首先可以直接发现血管闭塞的部位，评价侧支循环的状况；其次在血栓部位直接给药，降低系统溶栓药物的用量，减少因溶栓药物引起的继发性出血；还可以同时实施机械溶栓，使血栓破裂；最主要的是闭塞血管再通率高，并可同期实施血管成形术，减除血管狭窄，减少再闭塞或复发。但动脉溶栓同样存在不可忽视的缺陷，它需要昂贵的设备、复杂的技术和高昂的费用。血管内操作本事存在一定的并发症（如脑栓塞、出血、血管损伤等）。另外，动脉插管造影和溶栓需要较长时间，在一定程度上会延误治疗时机，因此，临床应用必须掌握时机和严格控制适应证。

### 277.什么是急性缺血性脑卒中的机械取栓

对于急性缺血性脑卒中的患者，静脉溶栓能有效溶解较小动脉闭塞，对大血管的闭塞如颈内动脉末段、大脑中动脉、基底动脉等的再通率还比较低。目前国内外一些大的医疗机构正在尝试运用机械手段将血凝块取出。所用的取栓设备通过一个导管送到血凝块并直接传入血凝块，然后将栓子带出体外。该项技术在合适的时间窗内进行，可以提高血管再通率，提高患者的生存质量。

### 278.颅内动脉狭窄介入治疗的适应证是什么

各国指南均强调血管重建术对治疗有症状性颅内动脉粥样硬化性狭窄的有效性还不明确，其适应证方面除了一致强调血管重建术仅针对症状性颅内动脉粥样硬化性狭窄外，还有一些细微差异，包括就其狭窄程度而言，2006年AHA/ASA《缺血性脑卒中和短暂性脑缺血发作预防指南》强调只有影响血流动力学的颅内动脉狭窄才考虑血管内治疗，2010年却把狭窄程度放宽至50%～99%；另外2006年该《指南》强调患者在接受内科药物优化治疗失败后才可以考虑血管内治疗，而其他指南并没有强调此推荐意见。

因为颅内血管血管内治疗具有较高的并发症发生率，也不清楚患者是否真正获益，尽管各国指南明确颅内动脉粥样硬化性狭窄血管内治疗应用方向，但是未能提供明确的细则。临床医师在介入规范和日常实践存在一定的差距。临床中应该对颅内动脉粥样硬化患者实施严格的危险评估，重视内科药物优化治疗。如果有条件的医疗机构进行颅内动脉粥样硬化性狭窄血管内治疗时，一定要仔细评价患者的获益风险比，严格遵从操作规范，降低并发症发生率。

根据各国指南推荐，现将颈内动脉颅内段介入治疗适应证总结如下。

（1）症状性颅内动脉粥样硬化性狭窄（50% ～ 99%）的患者在接受内科药物优化治疗失败后，可考虑血管成形术或（和）支架置入术。

（2）无症状性颅内动脉粥样硬化性狭窄属低危病变，不推荐介入治疗。

## 279.颈动脉成形术和支架置入术的适应证是什么

（1）颈动脉狭窄＞50%，有 TIA 发作或非致残性卒中患者。

（2）颈动脉狭窄＞70%。

（3）病灶表现光滑，无溃疡，血栓块或明显的血管壁钙化灶。

（4）无血管外限制因素如颈部肿物等。

（5）无严重动脉扭曲。

（6）狭窄原因为动脉硬化。

（7）狭窄局限或呈同心圆性。

## 280.哪些患者适合做颈动脉内膜剥脱术

（1）症状性颈动脉粥样硬化性狭窄＞70%。

（2）有卒中高危因素的患者，症状性狭窄＞50%，无症状性狭窄＞60%。

（3）双侧颈动脉狭窄。

（4）一侧颈动脉狭窄，对侧闭塞者。

（5）颈动脉狭窄继发椎 - 基底动脉系统短暂性脑缺血发作。

（6）颈动脉狭窄合并冠状动脉狭窄，原则上应同时手术。

## 281.脑卒中治疗如何应用和选择脱水药物

急性脑卒中经常应用脱水药治疗脑水肿和颅高压。脱水药主要包括

3类：高渗脱水药、利尿脱水药和皮质激素。

（1）高渗脱水药：临床常用甘露醇和甘油果糖。

20%甘露醇：为首选药物，1～2g/kg快速静脉滴注或静脉注射，30分钟内注完，6小时1次。渗透压约为血浆的4倍，用药在短时间内显著提高血浆渗透压，造成血管内与脑组织间渗透压梯度，将组织中水分吸入血管经肾排出（每8g甘露醇可带出体内水分100ml），用药20～30分钟起效，降颅压作用明显、肯定，因脑组织血液供应丰富，适于脑水肿的脱水。甘露醇不参与体内代谢，对血糖无明显影响，无明显毒性，很少渗到血管外进入细胞内，一般无反跳作用或较轻。其对肾损害较重，长时间连续应用可导致少尿、无尿等肾功能严重损害；大量排尿使电解质丢失较多易引起电解质紊乱。

甘油果糖：脱水效果较10%甘油盐水好。优点：降颅压维持时间长，可达10～12小时（甘露醇仅4～6小时），反跳作用较甘露醇轻或相似。对肾损伤较小，电解质丢失较少，参与体内代谢。缺点：脱水作用较甘露醇差，排除尿量比甘露醇少35%～45%。点滴速度要慢（每分钟＜40滴），滴速过快可发生溶血、血红蛋白尿，甚至急性肾衰竭，缺血区乳酸水平增高不利于脑梗死治疗。

甘露醇和甘油果糖等高渗脱水药均不宜长期使用，因脑渗透压与血浆渗透压的平衡作用可使脱水作用越来越差，突然停药或减量过快可出现反跳作用。

（2）利尿脱水药：主要影响肾小球滤过、肾小管再吸收和分泌功能，增加肾排尿而起脱水作用。临床常用呋塞米（速尿）20～60mg静脉注射，注射后5分钟起效，1～2小时达高峰，持续4～6小时。常与甘露醇交替使用，单用脱水效果差，丢钾严重，不注意补钾易引起低钾血症，易引起血尿。

（3）糖皮质激素：临床常用地塞米松、甲泼尼松。机制是降低脑血管通透性，稳定细胞膜；抑制醛固酮和抗利尿激素分泌，产生利尿作用，减轻脑水肿。缺点：可增高血压，加重糖尿病，促发脑出血或重症脑梗死患者应激性溃疡，长时间使用可降低抗感染免疫力。

### 282.脑卒中后抑郁可选用哪些药物

选择性5-羟色胺（5-HT）再摄取抑制药（SSRIs）：主要包括舍曲

林（左洛复）、氟西汀（百忧解）、帕罗西汀（赛乐特）、西酞普兰（喜普妙）、氟伏沙明（兰释），这些药被称为"五朵金花"。

5-HT和去甲肾上腺素（NE）双重再摄取抑制药（SNRIs）：如度洛喜汀（欣百达）、文拉法辛缓释片（博乐欣）。

NE和特异性5-HT能抗抑郁药（NARI）：如米氮平（瑞美隆）、米氮色林。

服用抗抑郁药物至少每2个月随访1次，随访内容包括临床症状好转或恶化；有无药物不良反应。抗抑郁药尽可能单一给药，足量、足疗程用药。抗抑郁药一般2～4周起效，疗程至少4～6个月。

### 283.短暂性脑缺血发作的治疗措施有哪些

（1）药物治疗：包括抗血小板聚集药物治疗、抗凝治疗、钙离子拮抗药治疗和其他药物治疗。

（2）病因治疗：对于短暂性脑缺血发作的患者，要积极查找病因，针对可能存在的脑血管病危险因素如高血压、糖尿病、血脂异常、心脏疾病等要积极有效治疗。高血压患者在考虑年龄、基础血压、平时用药、可耐受的情况下，血压应达到≤18.7/12kPa（140/90mmHg）；低密度脂蛋白降至2.59mmol/L以下。同时应建立健康的生活方式，合理运动，避免酗酒，适度降体重等。病因治疗是预防短暂性脑缺血发作的关键。

（3）手术和介入治疗：对于有或无症状，单侧重度颈动脉狭窄＞70%，或经药物治疗无效者可考虑颈动脉内膜切除术和动脉血管成形术。

### 284.为什么预防脑卒中必须服用阿司匹林

动脉粥样硬化的过程十分缓慢，而斑块破裂却是瞬间发生的。目前，血栓栓塞性疾病已经成为全球最主要的致死和致残原因。

血小板聚集是血栓形成的核心步骤，而阿司匹林具有不可逆的抑制血小板聚集的作用，因而能够防止斑块破裂时血小板聚集形成血栓，从而起到预防心肌梗死、脑卒中等事件发生的作用。"无血栓，则无事件"这句话充分显示了在斑块破裂时，预防血栓形成的重要性。因此，预防脑卒中必须服用阿司匹林。

### 285.服用银杏叶或者丹参能预防脑卒中吗

循证医学研究，目前尚未发现充分证据证实银杏叶或者丹参能预防脑卒中。对这类药物选用原则为：根据当前可得到的最好证据及个体病情，选用人体研究相对较多且未显示有害证据的药物。除考虑其潜在的效果外，还要充分考虑不良反应、经济承受能力、易使用性和患者及其亲属的意愿等问题。

### 286.服用保健品能预防脑卒中吗

循证医学研究，目前尚未发现充分证据证实保健品能预防脑卒中。

### 287.心房颤动患者光服用阿司匹林能否预防脑卒中

（1）临床研究表明，作为预防卒中，华法林或阿司匹林均可选用，华法林的效果明显优于阿司匹林，可以首先考虑选择华法林，但使用华法林需监测国际标准化比值（INR）并保持INR在2～3的范围。

（2）如果当地医院没有条件监测INR，则不要选用华法林而选用阿司匹林等抗血小板药物。

（3）如果有消化道不适或其他禁忌证不能使用华法林或阿司匹林时，可选用氯吡格雷。

### 288.服用华法林需要注意什么

（1）华法林治疗的目的是减少血栓的形成，但并不是完全阻断凝血过程。因此，有效应用华法林应监测国际标准化比值（INR），使其达到一个有效的目标范围内。服用华法林应最少每个月监测1次或者必要时2周1次。如果INR太低，无法有效防止血栓形成；如果INR过高，出血的风险将增加，因此需要经常监测INR。心房颤动患者一般INR目标值应2～3；对于心脏瓣膜换瓣术后（机械瓣）的患者INR目标值应2.5～3.5。由于每个患者的病情不同，具体的目标值应遵医嘱。

（2）如果您现在正在服用华法林，需要服用另外一种新的药物包括非处方药、中草药、维生素或其他药物，应咨询医生的意见。很多药物可影响华法林的疗效，使INR过高或过低。常见的药物包括布洛芬、萘普生可增加抗凝效果使出血的风险增加。

（3）乙醇的摄入可影响华法林的代谢，服用华法林的患者应避免饮酒，饮酒可增加出血的风险。有些食物也会影响华法林的代谢，大量摄入富含维生素K的食物可使INR降低，增加了血栓形成的风险，像一些绿叶菜如菠菜、生菜、西蓝花等富含维生素K。但是并不是说不能服用这些食物，只要保证您每周摄入基本固定量的维生素K即可。

（4）由于华法林与许多食物和药物又相互作用，因此华法林最好在晚上固定时间服用（如晚上20：00）。

### 289. 服用华法林后多长时间检测凝血指标

有效应用华法林应监测国际标准化比值（INR），使其达到一个有效的目标范围内。服用华法林应最少每个月监测1次或者必要时2周1次。如果INR太低，无法有效防止血栓形成；如果INR过高，出血的风险将增加，因此需要经常监测INR。

### 290. 有无能代替华法林的药物，效果如何

新型口服抗凝药对于心房颤动卒中预防和深静脉血栓及肺栓塞的治疗和预防作用已经得到证实，但不应该用于机械心脏瓣膜患者。新型口服抗凝药通过作用于不同的凝血蛋白发挥作用。它们应用时效果可预测，所以不需要监测血液指标，也不需要调整剂量。它们的作用时间比华法林短。华法林的作用可以持续几天，如果漏服1次华法林，抗凝作用不受明显影响。而漏服1次新型口服抗凝药，抗凝作用会迅速下降。如果患者出血，华法林有解救药物，而新型口服抗凝药没有特异解救药物（目前其解救药物正在进行临床试验，尚未上市）。应用华法林的患者如果需要手术或有创操作，需要停用华法林好几天，在停用的时候，可能需要应用短效注射抗凝药或住院静脉注射抗凝药来防止血栓（称为桥接）。新型口服抗凝药物因为作用时间短，很少需要桥接，术前停用1～2天即可。新型口服抗凝药每日服用1～2次（不同药物，不同疾病而不同）。

### 291. 神经营养药需要长期服用吗

对于脑卒中引起的功能障碍服用神经营养药物，一般不需长期服用，不同神经营养药物的用法要参照医生医嘱。

### 292.神经营养药物对于神经功能的恢复到底起多大作用

理论上，针对急性缺血或再灌注后细胞损伤的药物（神经营养药物）可保护脑细胞，提高对缺血缺氧的耐受性。主要神经保护药的临床研究情况如下。

钙拮抗药、兴奋性氨基酸拮抗药、神经节苷脂和NXY059等在动物实验中的疗效都未得到临床试验证实。关于镁剂的一项RCT研究显示，硫酸镁组病死人数或残疾率较对照组无明显降低。另一项脑卒中后早期使用镁剂的试验（FAST-MAG）正在进行。

依达拉奉是一种抗氧化药和自由基清除药，国内外多个随机双盲安慰剂对照试验提示依达拉奉能改善急性脑梗死的功能结局并安全；胞二磷胆碱是一种细胞膜稳定药，几项随机双盲安慰剂对照试验对其在脑卒中急性期的疗效进行了评价，单个试验都显示差异无统计学意义，但Meta分析提示，脑卒中后24小时内口服胞二磷胆碱的患者3个月全面功能恢复的可能性显著高于安慰剂组，安全性与安慰剂组相似。Cerebrolysin是一种有神经营养和神经保护作用的药物，国外随机双盲安慰剂对照试验提示其安全并改善预后。吡拉西坦的临床试验结果不一致，目前尚无最后结论。

推荐意见：神经保护药的疗效与安全性尚需开展更多高质量临床试验进一步证实。

### 293.为了预防卒中，一直服用降压药，如果血压正常，还需要服降压药吗

一般来说，大部分高血压是原发性高血压，只要高血压病诊断明确，开始药物治疗以后，治疗的目标是将血压控制在正常范围内，其目的是防治由血压长期升高带来的靶器官损害。因此，服用降压药将血压控制正常时不能轻易停药，除非有严重的并发症，可以根据血压控制情况以及病情调换药物，增减用量。

### 294.阿司匹林不小心漏服了1天，有什么影响吗

阿司匹林在血浆中的半衰期是15～20分钟，但由于使血小板的COX不可逆的失活，因此，这一作用在血小板的整个生命周期（大约

10天）均存在。人体内80%以上血小板功能受到抑制就可以预防心脑血管疾病的发生。每天循环中约有10%的血小板发生更新，这就使半衰期极短的阿司匹林每日服用1次即可达到充分抑制COX-1的作用。每天服用1次药，只需要把新生成的、有功能的血小板抑制住，就能维持90%以上的血小板不发挥作用。有些阿司匹林一级预防采用隔天服用阿司匹林的方法，其出发点是在获得最大利益的同时将不良反应降至最低，试验结果也证实了隔天服药方法的有效性。所以阿司匹林不小心漏服了1天，可能不会对身体产生太大的影响。

### 295.当前常用的调血脂药有哪些，其作用如何

目前临床上常用的调血脂药有五大类，即他汀类、贝特类、烟酸类、胆酸螯合树脂、胆固醇吸收抑制药。

（1）他汀类调脂机制：他汀类药物能有效阻断胆固醇的合成，降解低密度脂蛋白胆固醇。此外，还能减少三酰甘油的合成和分泌，因此，也有一定的降三酰甘油的功能。另外，他汀类还有非降脂方面的作用：①改善血管内皮功能；②抗炎性反应；③促进血管壁板斑块稳定；④抑制血管平滑肌细胞增殖和迁移；⑤抑制低密度脂蛋白的胆固醇氧化，提高低密度脂蛋白总耐氧能力；⑥一定的抗凝、抗血栓作用，从而抑制动脉硬化的形成，改善心、脑血流量。

他汀类药物中以瑞舒伐他汀类较强，辛伐他汀和氟伐他汀次之，普伐他汀最弱。其不良反应为肝毒性和肌病。适用于高胆固醇血症及以高胆固醇为主的混合型高脂血症、低密度脂蛋白胆固醇＞2.6mmol/L的2型糖尿病。对冠心病的高胆固醇血症甚至经皮冠状动脉成形术后再狭窄亦有益，可延迟或逆转动脉粥样硬化，预防冠心病发生，国内外大量临床资料证实，他汀类降脂药对预防缺血性脑卒中非常有益。

（2）贝特类调脂机制：①增强脂蛋白酶活性，使血中乳糜微粒、极低密度脂蛋白加速降解，减少血中三酰甘油水平；②促进肝摄取脂肪酸和抑制肝合成色三酰甘油；③减少中性脂质在极低密度脂蛋白和高密度脂蛋白之间的交换；④增加高密度脂蛋白胆固醇合成及促进血管壁上的胆固醇转运；⑤促进低密度脂蛋白颗粒的清除。

此外贝特类还通过抗凝、抗炎性因子作用，达到抗动脉粥样硬化的作用。贝特类药物主要有非诺贝特、吉非贝特、本扎贝特，其常见不良

反应有胃肠不适，偶有皮疹、白细胞下降及转氨酶升高。肌病、肝肾功能不良时禁用。适用于多种异常脂蛋白血症、原发性高三酰甘油血症、某些原发性高胆固醇血症、混合型高脂血症、糖尿病、代谢综合征等。

（3）烟酸类的调脂机制：降低游离脂肪酸的水平，也能抑制三酰甘油的活性，使脂肪组织中的脂解作用减慢，血中非酯化脂肪酸浓度下降，肝极低密度脂蛋白合成减少，而使低密度脂蛋白及低密度脂蛋白胆固醇减少，三酰甘油下降。此外，烟酸尚有保护血管内皮细胞的作用。烟酸类药物有烟酸、阿昔莫司、烟酸肌醇。其不良反应有额面潮红、灼烧感、上消化道不适、肝功能受损、升高血糖和血尿酸，故肝病、痛风、糖尿病、溃疡病忌用。

（4）胆酸螯合树脂的调脂机制：阻止胆酸、胆固醇在肠道吸收，而从粪便中排出体外，促进胆固醇降解，增加肝低密度脂蛋白胆固醇受体合成，使胆固醇和低密度脂蛋白胆固醇下降，使肠内新生的高密度脂蛋白胆固醇增多，或可能升高三酰甘油。

常用药物有考来烯酸、考来替泊。主要不良反应为消化不良、便秘、影响其他口服药物的吸收。适合于除纯合子家族增高胆固醇血症以外的任何类型高胆固醇血症，对于严重高三酰甘油患者禁用此药。

（5）胆固醇吸收抑制药：主要有依折麦布。通过抑制肠道内食物和胆汁中胆固醇的吸收来达到降低血脂的目的。

### 296.何谓溶栓治疗，有何作用

脑组织对缺血的耐受性较差，缺血中心区脑组织于几分钟内即发生永久性、不可逆性坏死，然而周围低灌注区的脑组织（缺血半暗带区）对缺血的耐受时间相对较长，这部分脑组织可以通过迅速恢复血流而得到挽救。在缺血半暗带区脑组织出现坏死之前溶解血栓，使闭塞的脑血管迅速再通，可及时恢复缺血半暗带区脑组织的供血，挽救缺血半暗带区脑组织，从而减少或避免脑功能的进一步缺损，改善患者的预后。因此，溶栓的主要目的是使闭塞的脑血管在通，最大程度的恢复脑血流，挽救那些尚未坏死的半暗带区脑组织。

### 297.符合溶栓治疗的条件有哪些

（1）目前我国卒中指南建议的急性缺血性脑卒中静脉溶栓适应证如

下：①年龄18—80岁；②发病4.5小时内；③脑功能损害的体征存在超过1小时，且比较严重；④脑CT已排除颅内出血，且无早期大面积脑梗死影像学改变；⑤患者或其家属签署知情同意书。

（2）我国2011年发布的动脉溶栓的相对适应证。①年龄18—80岁；②前循环患者不超过6小时，后循环不超过24小时；③NIHSS评分4～24分；④脑CT已排除出血，且影像学检查提示组织无明显不可逆性改变；⑤患者或其家属签署知情同意书。

### 298.静脉溶栓的禁忌证有哪些

禁忌证：①单纯性共济失调或感觉障碍。②临床神经功能缺损很快恢复。③活动性内出血或出血性素质和出血性疾病凝血障碍性疾病，低凝状态。④口服抗凝药物及凝血酶原时间＞15秒者，或48小时内用过肝素且部分凝血活酶时间延长，低蛋白血症。⑤颅内动脉瘤动静脉畸形、颅内肿瘤蛛网膜下隙出血、脑出血。⑥6个月内有过脑血管病史但无明显肢体瘫痪的腔隙性梗死不受影响。6周内做过大手术或有严重创伤。⑦治疗前血压明显增高，收缩压＞24kPa（180mmHg），或者舒张压＞14.7kPa（110mmHg）。⑧其他：曾发生过脑出血或出血性脑梗死者；3周内有胃肠道及泌尿系出血，或活动性肺结核者；月经期、妊娠期产后10天以内；严重的肝、肾功能障碍者；血小板数＜10×10⁹/L者；溶栓药物过敏者；急性亚急性细菌性心内膜炎患者。

### 299.快速静脉溶栓的流程是什么

接到值班医生电话，即将收治溶栓患者→准备床单位、心电监护仪、溶栓药物（针剂药柜）、套管针、鼻胃管、导尿包等→迎接患者，迅速给予心电监测、吸氧，建立静脉通路→根据医嘱急查静脉血（血常规、凝血、肝肾功能、血糖、离子）、ECG及血气分析→等待医生评估是否符合溶栓条件的同时，根据医嘱给予鼻饲管置管、导尿、测周围静脉压等→根据医嘱加药：①rtPA→生理盐水5ml+rtPA 5mg缓慢静脉注射；生理盐水95ml+rtPA 45mg静脉泵入1小时。②尿激酶→生理盐水100ml+尿激酶150万U静脉泵入1小时或30分钟→密切观察患者意识状态、心率、血压、瞳孔、肌力，有无出血倾向（皮肤黏膜有无瘀斑、鼻出血、尿血、便血等）→溶栓后请医生下医嘱摆溶栓药，归还药柜以备紧急溶栓→取药后，放回药柜针剂处。

### 300.溶栓治疗有何不足和不良反应

不足之处：①患者对脑卒中发作症状的识别困难，不能及时呼叫求助及来诊治疗。②发病后院前转运机制滞后。③急诊室没有给予足够的优先分诊，部分急诊医生对卒中警惕程度不够。④行急诊影像学检查、相关检验及院内评估和治疗的延误。⑤rt-PA药物费用偏高。⑥公众对溶栓治疗意义的认识不足（人们能够容易接受TIA出现的严重结局，这是自然病程，而很少能接受由于积极溶栓出现的症状性出血）。⑦医师对溶栓治疗效果的怀疑及过度关注溶栓相关并发症，如颅内出血。

溶栓的并发症主要为颅内出血、缺血再灌注损伤和血管再闭塞。

不良反应可见①血液系统：出血最常见；②心血管系统：心律失常、血管再闭塞；③中枢神经系统：可出现颅内出血、癫痫发作；④泌尿生殖系统：有报道用药后立即出现肾血管肌脂瘤引起的腹膜后出血；⑤骨骼/肌系统：可出现膝部出血性滑膜囊炎；⑥其他：过敏反应。

### 301.血浆脂类吸附过滤（DELP）治疗的适应证和禁忌证有哪些

适应证：首次发病，或有脑梗死病史但未遗留神经功能缺损，本次发病在72小时以内的颈内动脉系统脑梗死伴高脂血症的患者；年龄18—70岁，早期单纯性脑血管病变，无合并症者；无明确神经系统定位体征，神经功能缺损评分NIHSS为8～18分患者。禁忌证：颅内出血性疾病、脑栓塞或疑似脑栓塞的患者、重度意识障碍NIHSS的意识水平项目＞1分的患者、有心脏手术史、心功能障碍者、有严重出凝血障碍者。

### 302.DELP治疗中如何判断低血压反应，应该如何处理

低血压反应的临床表现为口干、头晕、恶心、呕吐、出虚汗、抽筋等症状。有些患者早期完全没有症状或仅有打哈欠、便意、背后发酸等症状。严重者可出现面色惨白、呼吸困难、虚脱等。处理：年老体弱、贫血、营养不良、低血压、低蛋白血症、经期妇女、有痔出血等患者不建议实施治疗；嘱咐患者治疗当天避免使用降压药物和扩血管药物；嘱咐患者在治疗前避免进食过多，在治疗过程中不要进食；与患者良好的

沟通，缓解患者紧张焦虑情绪或恐惧的心理。

### 303.DELP治疗中为什么用枸橼酸钾抗凝，会不会增加出血风险

采用枸橼酸仅对体外管路抗凝，抗凝药不进入人体，不会引起出血危险。DELP脑卒中治疗系统为错过溶栓治疗的脑卒中患者提供了减少神经功能缺损、改善远期生活质量的新方法。我们采用美国血液公司的血浆单采仪和美国3M公司出品的特制生化过滤吸附膜，通过血液净化法吸附和过滤各种血脂、脂蛋白和纤维蛋白原，从而达到治疗急性脑卒中的目的。

### 304.什么是免疫三氧自体血回输治疗

即用专用采血袋采患者肘中静脉血100 ml，然后与预先设定的$O_3$，浓度为47μg/mg，按1：1的比例混合，血液充分地臭氧化，通过5～10分钟的混合，最后约用15分钟将血液回输患者体内，臭氧治疗能在最短时间内消除脑水肿，降低颅内压，改善脑细胞功能。

### 305.免疫三氧自体血回输治疗的禁忌证有哪些

①严重心肾功能不全；②碘缺乏性疾病，如甲状腺功能亢进；③过敏体质的患者，如枸橼酸钠过敏，臭氧过敏；④有精神疾病患者；⑤有急性出血性疾病患者，如脑出血；⑥临床有出血倾向的疾病，如血友病；⑦其他疾病，如严重贫血、珠蛋白生成障碍性贫血等。

（李凤鹏　孙　宁）

# 第8章

# 脑卒中患者的营养指导

### 306.什么是宏量营养素

营养素是机体为了维持生存、生长发育、体力活动和健康以食物的形式摄入的一些需要的物质。人体所需的营养素有蛋白质、脂类、糖类、维生素、矿物质五大类。蛋白质、脂类、糖类因为需要量多，在膳食中所含的比重大，称为宏量营养素。

糖类是机体的重要能量来源，我国人民所摄取食物中的营养素，以糖类所占比重最大。一般来说机体所需50%以上是由食物中的糖类提供的。

机体内的脂类分为组织脂质和储存脂质两部分，组织脂质主要包括胆固醇、磷脂等，是组织、细胞的组成成分，在人体饥饿时也不减少，但不能成为能源。储存脂质主要是脂肪也称三酰甘油或中性脂肪。

蛋白质是由氨基酸构成的，在机体蛋白质代谢中也主要是利用氨基酸进行合成和分解代谢。

### 307.什么是微量营养素

人体所需的五大类营养素中矿物质和维生素因需要量较少，在膳食中所占比重也小，称为微量营养素。

人体内的元素除碳、氢、氧、氮以有机的形式存在外，其余的统称为矿物质。矿物质又分常量元素和微量元素。在人体内含量较多，需要量较大的为常量元素，有钙、镁、钠、钾、磷、氯6种。微量元素在人体内含量很少，包括铁、碘、锌、硒、铜、锰、铬、钴8种。维生素是维持身体健康所必需的一类有机化合物。它们是一类调节物质，在物质代谢中起重要作用。由于体内不能合成或合成量不足，所以虽然维生素的需要量很少，但必须经常由食物供给。维生素通常按溶解性质分为脂溶性和水溶性两类。脂溶性维生素主要包括维生素A（视黄醇）、维生素D（钙化醇）、维生素E（生育酚）、维生素K（凝血维生素）；水溶性维生素主要包括B族维生素、维生素C和维生素K，B族中主要有维生素$B_1$（硫胺素）、维生素$B_2$（核黄素）、维生素PP（烟酸）、维生素$B_6$（吡哆醇）、泛酸（遍多酸）、生物素、叶酸、维生素$B_{12}$（钴胺素）。

### 308.什么叫免疫营养

补充具有药理学作用的特殊营养素，以特定方式刺激免疫细胞，增强免疫应答功能，维持正常、适度的免疫反应，调整细胞因子的生产和释放，减轻有害或过度炎症反应，同时能保护肠屏障功能完整性而减少细菌移位的营养支持手段。免疫营养素主要有谷氨酰胺、精氨酸、短链脂肪酸 ω3。重症卒中患者多数需要补充谷氨酰胺。

### 309.什么叫肠外营养

肠外营养是指营养液通过外周或中心静脉途径输入到体内提供营养支持治疗的一种方法。营养液成分包括宏量和微量营养素，即葡萄糖，脂肪乳，氨基酸及水溶性、脂溶性维生素，氯化钾，微量元素等。肠外营养支持适应证是患者胃肠道功能障碍或者衰竭不能耐受或禁忌肠内营养，其营养支持途径包括中心静脉肠外营养和周围静脉肠外营养两大类。

### 310.什么叫肠内营养

肠内营养是指食物经过胃肠道途径进行消化、吸收的营养支持方式。肠内营养的适应证主要是胃肠道存在一定的功能，但是患者不能够或者不愿意进食来满足自身营养的需要时。只要肠道有功能，优先给予肠内营养。肠内营养对于维持肠道菌群平衡，肠道黏膜完整，肠道免疫功能等有重要意义。

### 311.营养制剂有哪些

肠内营养制剂分为以下几种类型：氨基酸型肠内营养剂、整蛋白型肠内营养剂、短肽型肠内营养剂、复方α-酮酸。

（1）氨基酸型肠内营养剂

主要成分：氨基酸、脂肪、糖类等。适用于短肠综合征患者、胰腺炎患者、慢性肾病患者、手术后患者、血浆白蛋白低下者（25g/L）、发生放射性肠炎的癌症患者。也适用于消化道异常病态者（如消化道瘘等）、克罗恩病患者、溃疡性大肠炎患者、消化不良综合征患者、大面积烧伤者以及不能接受含蛋白质的肠内营养剂的患者。

（2）整蛋白型肠内营养剂

主要成分：麦芽糊精、酪蛋白、植物油、膳食纤维、矿物质、维生素、微量蛋白。适用于畏食及相关的疾病患者、机械性胃肠道功能紊乱患者、代谢性胃肠道功能障碍患者、危重疾病患者、营养不良患者的术前喂养、术前或诊断前肠道准备。

（3）短肽型肠内营养

主要成分：麦芽糊精、乳清蛋白水解物、植物油、中链三酰甘油（MCT）、乳化剂、矿物质、维生素和微量元素。适用于代谢性胃肠道功能障碍患者：如胰腺炎、感染性肠道疾病、肠瘘、短肠综合征、艾滋病、接受放射或化疗的肠炎患者。危重疾病患者：如严重烧伤、创伤、脓毒血症、大手术后的恢复期患者。营养不良患者的术前喂养。术前或诊断前肠道准备患者。

（4）复方α-酮酸。适用于配合低蛋白饮食，用于轻、中度慢性肾衰竭患者，可减轻症状，延缓病情进展也可用于重度慢性肾衰竭者，改善其营养状况。

特殊配方由营养师或专业医师做出选择和调整。

### 312.医院基本饮食的种类及其适用范围是什么

（1）普通饮食：用于饮食无须特殊限制、消化功能正常、疾病恢复期不发热的患者。

（2）软食：用于消化不良、基本恢复期或咀嚼困难者，伤寒、痢疾、急性肠炎等恢复期，肛门、直肠手术后，老年或幼儿等消化及咀嚼能力差的患者。

（3）半流质饮食：用于发热体弱者、口腔疾病、耳鼻咽喉部及外科手术后、咀嚼或吞咽困难者；消化道疾病，如腹泻、消化不良、伤寒、痢疾等患者。

（4）流食：用于高热、急性传染病患者，病情严重者，胃肠大手术前后有口腔、食管、胃肠疾病及口腔手术后吞咽困难者。

### 313.医院治疗饮食的种类有哪些

（1）调整成分饮食（高蛋白饮食、低脂肪饮食、低胆固醇饮食、高纤维饮食、低盐饮食、无盐饮食、低嘌呤饮食）。

（2）高脂血症饮食。

（3）胃肠病饮食（溃疡病饮食、胃炎饮食、便秘饮食、胃肠切除饮食、外科手术前饮食等）。

（4）肝胆胰病饮食（肝炎饮食、肝硬化饮食、肝性脑病饮食、胆囊炎饮食、胰腺炎饮食等）。

（5）肾病饮食（肾炎饮食、肾衰饮食、肾透析饮食、肾移植饮食等）。

（6）糖尿病饮食。

（7）烧伤饮食。

（8）肿瘤化疗、放疗饮食。

（9）特用饮食。

（10）产妇、婴儿、小儿饮食。

### 314.何谓匀浆饮食

匀浆饮食是用天然食物根据病情配成糊状、浓流体或粉剂的平衡饮食，由大分子营养素组成，可经鼻饲、胃或空肠置管滴入，或以灌肠方式给予的经肠营养剂。

### 315.为什么脑卒中要早期下胃管

有一些脑卒中急性期患者损伤了吞咽功能而不能进食，一般需要静脉输液补充水分和热量。脑卒中不能进食者，应该早下鼻饲，保证食物和水的摄入。很多患者和其家属对鼻饲有误解和恐惧，即使患者进食有剧烈咳嗽，还要坚持从口腔进食，这样易导致吸入性肺炎，反复肺部感染，是极大的错误。

如果患者没肺部感染及发热，每天液体的总进入量以2500～

3000ml为宜，牛奶等营养物质应保证在1000～1500ml，其他如肉汤、蔬菜汁、水果汁、糖、盐及人体需要的营养均可由鼻饲灌入，灌入要研碎，不能有残渣，以免堵塞胃管。鼻饲每日4～6次，每次200～500ml（因人而异），食物及水的温度以40～60℃为宜。经过技师的训练，患者吞咽及呛咳好转后可拔除胃管。

### 316.肠内营养支持的方式有哪些

肠内营养支持的方式有口服和经导管输入两种，其中经导管输入以包括鼻胃管、鼻十二指肠管、鼻空肠管和胃空肠造口管。

### 317.肠内营养输注的方式有哪些，各有什么优缺点

（1）一次性投给：将营养液用注射器缓慢地注入喂养管内，每次不超过200ml，每天6～8次。该方法操作简便，但易引起腹胀、恶心、呕吐、反流与误吸，临床一般仅用于经鼻胃管或经皮胃造口的患者。

（2）间歇重力输注：将营养液置于输液瓶或袋中，经输液管与喂养管连接，借助重力将营养液缓慢滴入胃肠道内，每天4～6次，每次250～500ml，输注速度为每分钟20～30ml。此方法操作简便，可能发生胃排空延迟。

（3）肠内营养泵输注：是一种理想的肠内营养输注方式。一般开始输注时速度不宜快，浓度不宜高，让肠道有一个适应的过程，可从每小时20～40ml开始，逐步增至每小时100～120ml，浓度亦逐渐增加。优点为最大限度的减少胃肠道负担，利用营养物质的充分吸收，大大降低不良反应，减少胃潴留、恶心、呕吐，患者亦接受，减少医护人员的工作量。缺点为患者的活动时间少，可能增加患者的焦虑，烦躁情绪。

### 318.肠道有什么功能

肠道是人体的主要消化器官，人体所需要的营养物质100%由肠道消化吸收，为人体生长发育提供有益的物质营养，保持人体生命活力；肠道更是人体最大的免疫器官，其含有全身淋巴细胞的60%，可直接参与全身炎症反应，能够精确地排除体内的病原菌，人体80%的毒素都由肠道排出体外的。肠黏膜的生理屏障作用亦尤为重要，其能阻止肠腔内的细菌、内毒素移位。肠道也是人体内最大的微生态环境，居于其中

的细菌多达100万亿个、400多种，肠内的细菌分为3类。有益菌：双歧杆菌和乳酸菌；中立菌：大肠埃希菌、拟杆菌、真杆菌、厌氧性链球菌；有害菌：魏氏菌、沙门菌、铜绿假单胞菌、金黄色葡萄球菌。健康的肠道内应该是酸性的，如果有害菌大量生长，就会变成碱性的。所以，要保持有益菌的优势，抑制有害菌的生长。

### 319.有些卒中患者能进食，为何还要给予鼻饲置管

急性脑卒中患者常伴有不同程度的意识障碍、吞咽困难、饮水呛咳、咳嗽反射减弱。自己进食容易出现误吸及能量、水、电解质等营养摄入不足。还可能会引起的肺部感染，严重威胁着患者的心身健康，故对脑卒中要早期进行吞咽功能评定。

早期鼻饲置入既能减少吸入性肺炎的发生，又能给予患者营养支持，改善全身营养状况，维持机体水、电解质平衡，提高机体免疫力，促进神经功能的恢复。

### 320.哪些卒中患者需要给予鼻空肠置管

（1）重型颅脑损伤患者应激后由于自主神经功能紊乱出现胃动力障碍，甚至胃轻瘫，营养液潴留，容易引起胃内容物反流入食管，引发反流性食管炎及食管糜烂出血、食管堵塞，严重者引起误吸，引发肺部感染。

（2）脑卒中后意识障碍和颅内压增高引起频繁呕吐直接影响进食，极易造成胃内容物反流引起误吸，引发肺部感染。留置鼻空肠置管减少胃内容物的反流。避免肺炎发生。

### 321.脑卒中患者在什么情况下需要胃造口或空肠造口

肠内营养实施可通过鼻胃管，经皮胃造口进行，但长期留置鼻胃管有鼻黏膜损伤出血、鼻窦炎、胃食管反流率高、吸入性肺炎、胃管易脱出等诸多并发症。并且鼻胃管留置影响患者外出活动，不利于生活质量提高。内镜下经皮胃造口置管操作简便，病情危重也能耐受，在内镜引导下新型胃造口管可延伸到幽门远端或十二指肠，既可经胃肠管饲又保持了胃肠减压的功能，减少了与鼻胃管有关的并发症，尤其是吸入性肺炎的发生率。

### 322.肠外营养支持什么情况下需要中心静脉置管或PICC置管

输注肠外营养的途径有两条，一条是中心静脉，另一条是外周静脉。肠外营养液一般都是高浓度营养物质来营养支持。而这类液体渗透压高，对静脉刺激大。当营养液血浆渗透压＞600 mmol/L时，连续输注24小时即可造成化学性静脉炎。外周静脉输注肠外营养经常受浓度、时间的限制，静脉炎发生率相对较高。而中心静脉管腔大，血流速度快，受营养液浓度的限制小。当患者需要长时间肠外营养时考虑中心静脉置管或PICC置管。

### 323.为什么水对脑卒中患者那么重要

脑卒中患者的血管狭窄造成的低灌注是卒中进展的重要病理生理基础，低灌注则血流量低，更多的组织会陆续转向坏死结局。补充充足的水可以提高灌注压，可增加循环血容量，降低血细胞比容和血黏度，增加血液灌注。改善缺血区脑供血，缓解临床症状。补充充足的水在一定程度上延缓或阻止卒中进展，使未完全闭塞脑血管远端局部灌注增加，促进小血管内小栓子进一步移位，碎裂向终末血管移动，使微小栓子进入毛细血管并外溢导致血管再通，随之临床症状改善。

### 324.如何判断脑卒中患者是否需要营养支持

在神经内科相关疾病中需要营养支持的主要包括：

（1）神经疾病伴吞咽障碍和吞咽不能疾病，如脑卒中、痴呆、运动神经元病等。

（2）神经疾病伴胃肠动力障碍疾病，如自发性直立性低血压、Shy-Drager综合征、家族性自主神经功能异常、神经性胃瘫综合征等。

（3）危重神经病，如意识障碍、精神障碍、颅内压增高、癫痫持续状态、神经性球麻痹、呼吸泵衰竭（支配呼吸的脑、脊髓、脊神经、神经肌肉接头和肌肉功能障碍）等。脑卒中急性期的患者吞咽障碍的发生率达30%～65%，吞咽障碍导致误吸和摄入减少，是脑卒中后发生营养不良的主要原因，且脑卒中患者的基础能量消耗约高于正常人的30%，使机体能量消耗和物质分解代谢增强，加重营养不良。发生营养和代谢失衡后，如果不给予及时纠正，影响组织修复、降低身体抵抗力，进而影响重要脏器功能。如何判断吞咽困难存在呢？通常认为任意程度的意识水平下降、饮水之后声音变化、自主咳嗽减弱、饮一定量的水时发生咳嗽、限时饮水试验有阳性表现，以上有一种异常即认为有吞咽困难存在。通过营养支持还可以调理代谢紊乱与炎症反应，调节免疫功能，增强机体抗病能力。

### 325.脑卒中患者的营养需求有什么特点

现代社会人们吃动物性食物的比例明显上升，特别是脂肪的摄入量增长较快。脂肪和胆固醇的过多摄入可加速动脉硬化的形成，继而影响心脑血管的正常功能，易导致脑卒中。特别是北方人食盐过多可使血压升高并促进动脉硬化形成。脑卒中患者的营养代谢会出现一些变化，比如能量消耗增加，糖原分解的增加，蛋白分解的增加，急性时相反应等。

根据饮食特点及吞咽困难程度选择食物，原则为先稀后稠。糜烂食物最易吞咽，固体食物最难吞咽，糊状食物不易误吸，液状食物易误吸。所以进食程序是先进糜烂食物或糊状食物，如糊、菜泥、糜烂或剁碎的食物，最后进食固体食物或液体食物。此外还需要注意食物的色、香、味和温度。

### 326.脑卒中患者需给多少营养

重症或昏迷不能经口进食的患者，在起病的2～3天如有呕吐、消化系统出血者应禁食，可从静脉补充营养。3天后如果患者病情稳定，呕吐停止，可开始鼻饲，为适应消化系统吸收功能，开始的几天内以米汤、蔗糖、水果汁、藕粉汁为主，每次150～200ml，每天4～5次。待患者适应后可逐渐加量，每次250～300ml。不可一次灌注过多，防止呕吐。在已经耐受的情况下，给予混合奶，以增加能量、蛋白质和脂肪。对昏迷时间较长，又有并发症者，应供给高能量、高脂肪的混合奶，保证每天供给的蛋白质达90～110g，脂肪为100g，糖类为300g。鼻饲时床头抬高30°左右，速度宜慢些，防止反流到气管内。鸡蛋不宜入得过多，防止血液胆固醇增高和血液黏稠度增加。

### 327.脑卒中患者急性期营养支持的原则是什么

饮食营养治疗的目的是全身营养治疗，保护脑功能，促进神经细胞的修复和功能的恢复。

（1）判断患者是否需要营养支持，如是否存在营养不良、摄入不足、吞咽功能障碍等。

（2）营养支持途径选择，是否可经口进食，需肠内还是肠外，经胃还是空肠，是否需要造口等。

（3）营养制剂的选择，监测和调整。

### 328.合并感染发热脑卒中患者的营养支持有何对策

脑卒中后意识障碍或吞咽功能障碍患者在治疗过程中经常并发感染发热，且感染时间长、难控制，此类患者的治疗首先要积极控制感染，其次要加强营养支持。营养支持主要措施如下。

（1）由于此类患者处于高分解代谢状态，应增加能量及蛋白摄入，每天按30 ～ 35kcal/kg（1kcal=4.184kJ）供给能量。

（2）加用谷氨酰胺（GLn）、精氨酸、ω3脂肪酸和中链三酰甘油等免疫营养物质，以增强机体免疫功能。

（3）意识障碍或吞咽功能障碍患者存在误吸风险，可给予留置鼻空肠管，减少误吸风险。

（4）感染发热患者体内水分丢失较多，可适当增加水摄入，避免离子紊乱。

（5）首选肠内营养支持，若患者不能耐受肠内营养可选择肠外营养支持。

### 329.合并糖尿病脑卒中患者如何选择营养支持

合并糖尿病的脑卒中患者可选择糖尿病专用型肠内营养配方，其具有低糖比例、高脂肪比例、高单不饱和脂肪酸含量、高果糖含量、加入膳食纤维等特点；根据血糖变化、调整营养制剂输注速度及胰岛素输注剂量。急性缺血性卒中患者血糖＞10mmol/L予以胰岛素控制血糖，危重症患者血糖控制目标为7.8 ～ 10mmol/L，注意避免低血糖发生。

### 330.如何判断患者营养支持是否满足需要

可通过评估患者营养状态（参考正常范围）来判断患者的营养支持是否满足需求，具体评估方法包括人体测量、生理功能测量及实验室检测。

人体测量包括：体重及体重指数、肱三头肌皮肤皱褶厚度、上臂中点肌肉内径及肌酐/身高指数。

生理功能测量包括：握力、肌电刺激检测、呼吸功能测定、免疫功能测定。

实验室检测包括：内脏蛋白测定（血清白蛋白、转铁蛋白、血清前白蛋白）、氮平衡测定。

### 331.卒中患者出院后鼻饲喂养需注意什么

并发症的预防：

（1）预防误吸：鼻饲时抬高患者床头30°～60°，在病情允许的情况下，可采用半卧位，头偏向健侧，借重力作用防止反流误吸，鼻饲后30分钟翻身、搬动患者。

（2）预防胃潴留、腹胀：严重脑卒中时，由于中枢神经系统功能障碍，影响迷走神经对胃运动的调节，饲入量过多可刺激十二指肠壁上的脂肪和渗透压感受器，通过肠胃反射抑制胃排空运动，加之脑卒中，使下丘脑调节失衡，血管收缩引起胃黏膜缺血、缺氧影响胃肠道的正常消化功能，都可以引起胃潴留。所以鼻饲前先抽吸胃液，必要时引流胃液，以监测胃潴留，当胃抽出＜150ml时，且无消化道出血，则可循序渐进增加鼻饲量，必要时给予胃功能药（多潘立酮）等促进胃排空，防止腹胀。

（3）预防高血糖症：脑卒中患者由于应激反应，儿茶酚胺水平增高，代谢加快，使胰高血糖素及胰岛素失衡而导致高血糖，另一方面营养补充，使其鼻饲配方中含有高糖成分，对此应及时采取积极措施，以免高血糖加重神经组织的损伤，护理中掌握正确血糖测量方法，测尿糖每天1～2次，血糖每周2～3次，随时调整鼻饲配方。

### 332.脑卒中患者出院后如何更换鼻饲管

根据患者情况和各厂家管道要求，每15～45天更换胃管，建议通过社区医院或正规医院有资质、有经验的医生护士进行上门服务更换。

### 333.出院后胃造口或空肠造口患者需注意什么

营养液选择新鲜、高营养、温度适宜的流质或半流质，以患者易消化为主，避免油腻、过冷、过热、过硬的食物；灌注用物保持清洁；告知灌注液的量、温度及灌注速度，灌注前后用温开水冲洗造口管，每次注入食物后坐起30分钟，以免食物反流；休息、活动、沐浴时将造口管固定在胸腹部上，避免晃动、牵拉引起不适或疼痛，特别在沐浴后用消毒棉签擦干造口管周围皮肤，并涂上抗生素类软膏；出现造口管周围皮肤红肿疼痛或造口管阻塞等异常情况，及时到医院就诊；嘱长期置管者应6～12个月到医院更换造口管。

### 334.脑卒中患者营养支持出现腹泻的原因及处理对策有哪些

原因：①肠内营养支持的量和速度；②营养不良（低蛋白血症）；③大量使用广谱抗生素致肠内菌群失调；④应用胃肠动力药物相关腹泻。

处置：①减慢输注速度和（或）减少输注总量，予以等渗营养配方；②优质蛋白饮食，必要时给予静脉补充人血白蛋白，选择含有氨基酸、短肽的营养液有助于胃肠道吸收；③对于因使用抗生素引起腹泻者，合理调整抗生素的用量和方法，尽量选择不易引起腹泻的抗生素，可早期给予双歧杆菌、乳酸杆菌预防及治疗肠内菌群失调；④停用胃肠动力药物。

### 335.脑卒中患者营养支持出现腹胀的原因及处理对策有哪些

原因：①胃肠动力不足；②低钾性肠麻痹；③肠内营养试剂不耐受。

处置：①加用促胃肠动力药物；②纠正低钾血症；③避免高渗营养液，选择持续微泵灌注，若存在便秘应加强补充水分，选用含有不可溶性膳食纤维营养配方，必要时给予通便药物或灌肠；④每4小时抽吸胃残留液1次，若胃潴留＞250ml时应用胃动力药，＞500ml时暂停肠内营养，给予肠外营养支持。

### 336.发热患者从饮食上如何调护

（1）营养可从饮水、食物和静脉注射中给予。不能经口进食者应根据生化检查结果，从静脉补充足够营养。

（2）能进食者，给予清淡易消化的高热量、高蛋白流食或半流饮食，注意食物的色、香、味，鼓励少食多餐，多饮水或饮料，以每日 2000 ～ 3000ml 为宜。

（3）高热时呼吸加快、皮肤出汗增多，应增加水分的摄入。

（4）长期发热者，应经常测量体重，检查血生化结果，记录出入液量，监测营养状况，提供营养补充的依据。

### 337.脑血管病如何通过合理饮食来预防

（1）食物中糖的来源主要是糖类，而过多地摄入含糖类的食物，可在体内转化为三酰甘油，使血脂升高。长期的高血脂，可引起高血压、动脉粥样硬化。所以，饭不可以吃得太饱，可适当多吃一些含纤维素较多的新鲜蔬菜和含果胶的水果。

（2）脂肪食物，尤其动物内脏、鸡蛋、鱼子、肥肉等，含有大量的饱和脂肪酸，能使血中的胆固醇、三酰甘油升高，引起动脉硬化。对此也应有所限制，而豆制品、牛奶、淡水鱼等，含胆固醇较低，可适当多吃一些。

（3）蛋白质饮食可延缓血管壁弹性减退进程，改善中枢神经系统对血压的调节功能，降低血压，促使钠离子从尿中排出，从而降低脑血管病的发病率，所以，对蛋白质饮食不必限制。

（4）盐是人们生活中不可少的，但膳食中盐的含量较高，则易引起高血压，进而导致脑血管病。因此，在膳食中应注意限制盐的摄入量，最理想每天降低到6g以下（一啤酒瓶盖）。

（周中和）

# 第9章

# 脑卒中患者康复护理

### 338.为什么脑卒中急性期治疗后需要康复

（1）可促进受损大脑功能重塑与重组：早期的康复训练可增加感觉信息的输入，促进神经侧支循环和神经轴突突触联系的建立，使受损大脑半球的功能重塑及重组。

（2）防止失用综合征和误用综合征：急性脑卒中患者由于不能运动，一般2周后即可有肌肉萎缩、关节挛缩和变形、骨骼脱钙与疏松、血压降低等失用综合征情况出现。由于发病后对肢体及关节不正确的摆放和不合理用力所致韧带、肌腱和肌肉等的损伤，骨关节变形，痉挛状态的增强，强肌和弱肌不平衡加剧，以及形成"划圈"步态和上肢"挎篮"状、肩痛、肩关节半脱位等误用综合征，如果在患病早期就开始正确的训练，可完全或部分预防失用综合征和误用综合征的发生。

（3）防止肢体痉挛产生：适当的肌肉张力是维持正常活动所必需，过低或过高（痉挛）的肌张力均会影响肢体的正常活动，其最后结果就是上肢以屈肌占优势，下肢以伸肌占优势的痉挛姿态，严重影响上下肢功能。故在这种痉挛姿态未产生前就应采取康复治疗，预防或减轻其发生。

（4）为恢复期及后遗症期的康复做好心理和身体上的准备。

（5）缩短康复时间，减少经济支出。

### 339.脑卒中患者康复治疗应注意什么

（1）切勿锻炼过度。锻炼的强度越大，就越容易疲劳，过度疲劳会产生抵触情绪，不愿意配合，过度疲劳就需要休息，康复进程要推迟。

（2）预防锻炼过程中的损伤，如扭伤筋骨、撕伤肌肉等，以致康复锻炼的中断。在开始锻炼时，应先做充分的准备活动。开始进行新康复锻炼动作时，应有专人在旁边进行保护，以确保安全。

（3）康复锻炼是一缓慢过程，必须按规定时间进行，不能随意中断。

（4）要全面兼顾各关节、肌肉以及各种不同功能，避免在康复锻炼中偏重多练某些部位，而忽视锻炼其他部位。

（5）康复锻炼最好有记录，并进行比较、分析、研究，哪个动作反应较好或较差等。

### 340.脑梗死发病多长时间可以开始康复

脑缺血患者只要意识清楚，生命体征平稳（体温、呼吸、脉搏和血压正常），病情不再发展，48小时后即可进行，康复量由小到大，循序渐进。多数脑出血康复可在病后10～14天开始进行。

### 341.为什么偏瘫患者尽量避免半卧位

（1）在偏瘫患者迟缓阶段因不能维持抗重力体位导致部分患者出现肩关节半脱位，半卧位时骨盆后倾，髋关节呈屈曲、外展、外旋位，膝关节过伸展，距小腿关节跖屈内翻，若长时间采用半卧位，就会严重影响将来步行能力的改善。

（2）在偏瘫的痉挛期，常见的痉挛模式是上肢屈肌亢进，下肢伸肌亢进。又由于偏瘫患者的伸展模式是痉挛的伴随表现，由于患侧躯干肌群的痉挛和患侧躯干的感觉丧失，常导致患侧躯干短缩，因此应尽量避免半卧位。

### 342.为什么不要为偏瘫患者按摩患侧足心

（1）偏瘫患者距小腿关节痉挛模式为跖屈内翻，趾屈曲内收。刺激足心会使痉挛模式加重。应对患者进行抗痉挛模式的治疗。主要应该刺激足背和足跟，诱发距小腿关节的背屈训练。

（2）刺激患侧足底使痉挛和联合反应加重。

### 343.偏瘫患者瘫痪上肢如何摆放最适宜

仰卧位：患侧上肢，肩胛骨尽量向前伸、往上提，在肩胛骨下面垫个软垫；肩关节向外展与身体成45°；肘关节、腕关节伸展，掌心向上；手指伸展略分开，拇指外展。

健侧卧位：患侧上肢，肩向前伸，肘和腕关节保持伸展，腋下垫个软枕，使肩和上肢保持外展。

患侧卧位：患侧上肢，肩向前伸，前臂往后旋，使肘和腕伸展，手掌向上，手指伸开。

### 344.偏瘫患者瘫痪下肢如何摆放最适宜

仰卧位：在腰和髋部下面垫个软垫，髋关节稍向内旋；膝关节稍弯曲，膝下可垫一小枕；足底不要接触任何东西。

健侧卧位：髋略屈，向前挺，屈膝，稍稍被动背屈距小腿关节。健侧肢体可以自然放置。

患侧卧位：健肢在前，患肢在后，患侧屈膝，稍稍被动背屈距小腿关节。

### 345.偏瘫患者可以向瘫痪侧侧卧吗

偏瘫患者可以向瘫痪侧侧卧。患侧卧位是所有体位中最重要的体位。该体位增加了知觉刺激，并使整个患侧肢体被伸展，从而减少痉挛；另一个明显好处是健手能够自由活动。

### 346.偏瘫患者最佳的康复时机为多长时间

卒中偏瘫患者功能康复的程度与早期临床治疗和康复治疗的时间有直接关系。临床上有一个"时间窗"的概念，即从发病时起，力争在3～6小时给予药物治疗，尽可能保护脑神经细胞，减轻损伤程度。康复训练也有个"时间窗"，发病3个月内是康复训练的"黄金时段"，卒中患者康复训练开展得越早，功能恢复得越好。

### 347.偏瘫患者正确的平卧位姿势是什么

仰卧位：患侧上肢，肩胛骨尽量向前伸、往上提，在肩胛骨下面垫个软垫；肩关节向外展与身体成45°；肘关节、腕关节伸展，掌心向上；手指伸展略分开，拇指外展。患侧下肢，在腰和髋部下面垫个软垫，髋关节稍向内旋；膝关节稍弯曲，膝下可垫一小枕；足底不要接触任何东西（图9-1）。

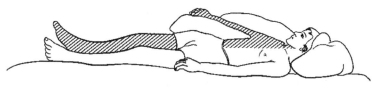

图9-1　平卧位

### 348.偏瘫患者健侧卧位正确姿势是什么

健侧卧位：患侧上肢，肩向前伸，肘和腕关节保持伸展，腋下垫个软枕，使肩和上肢保持外展。患侧下肢，髋略屈，向前挺，屈膝，稍稍被动背屈距小腿关节。健侧肢体可以自然放置（图9-2）。

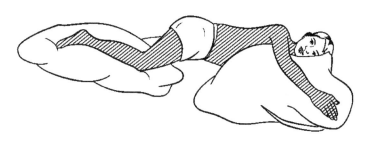

图9-2　健侧卧位

### 349.偏瘫患者患侧卧位正确姿势是什么

患侧卧位：患侧上肢，肩向前伸，前臂往后旋，使肘和腕伸展，手掌向上，手指伸开。下肢，健肢在前，患肢在后，患侧屈膝，稍稍被动背屈距小腿关节（图9-3）。

### 350.偏瘫患者正确的坐姿是什么

（1）双足能平放地面，膝及髋部成直角。

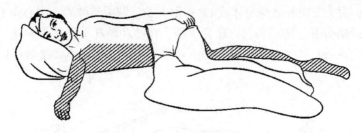

图9-3　患侧卧位

（2）座椅不可太软，要有足够硬度以承托体重。

（3）要有扶手用以承托上臂，如无扶手则可用枕头或台代替。

### 351. 如何防止偏瘫患者瘫痪侧肌肉萎缩

（1）良肢位的摆放。

（2）被动关节活动度维持训练。

（3）体位变化的适应性训练。

（4）利用康复治疗方法，如Bobath，Brunnstrom，PNF等进行被动及主动训练，来维持肌容积。

（5）功能性电刺激。

（6）针刺疗法。

### 352. 偏瘫患者瘫痪侧肢体肿胀的原因是什么，如何处理

（1）原因：①静脉回流障碍。当肢体瘫痪后，肌肉因失去了神经支配，停止了收缩活动，所以，肌肉对静脉血管的挤压力消失，致使静脉回流障碍。②营养代谢障碍。患者的肢体活动是受神经支配的，而血管的舒缩功能也是受神经支配的，当肢体偏瘫后，失去了神经支配，偏瘫侧肢体便会继发营养代谢障碍，使血管的舒缩功能调节失调，收缩和舒张反应变得迟缓，静脉血回流速度减慢。③局限性下肢水肿可由静脉血栓所致。

（2）处理方法：首先，要经常被动运动和对患肢进行按摩。通过摩、揉、捏、按等手法，以代替肌肉主动活动，使之达到挤压静脉血管的作用，促进静脉回流，改善微循环，纠正患肢的营养代谢障碍。其次，要注意抬高患肢体位，坐位时，要用支架或其他支撑物将前臂抬

高，或放于椅子扶手上。卧位时，患侧下肢应垫高10～20cm，减少因重力对灌注的影响，促进静脉血液回流，以减轻患肢肿胀。

### 353.偏瘫患者瘫痪侧能输液吗

患肢输液，容易因血流缓慢、血液堆积出现肢体肿胀、静脉炎、肩手综合征等并发症。另外在患侧输液，患肢长时间得不到被动活动，不利于患肢功能的恢复。健侧肢体输液有利于患肢的功能锻炼，改善患肢的功能，因此，建议临床常规采用健侧肢体静脉输液。

### 354.简单易学的床上肢体康复动作有哪些

（1）桥形活动：患者取仰卧位，双膝屈曲并拢，双足平放于床上。双上肢伸直，掌心向下，平放于床上。用手臂及腰背肌的力量将臀部抬起。如由于瘫痪肢体力量不够大，不能单独做膝立位，完成此项动作有困难时，可由其家属一手按住患者双足，一手扶住患侧膝部，患者即可将臀部抬起。

（2）躯干活动：患者仰卧位，双膝屈曲并拢，双足平放于床上，头肩向左，下肢和髋向右，头肩向右，下肢和髋向左。

（3）主动辅助运动：卒中后随着身体情况的好转，可在床上做主动辅助运动。双手十指交叉做肩肘关节的上举、伸展运动（图9-4）。

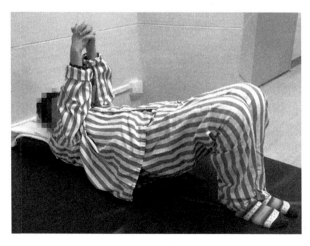

**图9-4　主动辅助运动**

### 355.如何发现偏瘫患者瘫痪侧上肢肩关节半脱位

（1）指诊检查法：检查者以右手示指对患者的患侧肩关节进行触诊，以肩峰和肱骨头间隙可容纳1/2横指为肩关节半脱位。

（2）X线评价法：国家康复中心使用放射线测量的方法，制定了脑卒中偏瘫肩关节半脱位的评价标准，具体的内容如下：①在坐位下肩峰下可以触及凹陷。②下述条件下进行X线片检查：坐位；X线管中心的高度和锁骨外端上缘一致；X线管中心水平移位和肱骨头中线一致；球管向足侧倾斜15°；距离为1m。③结果有下列发现为阳性：病侧肩正位：肩峰和肱骨头间距＞14mm；两侧肩正位相比，病侧上述间隙＞10mm以上。

### 356.偏瘫患者瘫痪上肢肩关节半脱位该如何处理

肩关节半脱位，是脑卒中患者常见的并发症，也是制约脑卒中偏瘫患者上肢功能恢复的主要原因之一。目前对卒中后肩关节半脱位主要采取功能性电刺激、康复训练及传统针灸等治疗方法。

### 357.为什么家属护理时要多位于患者的瘫痪侧一面

无论患者坐位或卧位取物时，床头柜的放置、护理者或家属看望患者，与患者交谈时均应放在或站在患者的偏瘫侧，这样视觉、听觉均来自患侧，有利于引起患者对患侧的注意，从而促进大脑认知功能的恢复和意识到患肢的存在，可加强康复训练。

### 358.偏瘫患者能学会独立翻身吗

偏瘫患者能学会独立翻身。

（1）向健侧翻身：健侧手握住患侧手上举，健侧下肢插到患侧腿下面。健侧腿蹬床，同时转头、转肩，完成翻身动作。

（2）向患侧翻身：将患侧上肢外展防止受压，屈起健侧下肢。头转向患侧，健侧肩上抬，上肢向患侧转，健侧下肢用力蹬床，将身体转向患侧（图9-5）。

### 359.脑卒中患者血压多高需要停止康复

血压明显升高，临床症状明显，舒张压高于16kPa（120mmHg）或

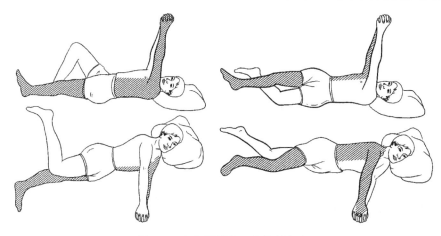

图9-5 向患侧翻身、向健侧翻身

出现低血压休克症时需要停止康复。

### 360.何时开始脑卒中患者的坐位训练

脑卒中的患者因长期卧床，在坐或站起时容易出现直立性低血压。因此，在患者各项生命体征平稳后进行坐位训练。早期应使用靠架或摇床坐起。一般2周左右可以完全坐起，此时可进行坐位训练。

### 361.为什么尽量避免脑卒中偏瘫患者过早进行行走训练

脑卒中偏瘫患者应达到以下水平才能进行步行训练：
（1）下肢肌力达到3级。
（2）骨盆有独立负重的能力。
（3）能抗自身重力。如果过早的进行行走训练，常因肌张力过高引起偏瘫步态，有患足下垂、内翻，下肢外旋或内旋，膝不能放松屈曲。摆动期常使患肢沿弧线往外侧回旋向前，上臂常呈屈曲内收，形成挎筐划圈步态。

### 362.何时开始脑卒中患者的站立位训练

对情况良好，生命体征平稳，无意识障碍的患者可从第2～3天开始做站立位适应性训练。

### 363.怎样进行偏瘫患者的穿脱衣训练

患者能坐稳，可以进行穿、脱衣服训练，其原则为先穿患肢，后穿健肢；先脱健肢，后脱患肢。以穿、脱裤子为例，按下述步骤进行：

（1）患者坐在椅子上，家属帮助患者将患腿放在健腿膝上。

（2）患者甩健手将裤子穿进患腿，患足平放于地上。

（3）患者将患手放在膝部，家属帮助其稳定患腿及体位平衡。

（4）患者用健手将裤子穿进健腿。

（5）患者站起穿裤子，患侧上肢要保持伸直位，切忌自然下垂或屈曲放置胸前。脱裤子时与其程序相反。

### 364.脑卒中患者站立训练过程中需要观察患者哪些情况

血压，脉搏，观察患者面部颜色有无变化。

### 365.为什么有些脑卒中偏瘫患者在站立过程中会出现心慌、短暂意识丧失等情况

由于患者在平卧位或久蹲突然站立时血压急速下降，引起一过性的颅内缺血导致短暂的意识丧失。

### 366.如何进行脑卒中患者的吞咽功能训练

摄食前①改善咽反射训练用冰刺激软腭和咽后壁；②闭锁声门训练，让患者大声发啊；③肌群训练，鼓腮、舌头前伸上下左右摆动、做吸吮动作，摄食后做几次空吞咽。

### 367.有吞咽困难的脑卒中患者食物如何选择及正确的进食姿势是什么

（1）开始时应选择密度均一、有适当黏性、不易松散和容易变形、不在黏膜上残留的食物。

（2）进食时一般先以少量试之（3～5ml），然后酌情增加每次进量。偏瘫患者往往由于咽、喉、舌等部位的肌肉麻痹或不协调，导致吞咽困难、呛咳，这就必须采取正确的进食姿势。

（3）坐位进食方法：患者端坐于桌前，头颈部处于竖直位。躯干伸

直，患手放于桌上。

（4）卧位进食方法：如果患者处于卧床期，进食时家属应位于患者患侧，患者头向患侧侧屈。由于患侧咀嚼能力差，家属应将食物送入其口腔后部，以利于患者吞咽。

### 368.怎样帮助患者在床上移动

（1）向侧方移动：患者腿屈曲，足放在床上，抬臀，并向一侧移动。家属可在患侧协助。然后患者将肩向同样方向移动，最后将双腿侧移，使身体成直线。这个动作对患者在床上移动，以及上、下床训练很有帮助。

（2）向后移动：患者坐于床上，先把重心移到一侧臀部，对侧臀部抬起并前移。然后将重心转移到前移的臀部，另一侧臀部再抬起并前移。家属可站在其偏瘫侧，用手把住患侧大腿外侧根部，帮助患者转移重心。应用同样的方法，可让患者两臀部交替后移。这一活动有助于患者进行床和椅子之间的转移与离床站立，还可以训练重心转移、躯干的主动旋转和平衡反应。

### 369.怎样帮助患者从床上坐起

患者仰卧。家属先让患者在床上移动，使患侧靠近床沿之后，将偏瘫腿置于床边外，使其膝关节屈曲。然后患者将健手向前横过身体，在患侧用手推床。家属将一手放在患者健侧肩部，另一手放于其髋部，同时用力向下压。或家属用上肢环绕患者的头和患侧肩部，通过家属身体的侧倾，帮助其坐直。

### 370.怎样帮助患者站起来

（1）家属用臂和躯干夹住患者患侧肘部。
（2）家属用双膝夹住患者患侧膝部。
（3）家属用双手托住患者臀部（或拉住其腰带）。
（4）患者以健腿支撑趁势站起。

### 371.怎样帮助患者从床上转移到椅子上

（1）患者坐于床边，双足平放地上。家属面对患者，以自己双膝抵住患者双膝，将患者前臂放在自己的肩上，把自己的手放在患者的肩胛上，抓住肩胛骨的内侧缘，使患者向前，将其重心前移至其足上，直到患者臀部离开床面，以健足为轴，使臀部对准椅面，协助患者缓慢坐在椅子上（图9-6）。

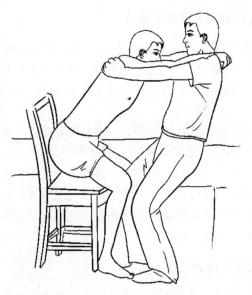

图9-6　帮助患者从床上转移到椅子上

（2）如果患者有一些主动运动，可在患者的前面放一个凳子，患者可以在上面放置叉握的双手。凳子与患者之间应有足够的距离，使患者的手放在上面时，其头部前伸能超过足。家属抓握患者的臀部，协助其从床上抬起臀部站起，然后转坐到椅子上。

### 372.怎样预防关节活动受限

（1）变换体位：卧床时应当定时翻身，以利关节活动。

（2）被动关节活动：患者意识不清或双侧肢体麻痹不能自主活动时，应由家属给予协助，进行被动活动。

（3）自我被动运动：患者独自在家时，可以由健侧协助活动患侧肢体。不足之处是只能活动患侧部分关节。

（4）物理治疗方法：如果患者关节疼痛或肢体严重痉挛，可以采用物理治疗法，如用热毛巾局部湿敷、红外线局部照射等。

### 373.怎样进行患肢肩关节的被动训练

（1）肩关节屈曲：家属一手扶于患肩，一手持患腕，向前向上抬起患侧上肢。注意伸直肘关节，且肩关节不要内旋。

（2）肩关节外展：患者仰卧。家属一手扶住患者患肩，一手持患腕，在水平方向将患侧上肢向外活动。保持肘关节伸直，用扶于肩部的手的拇指轻轻向下压肱骨头。

### 374.关节被动活动中应注意什么问题

（1）患者应处于舒适的体位，肢体充分放松。

（2）关节被动活动的顺序应从近端至远端。

（3）关节被动活动时，应固定或支托好肢体，以便充分活动肢体远端。

（4）支托或抓握肢体的手应尽可能靠近关节，在活动中可对关节稍加牵拉，结束前应对关节稍加挤压。

（5）动作应缓慢、柔和、平稳，活动范围逐步加大，切忌暴力，以免造成新的损伤或引起反射性痉挛。

（6）一般应在无痛范围内进行。加大关节活动范围时，可能会出现酸痛或轻微疼痛，应以能忍受、不引起肌肉反射性痉挛为度。

### 375.怎样对手进行负重训练

患者坐位，肘伸直，患手放在体侧，手指伸展分开，撑于椅面上，然后将重心缓慢移至患侧。为不使这一训练枯燥乏味，可以将积木、骨牌、扑克等放在患者患侧的小桌子上，让患者用健手横过躯干，摆弄患侧小桌上的物品，可使躯干重心自然移至患侧。

### 376.怎样伸开肘关节

让患者仰卧于床上，全身放松，将患侧上肢置身侧。家属一手持其上臂，一手握住前臂，缓慢、轻柔地将肘关节伸直，反复几次，上肢屈肌痉挛就会有所缓解。另外，可用手轻拍上臂的伸肌，或用手快速从上而下擦过上臂的外侧，刺激伸肌用力，使肘关节放松，伸开肘关节。

### 377.怎样进行肘的屈伸训练

患者仰卧，用健手握住患侧腕部，将前臂由床面抬起，向头部方向活动，使肘关节屈曲；然后再将臂放于床面，使肘关节伸展。

### 378.怎样练习前臂的旋后

（1）在患者患手的背侧放一块面团或橡皮泥，让患者以手的小指侧为轴。用手背做压面的动作。

（2）让患者将背面朝上的扑克牌逐一翻成正面朝上的摆放形式。

（3）如果此时患者患手不能完成旋后动作，或完成时非常困难，可以让健手帮助患手完成。

### 379.怎样练习伸腕、伸指、抓握

（1）练习伸腕

①将患手放在桌子上。拇指在上，小指在下，腕稍屈，在手背部放一小球或木块，让患者伸腕推开物品。

②患者坐在矮凳上，用手背推动面前的球去撞击前方排列的物品，如一些空瓶或易拉罐等。

③在活动中，最好用健手握住患侧手腕部，避免只靠上臂或前臂推动物品，而腕部并没有真正的伸展。

（2）练习伸指

①家属一只手托住患者的手臂，另一手从前臂背面自肘向手指尖用力快速擦过，当擦过手背时，应稍向下用力，再快速向上擦过手指。

②将偏瘫手放入有碎冰的冷水中，可反射性地松弛手指和手腕屈肌的痉挛。水量要正好能让患手没有困难地插入冰水中。家属握住患者的手浸入冰水中以判断浸泡多长时间可避免冻伤。每次浸泡约3秒钟，可反复进行3次，每次间隔仅需数秒钟，就可以抑制痉挛。

③家属托住患者伸直的手臂，让病人轻轻地握住瓶刷，然后再从患者手中拉出刷子，反复做几次这种动作以刺激其手指伸展。

（3）练习抓握

①患者用患手握住一根木棍，患手松开，健手抓住，两手交替抓握，保持患侧上肢伸直。

②在患者前面的地上摆放几个稍大的瓶子，让患者用患手抓握网球或儿童玩的小皮球，击打前面的瓶子。做抛球的动作时，应保持手臂伸直。

### 380.怎样增加手的敏感性

（1）可以在一个盘子中放上直径不同的滚珠，表面粗糙程度不同的百洁布、砂纸、绒布或麻布，质地不同、软硬不一的物品等，让患者用患手触摸。

（2）在一个盛满黄豆或大米的桶里放上大小不同的木块、螺母、棋子等物品，让患者用患手从桶里按名称把这些东西摸出来。

### 381.怎样练习拇指与其他四指的配合动作

让患者用患手拇指分别与其他四指配合，捏起一些较小或较细的物品，如铅笔、橡皮、小药瓶等，并从一个地方放到另一个地方。如果患者开始时完成比较困难，可以用健手帮助。

### 382.怎样帮助患者练习伸髋屈膝

患者取俯卧位，家属一手握住患腿踝部，一手放在患者臀上，帮助患者练习屈膝。

### 383.怎样帮助患者进行患腿的负重练习

（1）帮助患者用患腿站立，骨盆呈水平位，将健足放在患腿前面，与患足成直角。

（2）患者健足放到患腿足跟后面，并与之成直角。

（3）家属用双手控制好患者骨盆，患者患腿负重，并防止膝关节过伸，让患者健腿的足划"八"字。

（4）家属用大腿内侧夹住患者患腿膝部，用一手帮助患者伸腿，另一手控制患侧躯干。患者健腿抬起。注意不要让患者健腿靠压家属的腿。

### 384.怎样帮助患者站立时患腿/健腿向前迈步

家属站在患者患侧后方，双手扶持其骨盆。患者躯干竖直位，用健手扶住栏杆，重心移至健腿，膝关节轻度屈曲。家属扶持其患侧骨盆，帮助患侧骨盆向前下方运动，并防止患腿迈步时外旋。

　　家属站在患者患侧后方，一手放置患腿膝部，防止患者健腿迈步时膝关节突然屈曲以及发生膝反张；另一手放置患侧骨盆部，以防其后缩。患者躯干竖直位，健手扶住栏杆，重心前移，健腿开始时只迈至与患腿平齐位，随着患腿负重能力的提高，健腿可适当超过患足。

### 385.怎样帮助患者进行站立位平衡和重心转移的训练

　　利用平衡板进行立位平衡重心转移训练。

　　（1）患者双足左右分开站立于平衡板上，家属站在患者身后，并将双手放在骨盆处给予支撑，然后缓慢摇动平衡板，以诱发患者头部、躯干的调整反应及身体重心的前后转移。

　　（2）患者双足前后分开站立，家属低于患者身体一侧一足放在平衡板上，缓慢摇动平衡板，以诱发患者头部、躯干的调整反应及身体重心的前后转移。

### 386.怎样在平行杠内练习行走

　　当患者步行前的准备训练已完成时，即可开始进行平行杠内的步行练习。平行杠内的步行多采用三点步行法（图9-7）。

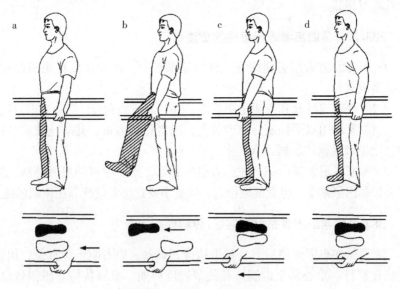

图9-7　平行杠内练习行走

### 387.怎样在家属的帮助下练习行走

（1）家属位于患者患侧并握住其患手，使手指伸展腕背屈，并使患肩保持外旋位，另一手通过患者腋下放于其胸前，使患者保持躯干竖直并向前行走。

（2）家属也可在患者后方双手扶持其骨盆进行步行训练。

### 388.怎样选择手杖

偏瘫患者在家庭中步行时，应尽可能不使用手杖，如确实需要，也应挑选单拐手杖。确定手杖长度的方法有两种。

（1）手杖的长度以扶手部位与患者胯部最突出的骨头等高或稍高为适宜。

（2）健手持杖时，肘屈曲15°，手杖脚位于足趾前外侧缘15cm处。

### 389.怎样利用手杖练习步行

（1）二点步行法：健手持杖向前点出的同时，患腿迈步超越杖尖。

（2）三点步行法：健手持杖点出，患腿迈出超越杖尖，健腿跟着迈过杖尖。如患足支撑不稳，健腿迈步幅度应酌情减小，可迈至与患足等齐位或稍落后于患足。

利用手杖步行时，应注意防止患者向持杖侧倾斜以及患臂内收，努力保持正常运动模式。

### 390.行走时足尖下垂怎么办

（1）用绷带支持足踝，使足牢固地拉成背屈位。

（2）用足吊带矫正：用一合适长度的皮带绑于小腿上方，在鞋的上方缝一钥匙环，用一较宽的弹性带，两端缝制尼龙搭扣，一端连于皮带并固定，另一端穿过钥匙环，调整弹性带的长度，使患足与小腿相垂直，按紧尼龙搭扣即可。

### 391.怎样帮助患者进行上下楼梯前的训练

（1）上楼梯前的训练：家属站于患者患侧，患者将患足置于前方高15cm的台子上。此时，家属用手控制患膝，当重心移至前方时，让患者健足踏上台子；然后让健足从台子上移下来，而且位置一次比一次靠后。

（2）下楼梯前的训练：患者站于台上，重心向患腿转移。家属用一只手控制其患侧膝部，让患者主动将健足迈向前方地面。

### 392. 怎样帮助患者进行上下楼梯训练

（1）上楼梯训练：患者用健手扶持扶手，并将重心转移到患腿上，然后健足迈上台阶。此时家属帮助患者患腿向前；当患者将重心前移至前面的健足上时，家属的手可移至患者患侧小腿前面，帮助患足放在第二个台阶上。随着功能的好转，可逐渐减少帮助。

（2）下楼梯训练：患者用健手扶持扶手，重心转移至患腿上，先用健腿下楼梯。家属注意控制患腿膝部，使其向前，重心转移至健腿上。当患者用患腿下楼梯时，家属用手制止其患腿内收。

### 393. 怎样利用手杖练习上下楼梯

（1）上楼梯方法：健手持杖，重心向患腿转移，手杖和健足先放在上一级台阶上，伸直健腿，患腿膝屈曲迈上台阶。注意患侧骨盆不要上抬。

（2）下楼梯方法：健手持杖，重心向健腿转移，手杖和患足先放在下一阶台阶上；重心向患腿转移，健腿迈下台阶。患足迈下时注意防止患腿内收。

### 394. 怎样练习上下公共汽车

上下公共汽车的方法与上下台阶方法要领相同。在家庭中练习时，家属可用木板制一带门框扶手的阶梯，门宽70cm，第一阶33.5cm，第二阶22cm，以供练习。

（1）上车方法：患者先用健手扶住扶手，健腿先迈上车门第一阶，患腿跟上，如此进入车内。

（2）下车方法：健手扶住扶手，患腿先下，重心转移至患腿，迈下健腿。

### 395. 怎样坐进小轿车

先以健侧靠近开着门的轿车，用健手扶门；以健腿为轴转动重心使臀部对准座位，缓缓坐下，提进健腿，再提进患腿。

### 396. 怎样穿鞋子

可以像穿袜子那样穿上鞋。如果穿有带的鞋子而患手功能障碍，就只好用单手系鞋带。当然最好是穿无鞋带的软皮鞋或布鞋，或者在鞋上安上尼龙搭扣。如果患者有明显的足尖下垂和内翻，则可改穿短统鞋或是高帮旅游鞋，以利于改善症状。

### 397. 怎样系鞋带

首先在鞋带一端打个结，然后将另一端按顺序交叉穿至顶端，鞋带需二次穿过顶端口以保持牢固，最后单手打结。

### 398. 怎样系领带/戴胸罩

（1）系领带方法：偏瘫患者宜选用套头式成型简易领带，用健手就可系好。

（2）戴胸罩方法：先将胸罩的拉钩改造为尼龙搭扣或松紧带。穿戴方法与穿上衣或穿套头衫方法相似。

### 399. 怎样洗脸、刷牙和洗手

（1）洗脸：用脸盆或洗手池盛水，利用健手持毛巾洗脸，然后利用水龙头拧干毛巾擦脸。

（2）洗手：洗健手时，可利用改造后的细毛刷（毛刷背面加两个吸盘）吸在洗手池壁上，将健手在毛刷上来回刷洗。擦健手时，可利用患上肢弯曲的前臂和腹部夹住于毛巾，健手在毛巾上来回擦拭。如果取坐位，可将毛巾放在大腿上，健手在毛巾上来回擦拭。

（3）刷牙：如果患手有少许功能，就可利用患手持牙刷，健手挤牙膏，然后用健手刷牙。如果患手功能完全丧失，可用健手单独完成。刷洗假牙可参照洗手方法进行。

### 400. 怎样剪指甲、洗澡

（1）剪指甲：指甲剪应选用大号者，为的是便于操作。

①将指甲剪固定在木板上，木板固定在桌上，一端突出桌沿，剪把

外系上小绳并穿过木板，绳翼系一环，一手伸入环，一拉环即可剪去伸入剪刀口内的指甲。

②利用健足使用指甲剪剪指甲。

（2）洗澡：通常取淋浴式方法。喷头下方靠墙放置一木椅，患者坐在椅上冲洗，利用健手用毛巾擦洗前面，用带长柄的海绵刷擦洗后背。可在墙壁上安置扶手，以利站起。

### 401.怎样开启伞

（1）用嘴咬住伞柄环，然后用健手把伞撑开。

（2）将伞头住住墙，然后用健手撑开伞。

（3）先将伞柄钩住患侧上臂，然后用健手把伞撑开。

### 402.怎样借助自助具进食

在盘子的旁边加一半圆形的金属挡板，以免食物撒到外面，也有助于将食物盛于勺内。可在盘子下放一防滑垫增加盘子和桌子的摩擦力。可改造食勺以便吃饭夹菜两用。

### 403.怎样利用仍有一定功能的患手

当偏瘫的手和臂已经恢复某些动作时，应尽可能使用患手，以改善偏瘫的感觉和知觉，并且刺激潜在的感觉运动早日恢复。

### 404.怎样练习写字

如已经发病3个月以上原持笔手仍不能协调屈伸，就应进行健手的写字训练。通常先利用描红模联系，然后再进行图形练习，熟练后再进行汉字的从简单到复杂的练习。

### 405.怎样训练瘫痪侧面部

（1）患者吸气鼓腮，使气体保持在面颊部，而后两侧交替鼓腮。必要时家属可在鼓起的面颊部用手指给予一定压力，以增强训练的效果。

（2）让患者皱鼻子，家属把示指放在患者鼻子两侧帮助运动。熟练之后，应在其他部位保持不动的情况下做快速皱鼻运动。

（3）家属可以用冰块或用电动牙刷背面刺激患者的口唇和颊部，从侧面向中间运动。振动和冰块摩擦刺激，可以增强感觉并有助于面颊部张力的正常化。

### 406.脑卒中患者吞咽困难为什么提倡鼻饲饮食

脑卒中患者在急性期有意识障碍，或者因脑干损伤等伴有吞咽困难者，无法从口腔进食，营养跟不上，不利于患者康复，此时正确的做法是进行鼻饲饮食和静脉补充水分和营养。吞咽困难者，从口腔进食，食物残渣和唾液易吸入气管，导致吸入性肺炎，肺部反复感染，有的患者甚至导致窒息死亡。因此，对脑卒中吞咽障碍者应采取有效的鼻饲方法来补充足够的能量。

### 407.吞咽困难患者怎样选择食物和餐具

（1）开始时应选择密度均一、有适当黏性、不易松散和容易变形、不在黏膜上残留的食物。

（2）进食时一般先以少量试之（3～5ml），然后酌情增加每次进量。

（3）开始时用薄而小的勺子做餐具比较合适。

### 408.吞咽功能障碍的患者如何护理

（1）基础训练：颈部的活动度训练；颊肌、喉部内收肌运动；咽部冷刺激与空吞咽；呼吸道的训练；模拟吞咽训练。

（2）进食训练，根据吞咽障碍程度选择流质、半流糊状食物。方法：根据病情嘱患者坐起或抬高床头45°。一口量，每次喂食量取适合于患者的吞咽量。过多，食物会从口中漏出或在咽部滞留，增加误吸危险；过少，难以触发吞咽反射。一般从2～4ml开始逐步增加，亦可每次进食后饮少量碳酸盐饮料1～2ml，既可刺激诱发吞咽反射，又能祛除咽部残留食物，以免引起误吸。食物的选择，鼓励能吞咽患者进食高蛋白、高维生素的食物，选择软饭、半流或糊状食物，避免粗糙、干硬、辛辣等刺激性食物。

### 409.失语症患者如何开展康复训练

（1）听理解训练：家属说物品名称，患者从图片中指出。

（2）言语表达训练：家属出示图片问："这是什么？"要求患者回答，如不能回答，让其说出物品的功能，还不能回答可提示开头音。

（3）读解训练：卡片和图片相匹配，以改善患者的阅读理解能力。描述性书写训练：出示图片，让患者写出图片物品的名称。

### 410.构音障碍者如何开展康复训练

训练前应调整好患者的坐姿，即头正中位，头部肌肉放松，双肩水平位，躯干挺直，双足着地。构音器官运动功能训练：①呼吸训练。主要目的是促进胸、腹式呼吸的协调性，诱发膈肌运动。具体方法：患者仰卧位，自然呼吸。家属双手置于患者第11～12肋部，当患者呼气终了时，给予适当挤压，方向为向上推并向内收。注意用力大小。避免不适和造成损伤。②唇、舌、软腭等发育器官的运动功能训练。

### 411.患者总是忽略一侧的东西该怎么办

不断地调动患者的注意力，让患者集中注意他所忽略的一侧。从早期房间的布置，对患者的各种治疗、护理都应强调这一点，以此随时唤起患者对患侧的注意；另外还可采取以下训练方法加以纠正。

（1）在患者面前放置一涂有颜色苹果图形的卡片，将一个忽略侧未涂颜色的相同大小的苹果图形卡片给患者，让其参照出示的图片涂完剩下的部分。

（2）让患者将木棒插入剩余的孔中。

（3）在忽略侧书本的始端放置一把尺子，让患者找到尺子之后再开始书写。

（4）向患者的忽略侧提供触觉，如拍打、按摩、冷刺激等。

（5）将患者急需的物品有意放在其忽略的一侧，让患者用另一侧手越过中线拿取。

（6）让患者向健侧翻身，并鼓励其用病侧上肢或下肢向前探伸，必要时可由健肢协助。

### 412.长期卧床患者护理的力学要求有哪些

（1）体位舒适、稳定、全身尽可能放松。

（2）保护脊柱生理曲线和各关节的功能位置，以防止由于长期仰卧受压而造成的疲劳、损害和变形。

（3）防止皮肤因长时间受压而发生血液循环障碍。

（4）最大限度进行身体活动，避免骨、关节、肌肉发生失用性改变。

（5）防止由于体位不正确或忽视活动、肢体长时间承受不良应力而引起畸形。

### 413.何谓日常生活活动训练，其训练目的及分级法有几种

日常生活活动训练（ADL）是指人们在日常生活中完成衣、食、住、行必须进行的基本动作。训练目的是为了使残疾者在家庭和社会中，能不依赖或少依赖他人而完成各种功能活动。常用的分级法有2种，即4级分级法和8级分级法。

### 414.日常生活活动训练分级标准有哪些

I级自理：患者能独立完成日常生活中的各种活动，不需要他人语言指导与体力上的帮助；II级需要监护：经他人语言指导或监护，患者自己可完成各项日常生活活动；III级需要帮助：需要他人帮助才能完成各项日常生活活动，又可分为轻度、中度和很大程度的帮助；IV级依赖：全部日常生活活动均由他人代做，患者完全不能自理。

### 415.康复患者步行训练的顺序是什么

①斜卧训练；②自站训练；③使用轮椅训练；④移位训练；⑤持拐杖训练；⑥上下坡训练；⑦指导患者使用假肢和矫形器具。

（李晓秋　马利国）

# 第10章

# 脑卒中患者常用专科操作技术

### 416. 氧疗的目的和适应证有哪些

氧疗的目的在于改善低氧血症，凡属于通气功能不足/灌流不平衡所引起的低氧血症，氧疗有一定帮助。至于较大的右向左分流、静脉血掺杂所致的动脉血氧分压不足，氧疗效果颇为有限。氧疗只能预防低氧血症所致的并发症，如缺氧的精神状态、肺性脑病、心律失常、乳酸中毒和组织坏死等，故氧疗只是防止组织低氧的一种暂时性措施，绝不能取代对病因的治疗。

氧疗的适应证：①通气不足；②通气/血流（V/Q）比值失调；③扩散障碍；④右向左分流；⑤心力衰竭、心肌梗死、脑缺血、末梢循环衰竭。

### 417. 对控制性氧疗的吸氧浓度有何要求

（1）低浓度氧疗：吸氧浓度低于30%。应用于低氧血症伴二氧化碳潴留的患者，如慢性阻塞性肺病等。

（2）中等浓度氧疗：吸氧浓度为30%～50%。主要用于有明显通气/灌流比例失调或显著弥散障碍的患者，特别是血红蛋白浓度很低或心排血量不足者，如肺水肿、心肌梗死、休克等。

（3）高浓度氧疗：吸氧浓度在50%以上。应用于单纯缺氧而无二氧化碳潴留的患者，如成人呼吸窘迫综合征、心肺复苏后的生命支持阶段。

（4）高压氧疗：指在特殊的加压舱内，以2～3kg/cm² 的压力给予

100%的氧吸入，主要适用于一氧化碳中毒、气性坏疽等。

### 418.停氧指标及氧疗监护内容有哪些

停氧指标：以血气分析为氧疗的停止指标。动脉血氧分压（$PaO_2$）正常值为10.6～13.3kPa（80～100mmHg）。当患者血气$PaO_2$<8kPa（60mmHg）为氧疗的指征。

氧疗监护内容：

（1）防止交叉感染：给氧的导管、面罩、湿化瓶等定时清洁，消毒更换。

（2）密切观察供氧效果：观察缺氧是否得到改善，如效果不佳应查找原因，如装置是否通畅，是否存在通气、换气障碍。

（3）密切观察血压及肢体末梢血液循环：血压下降可能系压力过高或通气量大，指（趾）甲、口唇、耳垂颜色变化可提示缺氧的改善状况。

（4）注意安全：使用时应注意防火，使用氧气筒时要放稳，注意防震、防油，以免发生爆炸。

### 419.何谓控制性氧疗

低浓度氧疗，又称控制性氧疗，吸氧浓度低于30%。应用于低氧血症伴二氧化碳潴留的患者，如慢性阻塞性肺病和慢性呼吸衰竭，呼吸中枢对二氧化碳增高的反应很弱，呼吸的维持主要依靠缺氧刺激外周化学感受器。

### 420.鼻导管给氧的注意事项有哪些

（1）严格遵守操作规程，注意用氧安全，切实做好"四防"：防震、防火、防热、防油。

（2）使用氧气时应先调节流量而后应用，停氧时应先拔出导管，再关闭氧气开关，以免一旦关错开关，大量氧气突然冲入呼吸道损伤肺部组织。

（3）在用氧中，经常观察缺氧状况有无改善，氧气装置有无漏气，是否通畅。持续用氧者应每日更换导管1～2次，并由另一鼻孔插入，以减少对鼻黏膜刺激。

（4）氧气筒内氧气不可用尽，压力表上指针降至5kg/cm²时，即不可再用，以防止灰尘进入筒内，于再次充气时引起爆炸。

（5）对未用或已用完的氧气筒，应挂"满"或"空"的标志，以便于及时调换氧气筒。

### 421. 雾化吸入治疗的注意事项有哪些

（1）治疗前先咳出或吸净痰液，以免妨碍药物深入。在雾化治疗时将气雾对准患者气道开口，教会患者在呼气末缓缓吸气，再吸气末屏气10秒，以增加雾粒沉降机会。

（2）雾化壶内切记加温水或热水。

（3）注意观察患者有无呛咳和支气管痉挛。

（4）雾化后给予叩背，并鼓励患者咳嗽排痰。

（5）雾化吸入治疗每次10分钟左右，时间过长、水分过多或应用对呼吸道有刺激的药物时，可引起支气管痉挛。

### 422. 正确的吸痰方法有哪些

（1）洗手、戴口罩。

（2）备齐用物，携至患者床旁，核对，向患者解释操作目的与合作方法。

（3）接上电源，打开开关，检查吸引器的性能是否良好，连接是否正确。

（4）根据患者情况及痰液黏稠度调节负压，吸引器负压压力一般调节为40.0～53.3kPa，用生理盐水试吸，检查导管是否通畅。

（5）将患者头转向操作者一侧，昏迷患者可用压舌板或开口器帮助患者张口。一手将导管末端折叠（连接玻璃接管处），以免负压吸附黏膜，引起损伤。另一手用无菌持物钳持吸痰导管头端插入患者口腔咽部，足踩吸引器开关，放松导管末端，先将口腔咽喉部分泌物吸净，然后更换吸痰管，在患者吸气时顺势将吸痰管经咽喉插入气管达一定深度（约15cm），将吸痰管自深部缓慢向上提拉，左右旋转，吸净痰液。每次吸痰时间不超过15秒，以免患者缺氧。

（6）如从口腔吸痰有困难者，可从鼻腔抽吸；气管插管或气管切开者，可由气管插管或气管套管内吸痰，需严格执行无菌技术操作。

（7）在吸痰过程中，随时擦净喷出的分泌物，观察吸痰前后呼吸频率的改变，同时注意吸出物的性状、量及颜色等，做好记录。

（8）吸痰毕，关上吸引开关，将一次性吸痰管弃入医疗垃圾箱内，并将吸痰玻璃接管插入盛有消毒液的试管内浸泡。

（9）观察患者呼吸是否改善，协助患者取舒适卧位，整理用物。

### 423. 吸痰的注意事项有哪些

（1）吸痰前应检查吸引器效能是否良好，各种连接管连接是否严密、正确。

（2）吸痰时要遵守无菌操作的原则，各种无菌物、导管及无菌水均应每日更换，以防污染呼吸道。

（3）插入导管动作应轻稳不可用力，减少导管在呼吸道黏膜上拖、拉，采取间断吸氧，以保护呼吸道黏膜。

（4）两次吸引之间，应重新给患者吸氧，以防血氧过低。发现阵发性咳嗽及心律失常应立即停止吸引。

（5）吸引下不可持续超过10～15秒，负压不可过大，成年人真空压40～53kPa，小儿压力应小。

### 424. 吸痰时应观察哪些内容

除以上注意事项外，还应在吸痰过程中要同时注意观察患者的生命体征及面色、口唇颜色，若有异常要及时报告医生处理。

### 425. 昏迷患者鼻饲管置管应掌握哪些要点

昏迷患者置管时，应先将患者头向后仰，插至咽喉部10～15cm时，需用一手托起头部，使下颌靠近胸骨柄（以增加咽喉部通道的弧度）再插至需要的长度。

### 426. 鼻饲的注意事项有哪些

（1）选择清淡、易消化的食物，病情稳定后要及时给予高热量、高维生素饮食。鼻饲液的温度为38～40℃，鼻饲每天4～6次，每次不得超过200ml，两餐之间给温开水100ml，以保持鼻饲管的清洁干净。

（2）防止误吸：鼻饲前回抽胃液确定在胃中，鼻饲时要抬高床头，使之成30°～45°。在病情允许的情况下，可采取半卧位，头偏向健侧，防止反流误吸。鼻饲后30分钟不要翻身和搬动患者。

（3）避免胃潴留和腹胀：脑卒中的患者要少量多餐，必要时给予胃黏膜保护的药或胃动力药。

（4）口腔护理：对于昏迷患者，口腔分泌物减少，口腔自洁作用消失，细菌容易繁殖，常引发口腔溃疡糜烂，要及时给予生理盐水或过氧化氢溶液清洁口腔。

（5）预防腹泻：鼻饲前要给试餐液20～30ml。每次的鼻饲量1次不得超过200ml，做到少量多餐。鼻饲液必须是当日配制，一切容器要进行消毒处理。

（6）防止便秘：适时进行腹部按摩，促进肠蠕动；定时给予缓泻药；适当调整食物纤维含量，防止和减少便秘的发生。

### 427.如何确定胃管是否在胃内

（1）用灌注器抽出胃内容物，用pH试纸检查是否呈酸性。

（2）用注射器快速注入10～20ml空气，同时在胃区用听诊器听气过水声。

（3）置管子末端于水中，看有无气泡溢出。在胃内不应有气泡。

（4）通过X线判断胃管所在位置。

### 428.危重患者给予经鼻空肠置管喂养有哪些优点

危重患者往往存在胃肠动力障碍，肠内营养时容易导致胃潴留、呕吐和反流误吸。与经胃喂养相比，经空肠喂养能减少上述情况与肺炎的发生，提高危重患者的热量和蛋白的摄取量，同时缩短达到目标营养量的时间。对不耐受经胃营养或有反流和误吸风险的重症患者选择经空肠营养，包括胃潴留、连续镇静、肌肉松弛、肠道麻痹、急性重症胰腺炎患者或需要鼻胃管引流的患者。

### 429.留置鼻空肠管适应证与禁忌证有哪些

适应证：肠道功能基本正常而胃功能受损的以及反流误吸风险增高的患者，或对能量需求增加的患者；意识障碍、昏迷、食管梗阻等长时间不能进食胃排空良好的重症患者；吞咽和咀嚼困难、消化道瘘、短肠综合征、肠道炎性疾病、急性胰腺炎、高代谢状态、慢性消耗性疾病、纠正和预防手术前后营养不良及特殊疾病的患者。

禁忌证：上消化道大出血、食管损伤、急腹症、肠梗阻、肠道缺血、肠坏死、肠穿孔、严重腹胀或腹泻间隙综合征、严重腹胀、腹泻，经一般处理无改善的患者，建议暂时停用肠内营养。

### 430.插鼻空肠管的方法有哪几种

（1）床旁盲插法。

（2）X线引导下鼻空肠管置入。

（3）超声引导下床旁鼻空肠管置入。

（4）经口或经鼻胃镜引导下鼻空肠管置入。

（5）手术中置管。

### 431.如何预防鼻空肠管堵塞

（1）为避免发生堵管并确保管道长期正常使用，每次暂停注食时，用30ml无菌生理盐水或碳酸氢钠注射液（无糖尿病患者可采用可乐冲管）以脉冲式冲洗管道，平时每隔6小时冲洗管道1次或持续泵注温开水。

（2）仅用于肠内营养液的输注，如需通过鼻肠管给患者喂药，在给药前后务必对管道进行冲洗，以免堵管。

（3）在低速喂食时，每4～6小时温开水冲洗管道，以免堵管。

（4）如管道堵塞禁止将导丝重新插回管内进行疏通，鼻空肠管避免反复使用，降低成功率。

### 432.插鼻空肠管置管过程中有何注意事项

（1）置管前应注意：患者需空腹禁食、禁水6小时以上，并对鼻空肠管管道进行充分浸泡，在下管前对气管插管及气管切开的患者清除呼吸道分泌物。

（2）置管过程中应先选择一侧鼻腔，将管道沿鼻腔壁慢慢插入，当管道进入喉部时，将患者的下颚尽量贴近胸骨柄，嘱患者尽量多做吞咽动作，同时将管道轻轻插入胃内长度。通过胃部听诊气过水声或抽取胃液来确定管道是否在胃内，并向胃内注入400～500ml气体。向空肠管内注入至少20ml无菌生理盐水或灭菌水。将患者右侧卧位（成45°～90°），顺时针旋转并插入空肠管，至空肠刻度，最后将引导钢丝完全取出。固定管道并记录长度，胃部与脐周听诊气过水声较前有无变化。若左上腹闻及气过水声提示管端位于胃内；右上腹闻及气过水声提示管端已进入十二指肠的降段；左肋腹闻及气过水声提示管端位于十二指肠远段或空肠上段。

### 433.如何验证鼻空肠管的位置

（1）听诊：若左上腹闻及气过水声提示管端位于胃内；右上腹（脐右侧）闻及气过水声提示管端已进入十二指肠的降段；左肋腹（脐左侧）闻及气过水声提示管端位于十二指肠远段或空肠上段。

（2）通过X线确认管道的位置正确后即可开始输注营养液了。

（3）pH测试：回抽液，抽出液体呈金色，且pH＞7提示为肠液，pH＜5为胃液。

### 434.如何测定胃残液量

胃残液量的测定是目前临床最常用的评估胃排空的方法。测定时，先停止肠内营养，然后用灌注器从鼻胃管抽吸胃内容物。通常在肠内营养6小时后测定1次胃残余量，如胃残液量＜100ml，喂养速度增加每小时20ml。如胃残液量＜200ml，等量替换，维持原速。如胃残液量＞200ml，替换200ml，降低喂养速度。如胃潴留量＞800ml，延缓喂养，报告医生。

### 435.不同途径的肠内营养各有何特点

鼻胃管适用于短期营养支持的患者，优点为简单、易操作，缺点为易反流、误吸、鼻窦炎、上呼吸道感染发生率高。鼻空肠管适用于有胃反流、误吸风险的患者，优点为反流误吸发生率降低，患者对肠内营养的耐受性增加，缺点为在喂养的早期，营养液渗透压不宜过高。胃造口适用于昏迷、食管梗阻等长时间不能进食胃排空良好的重症患者，优点为减少了鼻咽与上呼吸道的感染并发症，可长期留置营养管。肠造口适用于有误吸风险、胃动力障碍等需要胃肠减压的重症患者，优点为减少了反流与误吸风险；在喂养的同时可行胃十二指肠减压，也可长期留置。

## 436. 灌肠的注意事项有哪些

（1）掌握溶液的温度、浓度、流速、压力和溶液的量，遇伤寒患者灌肠，溶液不得超过500ml，压力要低（液面不得超过肛门30cm）。

（2）如为降温灌肠，可用28～32℃等渗盐水或用4℃等渗盐水，保留30分钟后再排出，排便后隔30分钟再测量体温并做好记录。

（3）肝性脑病患者禁用肥皂水灌肠，以减少氨的产生和吸收。

（4）指导患者建立正常排便习惯，多食蔬菜水果，多饮水和加强运动。

（5）灌肠中随时观察病情，发现脉速、面色苍白、出冷汗、剧烈腹痛、心慌气急，应立即停止灌肠，并通知医生。

（6）禁忌证：急腹症、消化道出血患者以及妊娠妇女不宜灌肠。

（7）注意患者保暖，防止受凉。

## 437. 导尿的注意事项有哪些

（1）用物必须严格消毒灭菌，并按无菌操作进行，以防感染。

（2）导尿管如误入阴道，应更换导尿管后重新插入。

（3）选择光滑和粗细适宜的导尿管，插管动作应轻慢，以免损伤尿道黏膜。

（4）若膀胱高度膨胀，患者又极度衰弱时，第一次放尿不应超过1000ml。

（5）消毒时，每只棉球限用1次，消毒顺序：阴阜→尿道口（自上而下）→对侧大阴唇→近侧大阴唇→（分开大阴唇后）对侧小阴唇→近侧小阴唇→尿道口带至肛门；再次消毒顺序:（分开大阴唇后）尿道口（自上而下）对侧小阴唇→近侧小阴唇→尿道口停留数秒钟。

（6）插管时嘱患者张口呼吸，动作要轻柔，避免损伤尿道黏膜。老年女性尿道口回缩应仔细辨认，如导尿管误插阴道应换管重新插入。为男性患者插管时，提起阴茎使之与腹壁成60°，使耻骨前弯消失，利于插管。

（7）尿袋应垂放在耻骨联合（腰部）以下，预防尿液反流。尿袋尿量超过700ml或尿袋的2/3满时，应及时倒掉，倒尿时勿使尿袋出口处受到污染，尿袋不可置于地上。嘱患者多饮水，每天饮水保持在2000ml以上，尿量至少维持1500ml以上，以减少尿路感染及尿路阻塞的机会，禁饮浓茶和咖啡，预防尿石的形成。如发现尿液混浊、沉淀、有结晶时应做膀胱冲洗，每周做尿常规检查1次。

### 438.采集血标本的注意事项有哪些

（1）采血过程中必须严格无菌技术操作，以免将污染菌误以为病原菌。

（2）采血的体位：坐位或卧位对检验结果无太大的差异，站立时，血液中成分浓缩，部分激素、蛋白、酶类、钙、镁结果偏高。

（3）避免在水肿、血肿、有烧伤或瘢痕部位，手臂上有导管、瘘管或者血管移植等部位采血。若女性患者做了乳腺切除术，应在手术对侧手臂采血。

（4）采血时，在静脉穿刺上方约6cm外扎止血带，用消毒液消毒穿刺部位，以进针点为中心，消毒范围＞5cm，30秒待干后采血。穿刺针头斜面向上，穿刺角度为15°～30°，穿刺部位采血部位通常是前臂肘部正中静脉。

（5）采血时只能向外抽，决不能向静脉内推，以免注入空气，形成气栓而造成严重后果。

（6）采集血培养标本采血量为每个部位15～20ml，防止标本污染，血培养标本应在用抗生素之前采集，已用抗生素应在检验单上注明。亚急性细胞内膜炎患者做血培养时应在5～10分钟，自3个部位采集3套血培养，以提高细菌培养的阳性率。

（7）避免充血和血液浓缩：采血时应动作迅速，尽可能缩短止血带压迫时间。一般在1分钟之内为宜。

（8）输液、输血时，不宜在同侧肢体采血，应在对侧肢体采血。

（9）嘱患者继续压迫针孔3～5分钟，勿揉搓针孔处，以免淤血。若一次穿刺失败，应重新更换部位。

### 439.痰和呼吸道分泌物标本采集规范有哪些

（1）咳痰标本采集：要求患者在清晨用药前留取。

（2）咽拭子采样：上呼吸道感染，可通过咽拭子获取标本。

（3）纤维支气管镜抽吸采样：以利多卡因做咽喉部局部麻醉后，插入纤维支气管镜（纤支镜），达到肺炎病灶引流支气管内，纤支镜吸引口依次连接标本采集瓶或试管及负压吸引装置，用负压将下呼吸道分泌物经纤维支气管镜吸入标本采集瓶内送检。

（4）防污染标本毛刷采样：防污染标本毛刷一般经纤维支气管镜采样，咽喉部由利多卡因局部麻醉，纤维支气管镜插入至肺炎病灶引流支气管腔内，插入过程尽量不做吸引或向腔内注射黏膜麻醉药。单塞防污染保护刷（PSB）经纤维支气管镜插入并超越前端1～2cm，伸出内套管顶去聚乙二醇塞，越过外套管约2cm，随后将毛刷伸出内套管2～3cm刷取分泌物。

### 440.动脉穿刺常穿刺的部位有哪些

采用动脉血进行检测，桡动脉最理想，其次为股动脉。采集时动脉血应随着动脉搏动顺利地流入血气针中，否则可能带入静脉血，导致酸碱度参数发生改变，而氧指标可能变得无临床意义。

（1）桡动脉：穿刺点位于掌横纹外侧上方1～2cm的动脉搏动处。桡动脉穿刺的进针方向为逆血流方向并与皮肤成30°～45°，见有鲜红色回血时固定穿刺针位置，抽取需要的血量后迅速拔针并按压局部2～5分钟。

（2）足背动脉：在内外踝连线的中点触及足背动脉搏动，选择手指压位下0.3～0.6cm，见有鲜红色回血时固定穿刺针位置，抽取需要的血量后迅速拔针并按压局部2～5分钟。

（3）股动脉：股动脉搏动最强处作为穿刺点，以示指、中指触及股动脉搏动并固定，在两指之间与皮肤成90°进针，见有鲜红色回血即穿刺成功。

（4）肱动脉：在肱二头肌肌腱内侧触及肱动脉搏动最明显处并固定，使动脉在手指下方，在示指边的动脉搏动处，以30°～45°进针见有鲜红色回血时固定穿刺针位置，抽取需要的血量后迅速拔针并按压局部2～5分钟。

### 441.动脉穿刺有哪些注意事项

（1）患者应保持情绪稳定，禁止剧烈运动，在安静状态下采集肝素化动脉血，并确保采血的动脉肢体没有输液。

（2）吸氧者若病情允许应停止吸氧30分钟后再采血，否则应标记给氧浓度与流量。填写血气分析申请单时，务必要注明采血时间、体温、患者吸氧方法，氧浓度、氧流量，机械通气的参数等。

（3）评估患者的病情、年龄、意识状态，有无特殊用药及配合情况，做好沟通及心理护理，避免因二次穿刺引起与患者发生纠纷。

（4）在使用动脉血气针穿刺前，回抽活塞至1ml处，因为在大部分情况下血液不能将活塞顶至1ml处，采血量不够会直接影响检测结果，若穿刺后再回抽活塞，血气针内会出现大量的气泡。

（5）标本采集成功后一只手用棉签重压取血部位5～10分钟，另一只手迅速将针头刺入橡胶塞内，以隔绝空气，并充分揉搓血样标本，使其与抗凝药混合并立即送检。

（6）动脉血必须防止空气混入，取血后不可抽拉注射器，以免空气混入，若血标本有气泡，针头向上竖直即可排除。

（7）下肢静脉血栓患者，避免从股动脉及下肢动脉采血。

（8）如有特殊用药患者，应适当延长压迫止血时间（如抗凝药物），尽量避免进行股动脉穿刺。

（9）如标本不能立即送检，可放入4℃冰箱内冷藏保存，最长不超过1小时，避免细胞代谢耗氧，$PaO_2$下降，$PaCO_2$升高。

### 442. 血气标本采集时有哪些要求

血气标本采集过程中应严格注意无菌操作，严格隔绝空气，最好采用一次性抗凝针抽取，血标本采集混匀后应该立即送检，因为血液中含有可呼吸的活性细胞，及时与空气隔绝仍然进行新陈代谢，如果不能及时送检应将标本存放在4℃冰箱内，但存放不应超过30分钟。吸氧者在病情允许的情况下应停止吸氧30分钟后再采血，否则应标明吸氧浓度，吸氧浓度%=21+4×吸氧流量（L/min）。

### 443. 血气分析的临床意义是什么

血气分析是判断患者呼吸（通气）、氧化及酸碱平衡状态的最可靠的指标和依据。可根据患者血气分析结果评估患者的氧合状况以及酸碱平衡状况，如血钾、血钙、血钠及血红蛋白等，为危重患者的诊断与治疗提供依据。

### 444.血气分析为什么要隔绝空气

动脉血标本是做血气分析用的，必须隔绝空气，否则血氧分压、血二氧化碳分压、血氧饱和度等好多数值均会受到影响，结果就不能真实反映患者的身体状况，对是否有酸碱代谢异常的分析也会受影响，就会不准确。另外因为空气中的氧分压高于动脉血，二氧化碳分压低于动脉血，一旦接触空气可使氧分压及二氧化碳分压都改变而无测定价值。

### 445.真空采血器易出现哪些故障，应如何处理

（1）真空采血管负压小或消失：立即用5ml注射器抽吸采血管内的空气，使之形成负压，血液即顺压力流入采血管内。

（2）静脉穿刺成功后无回血：多见于低血压或血黏度过高的患者，采血者用左手示指由上往下轻压采血静脉上段以增加压力，即可见回血。

（3）针头接上真空采血管后采血不畅：静脉采血是穿刺针头角度不对，导致针头斜面紧贴血管壁，改变采血针头角度即可。

（4）溶血现象：穿刺成功后，带胶套的针头在刺入真空管胶盖时要向其管壁倾斜45°，针头靠近内壁，血液顺管壁留下，避免血液直接冲向管底。

（5）凝血现象：加抗凝剂的真空采血管，采血后第一时间轻轻颠倒试管5～8次即可将血液与抗凝剂混匀。

### 446.腰椎穿刺术的目的是什么

（1）检查脑脊液的性质，协助诊断中枢神经系统的炎症或出血性疾病。

（2）测定颅内压力，了解蛛网膜下腔无阻塞。

（3）做其他辅助检查，如气脑造影、脊髓空气造影、脑室脑池放射性核素扫描等。

（4）对颅内出血、炎症或颅脑手术后，引流有刺激性脑脊液可减轻临床症状。

（5）进行腰椎麻醉或鞘内注射药物治疗。

### 447.腰椎穿刺术患者应采取何体位

患者侧卧于硬板床上，背部与床面垂直，头向前胸部屈曲，两手抱膝紧贴腹部，使躯干呈弓形，或由助手立于术者对面，用一手搂住患者头部，另一手搂住双下肢窝处并用力抱紧，使脊柱尽量后突，以增加椎间隙宽度，便于进针。

### 448.腰椎穿刺术的适应证和禁忌证有哪些

适应证：①中枢神经系统炎性疾病的诊断与鉴别诊断。包括化脓性脑膜炎、结核性脑膜炎、病毒性脑膜炎、真菌性脑膜炎、乙型脑炎等。②脑血管意外的诊断与鉴别诊断。包括脑出血、脑梗死、蛛网膜下腔出血等。③肿瘤性疾病的诊断与治疗。用于诊断脑膜白血病，并通过腰椎穿刺鞘内注射化疗药物治疗脑膜白血病。④测定颅内压力和了解蛛网膜下腔是否阻塞等。⑤椎管内给药。

禁忌证：①可疑颅高压、脑疝；②可疑颅内占位病；③休克等危重患者；④穿刺部位有炎症；⑤有严重的凝血功能障碍患者，如血友病患者等。

### 449.腰椎穿刺术的护理有哪些

（1）体位：嘱患者术后去枕平卧4～6小时，不可抬高头部，以防穿刺后反应如头痛、恶心、呕吐、眩晕等。

（2）病情观察：观察有无头痛、腰痛，有无脑疝及感染等穿刺后并发症。

（3）防感染：保持穿刺部位的纱布干燥，观察有无渗液及渗血。

（4）有特殊应立刻报告医生。

### 450.腰椎穿刺术术后常见并发症有哪些，如何处理

（1）头痛：最常见，多见于腰椎穿刺后颅内压低所致，特点为平卧时头痛减轻或缓解，而坐位或站位时症状加重。治疗主要是补充液体如生理盐水500～1000ml，或鼓励患者多饮水，忌浓茶，多进咸食，少进甜食，以免利尿，卧床休息，一般5～7天缓解。

（2）腰背痛及神经根痛：多为穿刺不顺利或穿刺针损伤神经根

引起。

（3）感染：未严格无菌操作引起。

（4）脑疝：最危险的并发症，多见于术前不清楚有颅内压增高或颅后窝占位性病变者，其腰穿后可引起沟回疝或枕骨大孔疝，延髓受压危及生命。处理停止放液，给予强力脱水药。

### 451.使用套管针的注意事项有哪些

（1）穿刺部位感染：在进行穿刺时，严格遵守无菌操作技术，严格按护理常规进行护理。

（2）皮下血肿：护理人员在进行操作前，应认真选择弹性好、走向直、清晰的血管，避免在关节部位和静脉窦的部位进行操作，应熟练掌握穿刺技术，穿刺时动作应轻巧、稳、准。

（3）液体渗漏：为避免液体渗漏，应妥善固定导管，嘱患者避免留置针肢体过度活动，必要时可适当约束肢体，同时注意穿刺部位上方衣物勿过紧，并加强对穿刺部位的观察及护理，对能下床活动的患者，应避免在下肢进行穿刺。

（4）导管堵塞：在静脉高营养输液后应彻底冲洗管道，每次输液完毕应正确封管，要根据患者的具体情况，选择合适的封管液及用量，并注意推注速度不可过快。输液过程中加强巡视，注意保护有留置针的肢体，尽量避免肢体下垂，以防导管堵塞。

（5）静脉炎：静脉炎按原因不同分为化学性和感染性两种，其常见症状为穿刺部位血管红、肿、热、痛，触诊时静脉如绳索般硬、滚、滑、无弹性，严重者局部针眼处可挤出脓性分泌物，并可伴有发热等全身症状。护理人员严格遵守无菌操作原则；长期输液患者，选择静脉尽量从血管远端开始，力争一次穿刺成功，输注对血管刺激性较强的药物应充分稀释后再应用，点滴速度应慢，前后应用生理盐水冲管，以减少静脉炎的发生；同时要有计划地更换输液部位，以保护血管。

（6）静脉血栓形成：反复多次在同一部位使用留置针进行静脉穿刺导致血管壁损伤，也是血栓形成的促发因素。为防止静脉血栓形成，穿刺时尽可能首选上肢粗静脉，并注意保护血管，避免在同一部位反复穿刺。对长期卧床的患者，应尽量避免在下肢远端使用静脉留置针，且留置时间不能过长。

### 452.深静脉穿刺置管术的操作规范是什么

经锁骨上径路锁骨下静脉穿刺置管术：患者取平卧位，肩下垫一薄枕，肩下垂，头低15°转向对侧。穿刺点及进针方向：锁骨中内1/3交点，锁骨下1cm内，针与锁骨成35°～40°，即对着同侧胸锁关节与额平面成35°～40°。

操作程序：①以穿刺点为中心常规消毒皮肤；②戴无菌手套，铺无菌洞巾；③确定插入导管长度；④利多卡因局部麻醉，5ml注射器抽吸；⑤5ml注射器抽生理盐水4ml，接防逆棒穿刺针；⑥穿刺点局部麻醉后按穿刺角度试穿刺；⑦用5ml注射器接穿刺针沿试穿刺点进针方向行静脉穿刺，见回血后，固定针头，沿侧孔插入有长度标记的无损伤导丝，连注射器一起拔出穿刺针；⑧扩张器扩张皮肤，经导丝插入导管，长度14～16cm；⑨拔出导丝，接注射器回抽血液，推注少量生理盐水，接肝素帽；⑩用固定器固定导丝，消毒穿刺点，涂四环素眼膏，贴透明敷贴。

### 453.PICC置管的禁忌证和适应证有哪些

适应证：①输液疗程在2周以上且静脉条件较差的患者；②有锁骨下或颈内静脉置管禁忌证的患者；③输注刺激性化疗药物的患者；④输注高渗性或黏稠性液体，如胃肠外营养液；⑤需反复输血或血制品，或反复采血的患者；⑥需要长期家庭输液的患者。

禁忌证：①上腔静脉压迫综合征；②穿刺部位有感染或损伤，置管途径有外伤史、血管外科手术史、放射治疗史、静脉血栓形成史；③对导管材料有过敏史；④接受乳腺癌根治术和腋下淋巴结清扫术患者的患侧上肢；⑤不配合治疗；⑥严重上肢水肿（若用超声引导下置管，此项不成立）。

### 454.PICC患者如何选择置管部位

（1）可选静脉有贵要静脉、肘正中静脉、头静脉和肱静脉。

（2）对于新生儿和儿童患者，其他可选择的部位还包括颞静脉、头部的耳后静脉、下肢大隐静脉。

（3）穿刺部位的选择应该避开触诊疼痛区域。

（4）选择穿刺部位应避开接受乳腺手术清扫腋窝淋巴结的、接受放射治疗的，或淋巴水肿的上肢末端，或脑血管意外后的患肢。

（5）对肘部血管条件差、上肢水肿、看不到或摸不到血管的患者，可采用血管超声引导下使用改良塞丁格技术进行置管。

### 455.PICC置管应如何正确封管

每次静脉输液、注射、采血、测量中心静脉压后必须立即冲洗管道，预防导管堵塞。普通药物冲管12小时1次；输注肠外营养、脂肪乳、白蛋白等静脉营养制剂时，应每4小时1次冲管；输血后立即冲管。两组药物之间如存在配伍禁忌最好选择不同的静脉通道输注，输液结束后PICC所有通道必须冲管。

冲管方法：用20ml注射器吸脉冲式冲管。冲洗管道后用正压封管技术封管，以防止血液流入导管尖端，导致导管阻塞。封管方法：用10～100U/ml正压封管。封管前所有通道均需用生理盐水冲管，且所有PICC通道均需封管。

### 456.PICC导管怎样维护

（1）备齐用物：聚维酮碘、乙醇、一次性治疗巾、无菌巾、无菌生理盐水、20ml注射器、无菌手套、无菌透明贴膜、无菌输液贴、抗过敏胶布、肝素帽或正压接头，PICC换药包。

（2）观察穿刺点有无发红、肿胀、渗血及渗液，导管有无移动，是否脱出或进入体内，贴膜有无潮湿、脱落、污染，是否到期，测臂围。

（3）抽吸生理盐水，接头皮针排气，放入无菌巾中。

（4）暴露导管穿刺部位，在手臂下垫一次性治疗巾，自下而上去除敷料。

（5）穿刺点、皮肤消毒。

（6）无菌方式打开新肝素帽，生理盐水预冲排空。

（7）安装新的肝素帽。

（8）将准备好的连接注射器的头皮针插入肝素帽内，脉冲冲管＋正压封管。

（9）固定导管。

（10）消毒肝素帽，妥善固定好导管，在贴膜上记录更换敷料的时间。

### 457. 如何更换PICC置管敷料

（1）正确去除和粘贴敷料：为了保护穿刺点，避免污染，固定导管，预防感染，应实施正确手法去除和粘贴敷料：①去除敷料：沿四周0°平拉掀起贴膜，左手固定导管，右手自下而上180°去除原有贴膜；②粘贴敷料：将贴膜对折，其中心对准穿刺点，使其无张力，无气泡，严密粘贴。

（2）更换敷料需遵守的原则：严格执行无菌技术操作原则；不得使用<10cm×12cm的贴膜覆盖，贴膜覆盖处均应保持无菌；如选用乙醇消毒皮肤，注意不要接触导管，防止导管老化变性；不要将胶布直接贴到导管上，防止损伤导管；禁止将体外部分导管送入体内。

（3）更换敷料的注意事项：①操作者需戴无菌手套，严格掌握无菌技术操作原则；②首先更换敷料的时间为置入后24小时，以后至少1周2次；③敷料如污染、潮湿、松动，随时更换；④更换前应查看维护手册记录的臂围及置入长度是否与实际相符；⑤更换完毕后应准确记录双臂围，置入长度及时间。

（4）更换敷料时重点观察：①皮肤有无皮疹、皮炎等发生。②导管的实际长度与记录长度是否一致。③导管内有无回血、气泡。导管有无漏液等。④穿刺点有无红肿、渗出等。⑤测量臂围是否与上次一致。⑥肢体有无肿胀、静脉炎等并发症发生

（5）敷料更换时间：定时更换敷料能够有效预防感染，保护穿刺点，妥善固定导管。在导管置入后24小时应首次更换敷料，以后每周更换1～2次。纱布敷料48小时更换1次，如与透明贴膜一起使用，则视同纱布敷料。敷料如有污染（或可疑污染）、松动或潮湿时应随时更换，并应清楚的记录更换敷料的时间，并贴于敷料处。

### 458. 怎样预防PICC置管堵管，如果发生堵管现象应如何处理

每次静脉输液、注射、采血、测量中心静脉压后必须立即冲洗管道，预防导管堵塞。普通药物冲管每12小时1次；输注肠外营养、脂肪乳、白蛋白等静脉营养制剂时，应每4小时1次冲管；输血后立即冲管。两组药物之间如存在配伍禁忌最好选择不同的静脉通道输注，输液结束

后PICC所有通道必须冲管。

冲管方法：用20ml注射器脉冲式冲管。冲洗管道后用正压封管技术封管，以防止血液流入导管尖端，导致导管阻塞。

导管堵塞是并发症中发生率最高的，并且随时间的延长而增加。原因可分为两类：血栓性堵塞和非血栓性堵塞。

（1）不完全堵塞处理：速度减慢初期，应及时用生理盐水脉冲方式冲管，如脉冲式冲管无法缓解，则给予5000U/ml尿激酶或250U/ml肝素钠注入1ml，保留20分钟，回抽后，立即用20ml注射器冲吸20ml生理盐水脉冲冲管。

（2）完全堵塞处理：负压方式再通，用5000U/ml尿激酶20ml或250U/ml肝素钠，回抽注射器活塞，导管内的负压会使尿激酶溶液或肝素钠溶液进入导管内约0.5ml。20分钟后用5000U/ml尿激酶20ml，回抽注射器活塞，将导管中的药物和溶解掉的血液抽回，弃之。如果经以上的操作，一次没有使导管通畅，可以重复几个循环。

### 459.脑血管造影术术前准备有哪些

术前检查：术前通常要做胸部X线片、心脏彩超、心电图等检查，还需要抽血检验血常规、凝血常规、肝肾功能电解质、血脂、血糖、血型，还有传染病等的筛选。

术前准备：①术前应进行双侧腹股沟、会阴大腿上1/3平脐部备皮。②检查、股动脉及双侧足背动脉搏动情况，术前及与术后对照，经桡动脉穿刺者行Allen试验，了解掌弓循环情况。③训练床上大、小便为防止术后排便困难。告知患者手术中保持平卧姿势，在注射造影剂时身体会有轻微不适，叮嘱患者不可晃动，否则会影响造影结果。④术前6小时禁食，4小时禁水。术前30分钟肌内注射苯巴比妥0.1g并在手术对侧肢体建立静脉通道。⑤碘过敏试验：将造影剂以等量稀释取1ml缓慢静推。15分钟后观察结果，如出现恶心、呕吐、头晕、麻疹、心慌、气短症状属于阳性反应。

### 460.常用物理降温法有哪些

（1）局部冷疗：适用于体温超过39℃者，给予冷毛巾、冰帽、冰袋及化学制冷袋做头部、腋下和腹股沟处冷敷，通过传导方式散发体内的热量。

（2）全身冷疗：适用于体温超过39.5℃者，采用乙醇擦浴、温水擦浴、冰水灌肠等方法。

### 461.药物降温的注意事项有哪些

（1）解热一般在体温达39℃以上时才能用药物降温。

（2）感染性发热的根本是消除感染源和感染灶，因此，解热药应与抗感染药配合使用。

（3）某些解热药有杀伤白细胞作用，所以，对高热者应先用物理降温法，必要时才考虑药物降温。

（4）熟悉各种解热药的药理作用、禁忌证和配伍禁忌，以免发生不良反应及过敏反应。

（5）多种药物配合使用可减轻应用解热药的副作用。

（6）药物降温时须注意患者的身心放松，必要时服用催眠药。

（7）药物剂量过大会引起出汗、体液丧失、血压下降、脉搏细速、四肢厥冷等虚脱或休克现象。

### 462.如何处理呼吸机管道中的冷凝水

（1）冷凝水的收集：要保证呼吸机管道的正确安装，呼吸机回路保持通畅、密闭性。呼吸机管路放置低于人工气道开口平面和湿化罐，避免管路积水反流入患者气道和湿化罐内，避免气道感染的发生。集水罐位置处于管路位置最低点，冷凝水倾倒后及时盖上盖子，防止细菌随冷凝水的挥发对病室空气造成污染。

（2）冷凝水的无害化处理：采取现配制消毒液的方法，配制含有效氯为2000mg/L的消毒液，置于有盖的塑料桶内及时倾倒，将冷凝水倒入桶内，并盖好盖子。当倒入的冷凝水达到1000ml时，将收集冷凝水的塑料桶及时倾倒，重新配制消毒液。如果24小时内冷凝水未达到1000ml也应重新配制和更换消毒液，以保证消毒液的有效浓度。

### 463.呼吸机管路和湿化器内液体应该如何管理

呼吸机管路更换的最佳时间是7天左右，更换过于频繁，会给患者带来较大危害。更换呼吸机管路时，危重患者将被临时中断机械通气，在以手动简易呼吸器辅助通气过程中，易把管路内污染的冷凝水灌入气道发生感染。同时，频繁更换管道，医护人员可能会因为操作不当而污染呼吸机管道。呼吸机上的湿化器内使用灭菌注射用水或蒸馏水，在使用呼吸机前加入湿化液，可使用一次性注射器滴入湿化器内。湿化器内液体应每日更换，添加前先倒去残余液体。湿化器每周消毒1次，湿化器内滤纸应及时更换，在离断管道、变换患者体位时勿使冷凝水倒流入湿化器内。

### 464.减少冷凝水危害的临床意义有哪些

冷凝水易引起呼吸机相关性肺炎。机械通气患者的雾化器及呼吸道内细菌定植，呼吸回路中水蒸气凝集是细菌生存的场所，冷凝水中细菌浓度高，体位改变时含菌水有可能直接流入下呼吸道，成为呼吸机相关性肺炎的感染源。如果呼吸机管路内存有冷凝水，未及时收集倾倒，将会使管路内径缩小，从而使气道阻力增加，增加患者的吸力做功，潮气量减少。

（徐　宁）

# 第11章

# 脑卒中患者常见抢救技术

### 465.什么是CPR

心肺复苏术（cardio pulmonary resuscitation，CPR）指当呼吸终止及心跳停顿时，合并使用人工呼吸及心外按压来进行急救的一种技术。

### 466.心搏骤停如何判断

判断标准：①神志丧失。②颈动脉、股动脉搏动消失，心音消失，血压测不出。③叹息样呼吸，如不能紧急恢复血液循环，很快就停止呼吸。④瞳孔散大，对光反射减弱以至消失。同时，心电图上的表现为：心室颤动或扑动；心电机械分离，有宽而畸形、低振幅的QRS，频率每分钟20～30次，不产生心肌机械性收缩；心室静止，呈无电波的一条直线，或仅见心房波。心室颤动超过4分钟仍未复律，几乎均转为心室静止。

### 467.心肺复苏的基本步骤有哪些

首先评估现场环境安全。

（1）意识的判断：用双手轻拍患者双肩，问："喂！你怎么了？"提示无反应。

（2）检查呼吸：观察患者胸部起伏5～10秒（1001，1002，1003，1004，1005……）提示无呼吸。

（3）呼救：来人啊！喊医生！推抢救车！除颤仪！

（4）判断是否有颈动脉搏动：用右手的中指和示指从气管正中环状软骨划向近侧颈动脉搏动处，告之无搏动（数1001，1002，1003，

1004，1005……判断5秒以上10秒以下）。

（5）松解衣领及裤带。

（6）胸外心脏按压：两乳头连线中点（胸骨中下1/3处），用左手掌根紧贴患者的胸部，两手重叠，左手五指翘起，双臂伸直，用上身力量用力按压30次（按压频率至少每分钟100次，按压深度至少5cm）。

（7）打开气道：仰头抬颌法。口腔无分泌物，无义齿。

（8）人工呼吸：应用简易呼吸器，一手以"CE"手法固定，一手挤压简易呼吸器，每次送气400～600ml，频率每分钟10～12次。

（9）持续2分钟的高效率的CPR：以心脏按压：人工呼吸＝30∶2的比例进行，操作5个周期（心脏按压开始送气结束）。

（10）判断复苏是否有效（听是否有呼吸音，同时触摸是否有颈动脉搏动）。

（11）整理患者，进一步生命支持。

### 468. 复苏成功的有效指征有哪些

有效指标：①颈动脉搏动按压有效时，每一次按压可以摸到1次搏动，如若停止按压，搏动也消失，此时应继续进行胸外按压；如若停止按压后脉搏仍然跳动，则说明患者心搏已恢复（按压有效时，可测到血压在60/40mmHg）。②面色（口唇）由发绀转为红润；如面色变为灰白，则说明复苏无效。③神志：复苏有效时，意识逐渐恢复，昏迷变浅，可见患者有眼球活动，甚至手足开始活动，或出现反射或挣扎。④出现自主呼吸：吹气时可听到肺泡呼吸音或有自主呼吸，呼吸改善。但自主呼吸出现，并不意味着可以停止人工呼吸，如果自主呼吸微弱，仍应坚持口对口呼吸。⑤瞳孔：复苏有效时，可见瞳孔由大变小，有对光反射；如瞳孔由小变大、固定，则说明复苏无效。

### 469. 徒手心肺复苏操作有哪些注意事项

（1）一边按压要一边观察患者面部表情。

（2）左手掌指端和患者长轴垂直，保证肘关节伸直，上肢成一直线，双肩正对双手，髋部为轴，腰部挺直用力保证每次按压方向垂直于胸骨柄。

（3）按压的力量以按压深度至少5cm为准。

（4）老年人要特别小心。

（5）胸外按压与人工呼吸必须交替进行。

（6）每轮次以人工呼吸为结束。

（7）成年人每分钟100次，新生儿每分钟＜80次，婴儿及儿童每分钟＜60次并有基础灌注不足指征时及时做胸外按压。

（8）按压1分钟或按压5个周期时，检查呼吸、脉搏、瞳孔变化以后每4～5分钟检查1次，时间＜10秒。

（9）做完第5个循环后给予人工呼吸2次后检查颈动脉搏动及自主呼吸情况，检查时间：＜10秒。

### 470.胸外心脏按压术的操作要点是什么

按压部位：胸骨中下1/3交界处的正中线上或剑突上2.5～5cm处。按压方法：①抢救者一手掌根部紧贴于胸部按压部位，另一手掌放在此手背上，两手平行重叠且手指交叉互握稍抬起，使手指脱离胸壁。②抢救者双臂应绷直，双肩中点垂直于按压部位，利用上半身体重和肩、臂部肌肉力量垂直向下按压。③按压应平稳、有规律地进行，不能间断，下压与向上放松时间相等；按压至最低点处，应有一明显的停顿，不能冲击式的猛压或跳跃式按压；放松时定位的手掌根部不要离开胸部按压部位，但应尽量放松，使胸骨不受任何压力。④按压为频率至少每分钟100次，按压与放松时间比例以1∶1为恰当，与呼吸的比例同上述。⑤按压深度成年人至少5cm。在胸外按压的同时要进行人工呼吸，更不要为了观察脉搏和心率而频频中断心肺复苏，按压停歇时间一般不要超过10秒，以免干扰复苏成功。按压与人工呼吸的比例按照单人复苏方式应为30∶2。

### 471.人工呼吸的操作要点是什么

（1）首先使患者仰卧，头部后仰，先吸出口腔的咽喉部分分泌物，以保持呼吸道通畅。

（2）急救者蹲于患者一侧，一手托起患者下颌，另一手捏住患者鼻孔，将患者口腔张开，并覆盖纱布，急救者先深吸一口气，对准患者口腔用力吹入，然后迅速抬头，并同时松开双手，听有无回声，如有则表示气道通畅。如此反复进行，每分钟14～16次，直到自主呼吸恢复。如果患者口腔有严重外伤或牙关紧闭时，可对其鼻孔吹气（必须堵住口）即为口对鼻吹气。救护人吹气力量的大小，依患者的具体情况而定。一般以吹进气后，患者的胸廓稍微隆起为最合适。口对口之间，如果有纱布，则放一块叠二层厚的纱布，或一块一层的薄手帕，但注意不要因此影响空气出入。

### 472.心肺复苏时开放气道采用的方法有哪些

（1）仰头举颏法：抢救者将一手掌小鱼际（小拇指侧）置于患者前额，下压使其头部后仰，另一手的示指和中指置于靠近颏部的下颌骨下方，将颏部向前抬起，帮助头部后仰，气道开放。

（2）仰头抬颈法：患者仰卧，抢救者一手抬起患者颈部，另一手以小鱼际侧下压患者前额，使其头后仰，气道开放。

（3）双手抬颌法：患者平卧，抢救者用双手从两侧抓紧患者的双下颌并托起，使头后仰，下颌骨前移，即可打开气道。此法适用于颈部有外伤者，以下颌上提为主，不能将患者头部后仰及左右转动。注意：颈部有外伤者只能采用双手抬颌法开放气道。不宜采用仰头举颏法和仰头抬颈法，以避免进一步脊髓损伤。

### 473.心肺复苏的并发症有哪些

（1）若气道不畅，吹气力量过大，会使胃胀气，胃内容物反流引起误吸。

（2）对动脉粥样硬化的老年患者，头部过度后仰或头部转向一侧时，可引起脑基底动脉循环血量减少，导致脑干缺血。

（3）即使胸外按压运用正确，按压也可引起肋软骨分离或多发性肋骨骨折，尤其在老年人中更易发生。

（4）经锁骨下进行中心静脉插管，建立液路，辅助进行复苏时，可引起气胸、血气胸及纵隔积液。

### 474.如何使用简易呼吸器

（1）清除口鼻异物及活动性义齿，将患者取去枕仰卧位，开放气道。

（2）操作者位于患者头端。

（3）将压力阀下压关闭，以增加送气压力。

（4）连接氧气，调节氧流量，每分钟＞10L。

（5）将面罩扣住患者口鼻，使三角形面罩底边位于下颌。

（6）使用E-C手法固定面罩：示指、拇指固定并下压面罩，中指、环指、小指抬起下颌保持气道开放。

（7）单手对掌挤压球囊，观察胸廓起伏。

（8）按压球囊：成年人每次通气量400～600ml。

### 475.使用简易呼吸器时应该如何正确挤压呼吸气囊

挤压呼吸气囊时，压力不可过大，挤压呼吸囊的1/3～2/3为宜，操作频率成年人为每分钟12～15次，儿童为每分钟14～20次，婴儿为每分钟35～40次，如已建立高级气道（气管插管、喉罩），操作频率为每分钟8～10次。婴儿用450ml的气囊，儿童用750ml的气囊，成年人用1600ml的气囊。应用时开放气道，清除口鼻分泌物，用C-E手法扣住面罩，抬起患者的下颌，躁动者防止舌后坠或舌咬伤可先置入口咽导管。挤压呼吸囊时，不可时快时慢，以免损伤肺组织，造成呼吸中枢紊乱影响呼吸功能恢复。密切观察患者胸廓的起伏、皮肤颜色、听诊呼吸音、生命体征、血氧饱和度。发现患者有自主呼吸时，应按照患者呼吸动作加以辅助，以免影响患者的自主呼吸。

### 476.如何判断简易呼吸器工作正常

（1）取下单向阀和储气阀时，挤压球体，将手松开，球体应很快地自弹回原状。

（2）将出气口用手堵住，压下球囊后，将会发现球囊不易被压下，如果发现球囊慢慢向下漏气，检查进气阀是否组装正确。

（3）将单向阀接上球体，并在患者接头处接上呼吸袋。挤压球体，鸭嘴阀会张开，使得呼吸袋没有膨胀，如果呼吸袋没有膨胀时，检查单向阀、呼吸袋是否组装正确。

（4）将储氧阀和储氧袋接在一起，将气体吹入储气阀，使储氧袋膨胀，将接头堵住，压缩储氧袋，气体自储氧阀逸出，如未能察觉到气体逸出时，检查储氧袋安装是否正确。

## 477.应用简易呼吸器时如何判断患者有无自主通气

（1）挤压气囊时，注意观察患者胸部起伏情况。

（2）观察患者自主呼吸恢复情况。

（3）观察患者口唇、面色、脉搏、氧饱和度的变化，观察呼吸改善情况。

（4）观察单向阀（鸭嘴阀）是否正常工作。

（5）通气过程中，观察面罩内是否呈雾状。

（6）观察胃区是否胀气，避免过多气体挤压到胃部而影响呼吸的改善。注意保持气道通畅，及时清理分泌物。

## 478.同步与非同步电复律有何区别

目前AED包括二种除颤波形：单相波（MDS）和双相波（BTE），不同的波形对能量的需求有所不同。单相波主要为单向电流，根据电流衰减的速率可再分为逐渐衰减（递减的正弦波形）和瞬时衰减。双相波是指依次有2个电流脉冲，第二个与第一个的方向相反。一般建议，单相波电除颤首次电击能量为200J，第2次为200～300J，第3次为300～360J。逐渐增加能量目的是既增加成功的可能性，又尽量降低电击损伤。1996年美国首次使用了双相波电除颤器，其为阻抗补偿双相衰减指数波形，释放150J的非递增性电流。实验证实了双相波优于单相波，双相波在院前治疗心室颤动确实有效。

## 479.影响电复律效果的因素有哪些

（1）时间：心搏骤停的原因90%为心室颤动，终止心室颤动最有效的方法是电击除颤，时间是治疗心室颤动的关键，每延迟除颤1分钟其复苏成功率下降7%～10%。

（2）电极板的位置：如应用X线透视以优化电极板的位置，使其尽可能包绕心房肌，因此来提高复律成功率。

（3）电复律波形及能量选择：体外更高能量电复律对那些标准能量复律无作用的患者有效，并且同样安全，无心肌损害。在输出电脉冲的波形上还可应用双相波形复律，也可提高复律效果。

### 480.心脏电复律患者转律后早期观察护理有哪些

（1）除颤成功后立即给予持续心电血氧饱和度监测。

（2）开放静脉通道并保持通畅。

（3）密切观察患者的意识、生命体征、血氧饱和度及心电示波情况，如有异常立即记录，以便留下宝贵的资料备查和作为治疗依据。

### 481.电复律的并发症有哪些

①诱发各种心律失常：期前收缩、室性心动过速或心室颤动、缓慢性心律失常；②栓塞；③低血压；④急性肺水肿；⑤心肌损伤；⑥皮肤灼伤。

### 482.口咽通气管有哪些适应证和禁忌证

适应证：适用于昏迷无完整的咳嗽和呕吐反射的患者，为解除舌后坠、保持气道通畅、利于吸痰。禁忌证：禁用于喉头水肿、气管内异物、哮喘、咽反射亢进及清醒患者。

### 483.口咽通气管有哪几种置入方法

置管方法：向患者做好解释工作，协助患者取平卧位，头后仰，清除口腔分泌物，保持呼吸道通畅。

（1）直接放置法：用舌拉钩或舌压板作为辅助工具，将通气管的咽弯曲沿舌面顺势送至上咽部，将舌根与口咽后壁分开，也可借助喉镜置入。

（2）反向插入法：取平卧位，抬起患者下颌角，将口咽通气管凹面向上由舌面上方压入（可先用压舌板压住舌）再旋转180°使其凹面向下，前端置于舌根之后。此法较直接放置法简单，特别适用于院前急救置管后，翼缘部分须加以固定，防止口咽通气管滑入咽部或误入气管，可用两条胶布固定于两侧面颊。

### 484.使用口咽通气管有哪些注意事项

（1）喉头水肿、气管内异物、哮喘、咽反射亢进或出现中枢性呼吸衰竭等均应视为口咽通气管的禁忌证。操作前去掉患者的义齿，如有牙齿折断或脱落的危险，如需置入，可采取侧卧位放置口咽管，以防牙齿脱落掉入咽腔吸入气管内引起窒息。

（2）严格无菌操作，防止交叉感染。口咽通气管需持续放置时，2～3小时重新更换位置。做好口腔护理及口咽管的清洗，防止口腔黏膜溃疡及痰痂堵塞口咽管。

（3）做好心理护理，要耐心向患者讲明此项操作是一项重要的护理措施，以争取患者的配合，在操作过程中应尽量做到轻、稳，以减轻患者的痛苦。

（4）放置口咽通气管确切固定后，对于难以耐受口咽通气管者，应适当用镇静药。若强行留置会造成患者烦躁不安，增加耗氧量。若放置失败或无效，估计病情不会很快好转，必须选择气管插管或气管切开，确切有效的改善通气。

（5）若患者呕吐频繁且大量时，增加了误吸的危险，应及时给予气管插管或切开。

### 485.使用鼻咽通气管的适应证与禁忌证有哪些

适应证：①舌根后坠造成的不完全呼吸道梗阻患者；②呼吸困难通过鼻咽通气管进行氧气吸入者；③咳痰无力，需经上呼吸道进行吸引者；④防止反复经鼻腔吸引易引起鼻腔黏膜破损；⑤牙关紧闭不能经口吸痰的，如帕金森病。

禁忌证：鼻息肉、鼻腔出血或有出血倾向、鼻外伤、鼻腔畸形、鼻腔炎症、明显的鼻中隔偏曲、凝血机制异常、颅底骨折、脑脊液耳鼻漏的患者禁用。

### 486.鼻咽与口咽通气管相比，有哪些优点

（1）鼻咽通气管的使用：患者耐受性好，不影响口腔功能，仍可经口进食，保持口腔清洁；减少感染，便于护理；通气效果较放置口咽管明显改善。

（2）口咽管存在患者耐受差、吐管、堵管的现象，影响正常的口腔功能，易引起口腔感染发生，但如有舌后坠和舌咬伤倾向者应首选口咽导管。

（3）鼻咽通气管易于固定，不易移位。

### 487.如何留置鼻咽导管

（1）备齐用物（手电筒、无菌棉签、纱布、液状石蜡、合适型号鼻咽通气管、吸氧装置、吸痰装置）。

（2）摆体位一般取侧卧或头偏一侧。

（3）颌下铺治疗巾。

（4）选择通畅一侧鼻腔，清洁并用棉签蘸液状石蜡润滑鼻孔。

（5）用浸润液状石蜡的纱布充分润滑鼻咽通气管外壁。

（6）将鼻咽通气管弯度向下、弧度朝上内缘口向下沿垂直鼻面部方向缓缓插入鼻孔至管的外口缘。

（7）布或系带妥善固定于鼻侧部。

### 488.什么是喉罩

喉罩是一种介于气管插管和呼吸面罩之间的气道处理装置。它由罩子（为可充气或放气的胶带囊）、通气管道、罩子充气管等组成。通气管的一端连接一罩子，另一端连接一雄性接头，罩子通过罩子充放气管、冲气指示囊、冲放气活瓣进行充气或放气。

### 489.喉罩的置入方法有哪些

（1）盲探法：手指引导法，这种方法是最传统且是临床最常用的喉罩置入方法，适用于各型喉罩的使用。

（2）明视法：喉镜辅助明视法，适用于各型喉罩。

### 490.气管插管患者的护理要点是什么

（1）气管插管要固定牢固并保持清洁，要随时观察固定情况和导管刻度。

（2）保持管道通畅，防止扭曲，及时进行呼吸道的湿化以防止气管分泌物结痂影响通气。吸痰时尽量做到无菌操作，以预防交叉感染。每次吸痰时间不超过15秒，以防加重缺氧；气囊遵循最小漏气技术，以防止气道黏膜损伤。

（3）气道湿化，可遵医嘱给予生理盐水气管内滴药或雾化吸入。

（4）保持口、鼻腔清洁，气管插管患者一般均给予鼻饲流食，口腔失去咀嚼运动、口干、异味加重，同时口腔插管患者要用牙垫固定，不利于口腔清洁，因此，需要每日2次以上的口腔护理，保持口腔清洁，去除异味，减少溃疡发生。

### 491.行气管插管时护士应如何准备用物及配合

（1）用物准备：牙垫、注射器、吸痰管、面罩、简易呼吸器、吸引器、抢救车、无菌手套、插管辅助用药。根据需要备好呼吸机，使一切处于完好状态。

（2）配合：患者去枕仰卧，肩部可略抬高5～10cm，充分暴露声门。及时吸净痰液，密切关注患者的生命体征，尤其是心电图和$SpO_2$的变化。递喉镜给医生，插入后协助取出导管内芯，吸痰。一边固定插管位置，一边抱球辅助通气，观察胸廓起伏，听诊两肺呼吸音是否对称，观察$SpO_2$是否下降，然后向气囊注气4～5ml，用牙垫、胶布固定，测气囊压力，气管内给氧，根据病情需要连接呼吸机。

### 492.气管插管患者气囊应该如何护理

理想的气囊压力应小于毛细血管渗透压（25mmHg）。正确的方法为最小闭合容量技术（MOV），即将听诊器放于患者气管插管处，边向气囊内注气边听漏气声，直到注入气体刚能封闭气道，听不到漏气声时再抽出0.5ml气体。目前临床普遍使用低压气囊，气囊注气至达到鼻尖硬度即可，每8～12小时放气囊1次，每次5～10分钟，放气宜在饭前进行，同时利用简易呼吸器清除气囊上滞留物。进食时，应使气囊充气充分，以免反流误吸。

### 493.气管插管易出现哪些并发症

（1）误入食管：常因声门暴露不清、口咽部分泌物过多影响视野所致。

（2）误入一侧支气管：多为插入过深或插入后未及时固定移位所致。

（3）心律失常：常见有心动过缓或心搏骤停，易发生于病情严重及全身状况不稳定的患者。

（4）低氧血症：常见为呼吸道分泌物阻塞，气道开放不充分，或面罩过度通气时，面罩与脸部有漏气。

（5）误吸：胃内容物反流。

（6）口腔、牙齿、声带损伤。

（7）管理不当造成的导管脱出或梗阻。

（8）低血压：原因多为使用麻醉镇静药所致。

（9）咽部过度刺激，导致喉痉挛和完全性呼吸道梗阻。

### 494.如何判断气管插管进入气管内

①按压胸部时，导管口有气流。②人工抱球辅助呼吸时，可见双侧胸廓对称起伏，并可听到清晰的肺泡呼吸音。③如气管插管用透明导管时，吸气时管壁清亮，呼气时可见明显的"白雾"样改变。④患者如有自主呼吸，接呼吸机后可见呼吸球囊随呼吸而张缩。⑤检测血氧饱和度则更易判断，血氧饱和度数值有显著上升。⑥呼出气体$CO_2$检测：检测时用一个经化学试纸处理过的试纸条反映$CO_2$浓度。$CO_2$浓度较低时，试纸呈紫色；$CO_2$浓度2%～5%时，试纸呈黄色；如试纸为褐色，说明呼出的$CO_2$浓度低于通常呼出的$CO_2$浓度。

### 495.气管切开患者有哪些护理要点

（1）环境：气管切开的患者应安置于监护室或单间病房，保持室内清洁安静，室温18～20℃，相对湿度60%～70%。每天用消毒水清洁地面及擦拭床旁用具。每日通风30分钟以上，每日紫外线照射消毒，定期检测消毒效果。

（2）气管切开术后应保持颈的伸展位，保证气管套管在气管居中位置。气管切开患者的体位不宜过多变动，翻身时要动作轻柔，保持头颈上半身在同一直线，以防套管脱出而发生呼吸困难。烦躁患者应适当约束肢体，床旁需备齐抢救物品，以防脱管时使用。

（3）妥善固定套管：套管宜用双带法固定，松紧以能容一指为宜。随时调节呼吸机支架，妥善固定呼吸机管道，使气管套管承受最小牵拉。

（4）保持气管内套管通畅：是术后护理的关键。一般每隔4～6小时清洗内套管1次。分泌物过多时，甚至间隔30分钟清洗1次。取出内套管的方法是，左手按住外套管，右手转开管上开关后取出，以防将气管套管全部拔出。

（5）预防感染：气管切开处敷料应每日2次换药，严格无菌操作，如分泌物过多，无菌纱布应随湿随换。吸痰时，严格无菌操作，物品专人专用。加强气道湿化，持续给予雾化吸入，每小时给予气管套管内盐水滴入湿化，以防止内套管痰液阻塞，造成呼吸困难。

（6）拔管：拔管前先试行堵管，观察患者有无呼吸困难现象，如患者活动、睡眠时呼吸平稳。于48小时后可拔除套管，拔管后局部要消毒，切口用蝶形胶布将创缘拉拢，一般3～4天伤口即能自愈。拔管1～2天应更加严密观察患者的呼吸意识等病情变化。

### 496.抢救时气管内吸痰方法要点是什么

（1）吸痰前准备：对清醒患者做好心理护理和解释工作，解除思想顾虑，以取得患者良好的配合。

（2）选择内径相对大、12号或14号专用吸痰管，其外径小于气管导管内径的1/2，吸痰管的长度应比气管导管长4～5cm，保证能吸出气管和支气管内的分泌物。

（3）若出现呼吸音减弱、呼吸困难、气管导管内看见分泌物、出现痰鸣音、气道压力增加、不明原因血氧饱和度下降等均需给予吸痰。

（4）吸痰时动作轻柔迅速、避免损伤气道黏膜。

（5）注意无菌操作，吸痰时由内向外的原则，先吸净气管内分泌物，然后再吸鼻、口腔内分泌物。

### 497.气管导管脱出后易发生哪些并发症

气管导管脱出或滑出后，患者会突然发出声音，出现呼吸困难、发绀、心率减慢或心动过速、心律失常、血压下降、双肺呼吸音减弱或消失。如导管滑至气管切开处皮下组织，机械通气时颈面部迅速发生皮下气肿，同时呼吸机气道峰压增高发出报警声。

### 498.气管切开适用于哪些患者

气管切开的目的是为了长期进行气道管理。一般气管插管保留7～10天或以上时，或意识清醒但须长时间维持机械通气的患者，均应行气管切开术。气管切开置管可防止气管插管长时间压迫气管而导致气管黏膜损伤及发生食管气管瘘的可能，而且气管切开避开了口咽部的自然弯曲，吸氧更加容易，分泌物排出更加彻底，防止造成口腔黏膜的溃疡。

### 499.气管切开术操作规范及护理配合有哪些

气管切开操作规范：①需要注射少量镇静药或麻醉药，第2与第3气管环处的皮下注射含肾上腺素的利多卡因浸润麻醉，从环状软骨下缘起垂直向下做1cm长皮肤切口。②将气管插管撤至顶端位于声带下。③将气管穿刺针以45°斜向尾端刺入气管前壁，直到可抽出大量气体。④把尖端呈"J"形的导丝及导管插入气管，以之引导，用扩张器扩张气管开口，直到达到合适大小。⑤将气管套管通过扩张器及导丝将导管插入气管。撤出扩张器、导丝及导管，将套管固定。

护理配合：准备用物，包括气管切开包、无菌手套、消毒用品、1%的利多卡因、生理盐水、注射器、气切套管、吸痰吸氧装置。①患者仰卧位，头后仰，常规消毒，以切口为中心直径＞10cm，铺无菌巾。②协助开包，局部麻醉。③由医生切开气管，放入套管。按需吸除气道分泌物，再清除鼻腔分泌物。④气囊充气。⑤扁带系颈部固定。⑥用纱布和凡士林纱布垫在伤口与套管之间。⑦给予吸氧或按需接上呼吸及辅助呼吸，密切注意神志、面色、心率、血氧饱和度，清醒患者，注意沟通和心理护理。

### 500.气管切开患者最易出现哪些并发症，应如何处理

气管切开患者常见的并发症有肺部感染、导管阻塞、脱管。预防肺部感染护理：①严格执行无菌操作，掌握规范的吸痰技术；②预防吸入性肺炎和胃内容物反流，病情许可时，患者应抬高头部30°平卧位，尤其是鼻饲时头部应抬高30°～45°，并至少保持1小时以上；③吸净气囊上的分泌物，避免口咽部分泌物进入下呼吸道；④呼吸机的螺纹管路应低于连接管，冷凝水收集瓶应置于管道最低位，随时倾倒，以防倒流；⑤加强口腔护理。

预防导管阻塞护理：可影响肺通气量或换气功能，导致缺氧窒息，有效的气道湿化及内套管的清理是防止此类并发症的关键措施：①湿化方式的选择；②湿化液的选择；③气管内套管的护理。

预防气管切开导管滑脱：对气管套管宜用双带法固定，松紧以能容一指为宜。固定过松，在患者咳嗽、翻身、吸痰时易造成套管移动或脱出。躁动患者如不能配合，随时有拔出气管套管的风险时，给予四肢约束，或遵医嘱给予适量镇静药。

### 501.除颤仪在什么情况下应用

通常用于救治心室颤动（心室颤动，一种严重的室性心律失常，心室肌发生无规则的颤动）和心室扑动（心室扑动，类似心室颤动）一类可致命的室性心律失常，还有就是无法识别R波的快速室性心动过速。

### 502.心电监护常见的报警原因是什么

（1）导线脱落。

（2）ECG基线游走不定无法显示心律：①间断性游走。电极位置放置不准确；电极、电线连接不良。②连续性游走：常由呼吸费力造成。

（3）误报警：报警参数上、下界限调整不合适。上限设置过低，下限设置过高均可出现频繁报警；由于外界干扰或肌肉震颤误报不规则心律；安置起搏器者，未设置成起搏监测模式，致心电监护仪识别错误；电极片放置部位皮肤发红瘙痒及仪器感应功能过高等。

（4）导联选择不正确：QRS波群显示不清楚，或R波振幅过低，心电监护仪无法识别；心电监护仪同时感知P波及R波，显示心率高于实际心率1倍。

（5）有心电图未显示心率：选择心率来源是PLETH而无心率，可能为血氧探头未接或损坏；选择心率来源是ECG而无心率，可能是心电信号过高或过低，观察困难，无法显示正确心率等原因。

### 503.心电监护仪电极片的放置应在什么位置

（1）右上（RA）胸骨右缘锁骨中线第1肋间。

（2）右下（RL）右锁骨中线剑突水平处。

（3）中间（C）胸骨左缘第4肋间。

（4）左上（LA）胸骨左缘锁骨中线第1肋间。

（5）左下（LL）左锁骨中线剑突水平处。

### 504.使用除颤仪的注意事项有哪些

（1）插上电源打开除颤仪，确认关闭同步键。

（2）连接心电监护导联，确认心室颤动或室性心动过速（无脉搏）。

（3）电击板上涂导电糊或生理盐水纱布包裹。

（4）选择能量时单向电流除颤成年人每次均选择为360J，双向电流除颤成年人每次均选择150J。

（5）将电击板分别放置于胸骨右缘第2肋间及左腋前线第5肋间。

（6）按压充电键，等待监视屏显示达到所需值。

（7）嘱周围抢救人员离开病床及患者。

（8）电击板紧贴皮肤并加压10～12kg重的压力，确认电击板上指示灯呈绿色。

（9）双手同时按压放电键。

（10）观察监视屏上心律，如果仍为心室颤动或室性心动过速给予第2或第3次电击。

（丁　瑶）

# 第12章

# 专科仪器操作规范

## 505.如何正确开启呼吸机

（1）呼吸机电源插头与外部电源连接。

（2）连接呼吸机氧气接口。

（3）湿化罐加纯净水或蒸馏水。

（4）打开呼吸机。

（5）在使用过程中患者如要暂时脱离机器，最好先关掉机器。

（6）每天使用完，一定要关掉机器后再切断电源。

（7）每天更换加湿器内的水，以不超过水位线为宜。

## 506.如何确认和排除呼吸机常见故障

（1）触发灵敏度过于灵敏，无法按设置值触发。解决方案：设置触发灵敏度来解决；调节压力表压力或更换压力表。

（2）机器工作送气时有时无，无法稳定。解决方案：重新拔插电路板，如仍无法解决则需更换电路板。

（3）空压机故障：不工作、压力不够、噪声过大，分别是什么原因？解决方案：更换保险；更换泵体；拧紧或更换消音管；调整或更换挂钩的弹簧。

（4）氧浓度偏差较大的原因。解决方案：更换空氧混合器；更换氧电池。

（5）供气一切正常，但主机无法送气。解决方案：更换或调整管路；检查管路。

（6）开机后分钟通气量报警是什么原因？长时间报警又如何排除？解决方案：调整分钟通气量的设置；检查管路是否漏气并加以解决；检查管路。

（7）潮气量误差过大是什么原因？解决方案：用肥皂水浸泡后再用软毛刷清洗并晾干。

（8）检测呼吸频率高于设定值过多是什么原因？解决方案：①合理设置触发灵敏度；②清理测压管中的水；③根据患者病情合理调整设定值。

### 507. 心搏骤停者如何电除颤

除颤前应评估心电图类型。切断交流电源，使用直流电。将导电糊均匀涂于双侧电极板表面，打开除颤系统选择能量。将电极板放好位置并使其充分接触皮肤。嘱其他人员离开床及患者肢体，以防触电。按下"CHARGE"钮充电，待充电完全报警后双侧同时按下"DISCHARGE"钮放电，除颤四肢放电完成转律。放电结束后电极板仍不能离开患者皮肤，可完整记录转律过程中患者心电图变化。除颤完毕擦净电极板，放回原处备用，将能量选择钮放置监护位置。

### 508. 电复律时电极板如何正确放置

电极板放置位置能产生最大的经心脏电流。标准的部位是一个电极置于胸骨右缘锁骨下方，另一个电极置于乳头的左侧，电极的中心在腋中线上。另一种放置方法是将心尖电极放于心前区左侧，另一个电极放在心脏后面、右肩胛下角区。

### 509. 如何正确使用振动排痰机

（1）连接电源。

（2）将叩头罩套于叩头上，悬挂备用。

（3）协助患者背向护士侧卧，暴露背部震动部位，叩击头置于胸廓一侧下部。打开振动排痰仪开关，滑过暂停位置直至所要求的速度设定处。建议最初调节振动频率小于25，每次治疗时间10～20分钟为宜。

（4）治疗时由外向内沿患者肋缘自下往上振动，操作时注意，叩击头与患者肋缘充分紧密贴合。

（5）每一位置持续振动1～2分钟，1～2分钟后，叩击头上移继续持续振动。

（6）当给予患者患侧振动治疗时，应注意，振动位置避开伤口10cm。

（7）在振动治疗的过程中，护士注意观察患者生命体征、倾听患者不适主诉，发现异常停止叩击。

（8）治疗结束后5～10分钟，协助患者拍背咳痰。

### 510.振动排痰机在辅助患者排痰时有哪些优势

振动排痰机综合了叩击、震颤和定向挤推所产生的定向治疗力，其在患者身体表面垂直方向治疗力产生的叩击、震颤可促使呼吸道黏膜表面黏液和代谢物松弛、液化，水平方向治疗产生的定向挤推、震颤帮助已液化的黏液按照选择的方向（如细支气管→支气管→气管）排出体外。对于呼吸系统疾病，可有效清除呼吸道分泌物，减少细菌感染，减轻或预防肺炎、肺脓肿、肺不张等疾病。可改善肺部血液循环，预防静脉淤滞，松弛呼吸肌，改善胸部肌张力，并增强呼吸肌力，产生咳嗽反射，有利于机体康复。由于振动排痰机的深穿透性，产生的定向力可穿透皮层、肌肉、组织和体液，对于深度的痰液排出效果明显，作用力变化较为缓和，患者舒适感增强，尤其适用于耐受力较差的患者。在呼吸道疾病的治疗护理中可减少抗生素用量，降低不良反应，对患者的康复及日后健康有着积极作用。

### 511.振动排痰机的适应证和禁忌证有哪些

适应证：各种原因引起的排痰能力下降或感染引起的分泌物过多或排出阻塞的肺部疾病。如分泌物多，每日25ml以上；急性呼吸功能不全，有分泌物过多的表现（异常呼吸音、血气异常、胸部X线证实）；肺不张；局限性肺脓肿；支气管扩张；囊性肺纤维化。

禁忌证：皮肤及皮下感染、胸肺部肿瘤及创伤、肺结核、胸腔积液和非局限性肺脓肿、气胸、肺部血栓、肺出血及咯血活动期、凝血机制异常；不能耐受振动的患者：心肌梗死、心律失常、心房颤动、心室颤动、极度衰弱等；慢性阻塞性肺疾病急性加重期（先雾化后排痰）；临床分泌物不多的肺炎（先雾化后排痰）。

### 512.使用振动排痰机的注意事项有哪些

（1）病情观察：注意观察患者的生命体征、面部表情、有无咳嗽、咳痰情况，如出现呼吸困难或颅内压增高症状时立即停止操作。

（2）预防管路脱出：有管路（如气管插管、胸腔闭式引流管、腹腔引流管等）的患者应注意检查管路的情况，避免管路脱出。

（3）禁忌部位：由于治疗仪对深、浅部组织有振荡、松动的作用，使用时应遵照医嘱，严格区分治疗区域，对心房颤动的患者慎用。

### 513.如何使用电动吸引器进行吸痰

（1）接上电源，打开开关，检查吸引器的性能是否良好，连接是否正确。

（2）根据患者情况及痰液黏稠度调节负压，用生理盐水试吸，检查导管是否通畅。

（3）检查口、鼻腔，取下活动义齿。

（4）将患者头转向操作者一侧，昏迷患者可用压舌板或开口器帮助患者张口。一手将导管末端折叠，另一手用无菌持物钳持吸痰导管头端插入患者口腔咽部，放松导管末端，先将口腔咽喉部分泌物吸净，然后更换吸痰管，在患者吸气时顺势将吸痰管经咽喉插入气管达一定深度（约15cm），将吸痰管自深部向上提拉，左右旋转，吸净痰液。

（5）如从口腔吸痰有困难者，可从鼻腔抽吸；气管插管或气管切开者，可由气管插管或气管套管内吸痰，需严格执行无菌技术操作。

（6）在吸痰过程中，随时擦净喷出的分泌物，观察吸痰前后呼吸频率的改变，同时注意吸出物的性状、量及颜色等，做好记录。

（7）吸痰毕，关上吸引开关，将吸痰管浸泡消毒，并将吸痰玻璃接管插入盛有消毒液的试管内浸泡。

（8）观察患者反应及呼吸是否改善。

### 514.肠内营养治疗中使用营养泵有哪些优势

营养液的持续泵入能明显减少腹胀、腹泻的发生，有利于肠内营养的吸收，改善患者的营养状态，预防感染的发生，持续泵入肠内营养液能促进肠分泌SIgA，增强肠道的机械运动和免疫屏障功能，减少肠源性感染的发生。由于肠内营养持续泵入时容量、速度的准确性与可调性，也减少了恶心、呕吐、腹泻等不良反应的发生，更容易为患者提供大量的营养液，且有利于营养液的吸收，可改善患者的营养指标，提高免疫力，有效预防了感染的发生，或者对已经发生的感染，改善了患者的营养状态，患者炎症好转，进而促进了炎症组织的恢复。

### 515.肠内营养泵在使用过程中需注意哪些问题

应用营养泵控制输注速度，开始时速度可减慢至每小时20ml，待胃肠道适应后，根据患者的胃肠功能，是否存在腹胀、呕吐、腹泻及胃潴留情况，判断患者对肠内营养的耐受程度，应用12～24小时后输注速度可逐步增至每小时40～80ml，最多不能超过每小时120ml，每日总摄入量1000～1500ml。控制速度的同时要注意营养液的温度和浓度，一般选择营养液的温度为37～39℃，从低浓度、低剂量开始，减少肠内营养并发症的发生。

### 516.什么是无创脑水肿压力测定

无创脑水肿动态监护仪是一种全新的、填补目前国际国内医学临床脑水肿无创监护空白的系列医疗仪器。将脑水肿的严重程度数字化，实现了用数据反映脑水肿变化的趋势，这对在临床上评价治疗脑水肿具有非常重要的作用，与CT及MRI互为补充。

### 517.无创脑水肿动态监护仪临床应用范围有哪些

（1）动态监护高危脑水肿，及时预警颅内压失代偿。
（2）反映脱水降低率，提示医生合理使用脱水药。
（3）检测早期脑梗死，提供诊断信息。
（4）监测脑水肿动态变化，判断病情转归与预后。
（5）颅脑手术监测。
（6）开展科学研究，从全新领域探索脑的病理生理。

### 518.无创脑水肿动态监护仪的临床作用有哪些

（1）对脑水肿的发生、发展全过程进行无创监护。
（2）反映脱水药物疗效：能够反映如甘露醇对脑水肿的疗效。在注射甘露醇30～150分钟，脑水肿患者扰动系数可不同程度下降，根据扰动系数下降多少或不降，及时评价药物疗效，指导如何用药，以避免药物不良反应等。

（3）能够实现对高危脑水肿患者的监控、及时报警：当脑水肿患者扰动系数高于11属高危期，扰动系数高于12的患者发生脑疝的可能性较大。

（4）对脑水肿的发生、发展、持续及治愈的全过程进行跟踪监护。

（5）医学临床研究：如早期脑出血产生水肿的时间、细胞内水肿、脑肿瘤术后治疗、高压氧治疗脑水肿规律研究等。

### 519.无创脑水肿动态监护仪的工作原理是什么

无创脑水肿动态监护仪的工作原理是采用"生物电磁"理论和"异物扰动"原理。根据电磁场基本理论，从头颅表面向颅内注入电流，在颅内形成一个电流场，正常状态下电流场分布均匀且稳定。如果在颅内有水肿或血肿病灶，就会对颅内电流场形成干扰，电流场分布将不再均匀并且随着病灶的变化而变化，通过测试颅骨表面的电位及其变化，可以反映出颅内病灶的物理特性及变化规律，从而达到监护的效果。

### 520.无创脑水肿动态监护仪测得的扰动系数与颅内压有何关系

无创脑水肿动态监护仪监护脑血肿、脑水肿的动态变化，测试的值为扰动系数，而不是颅内压。但扰动系数与颅内压是高度相关的。在颅内发生水肿、血肿前期，由于颅内具有的代偿功能，此时颅内压并未增高，而此时水肿监护仪能监测出水肿的变化，具有十分重要的临床价值。在颅内血肿、水肿的中、后期，颅内压一般较高，两者有一定的相关性，此时颅压增高则是水肿增大的表象，颅内空间容积保持恒定，颅内压的调节是依靠脑脊液和脑血流量保持动态平衡来进行的。当颅内发生病变而使颅腔内水肿体积增加，此时扰动系数会随着水肿的增大成比例升高；当水肿体积增大到一临界点时，颅内压就有明显的升高。依照脑血液和脑脊液各自的物理特性及代偿能力的不同，一般将颅内可代偿容积分为脑脊液代偿期和脑血液代偿期。对于典型的颅内压增高，一般在脑脊液代偿末期，开始脑血液代偿（对于急性的颅内压增高两者则同时进行），此阶段内可近似认为脑脊液空间容积不变，病变组织体积的增加仅由脑血液来代偿。由于代偿掉的血液主要分布在脑组织中，且其量较小，因此，可认为在脑血液代偿期内扰动系数变化不大。在脑血液代偿期结束后，颅内压开始增高，颅内容物的体积即使有很小的增加也会使颅内压有较大变化，而此时扰动系数则基本上绕一基线波动，波动原因可能主要是脑动脉的搏动等造成的。

因此，在颅内水肿发生后，扰动系数经过快速增长转到平稳期的临界点与颅内压在经过平稳期到达急速上升期的临界点在时间上是相同的。可以认为，扰动系数的持续快速增加是颅内压增高代偿期的特征现象，扰动系数增长曲线上的拐点是重点观察的特征点，此时就是颅内压增长曲线上的拐点。这对临床治疗具有重要意义。

### 521.无创脑水肿动态监护仪监测前需做哪些准备

（1）前期准备：①检查电源线、测试线、打印机、推剪、剃须刀、乙醇、棉签、电极片、自粘绷带；②粘贴前准备：包括剃发与清洁，后枕部用推剪将多余头发剃掉，大小为3cm×5cm，用剃须刀将发根清理至手感光滑，再用75%乙醇脱脂1～3次。

（2）粘贴电极：①后枕部粘贴1个电极（矢状线正中，枕骨粗隆上方，下缘平枕骨粗隆）；②前额粘贴3个电极（分别位于前额正中，两侧眉弓上方，要求将3个电极粘贴在同一水平线上，两侧对称，上不粘头发，下不粘眉毛）；③粘紧电极片，用"8次法"成"米"字形压紧固定电极片。

（3）连接电极：①将测试线按正确颜色连接电极片。前：黑色；左：绿色；右：白色；后：红色。②连接后用自粘绷带将其固定好，绷带可重复使用。

### 522.心电图使用的操作规范是什么

（1）打开电源开关。

（2）充分暴露胸部及四肢末端，四肢末端内侧涂抹乙醇，胸部涂抹生理盐水。

（3）连接肢体导线：红色–右前臂、黄色–左前臂、绿色–左下肢、黑色–右下肢。

（4）连接胸导联：红色V$_1$胸骨右缘第4肋间、黄色V$_2$胸骨左缘第4肋间、绿色V$_3$放在黄色和棕色之间、棕色V$_4$左锁骨中线与第5肋间交接处、黑色V$_5$左腋前线与棕色同一水平、紫色V$_6$左腋中线与棕色同一水平。

（5）调节控制按钮。

（6）开始键保持基线平稳，记录3~4个完整心电周期，打印心电图。

### 523.做心电图前患者应该做哪些准备

（1）护士应做好事先的解释工作，消除患者的紧张心理。

（2）检查前，患者应该充分休息，不宜在跑步、饱餐、冷饮或吸烟后进行，避免导致正常心电图异常，影响对疾病的判断，在扫描心电图时要放松肢体，保持平静呼吸。

（3）如果放置电极部位皮肤有外伤、污垢或毛发过多，应预先消毒、清洁皮肤或备皮。

### 524.血浆脂类过滤吸附治疗的操作流程是什么

（1）挂上治疗前血浆袋，在蠕动泵泵头和测压座上安装管路和过滤器，挂上盐水废袋和治疗后血浆袋并连接所有管路。

（2）蠕动泵电源开启，机器调零自检，在蠕动泵上设置盐水预充预置值（每分钟40~50转）。

（3）打开盐水袋管路开关，启动蠕动泵操作系统，对过滤器进行盐水预冲，待充满过滤器后，关闭排气管开关。

（4）PCS2电源开启进行自检，按面板指令进行操作。

（5）PCS2自检结束，按指令安装耗材。

（6）PCS2进入"READY"状态，按"MODIFY"键设置预置值。

（7）盐水废袋中出现盐水500ml后，关闭进入盐水废袋管路开关。

（8）盐水进入治疗后血浆袋，静脉穿刺，做盐水回输。

（9）在患者的另一只手上做静脉穿刺，戴上加压袖带，按下"PCS2"机采集键，采血开始，观察DPM的变化。

（10）治疗后血浆袋内出现500ml盐水后，停止蠕动泵，调整蠕动泵泵速。

（11）待治疗前血浆袋采集血浆约200ml后，PCS2离心机停机，打开治疗前血浆袋下端开关。

（12）按下蠕动泵启动键，将治疗前血浆注入过滤器，盐水注入改成血浆注入。同时PCS2机自动回输红细胞。

（13）当治疗前血浆袋内血浆全部注入过滤器后，关闭治疗前血浆袋下方开关，蠕动泵停机。PCS2自动进入下一个循环。

（14）3个循环以后，在治疗后血浆袋中逐渐出现过滤后清澈的血浆。

（15）根据患者情况，完成由医生决定的循环数后，按PCS2"STOP"键。

（16）待治疗前血浆袋中最后的200g血浆全部注入过滤器后，关闭治疗前血浆袋开关，打开盐水袋开关。

（17）待盐水将过滤器中的血浆全部置换后，即关闭盐水管路开关，并关闭蠕动泵。

（18）拆除PCS2上所有管路。治疗后血浆全部滴注完毕后，在拆除治疗后血浆回输管路及耗材。

### 525.体外血浆脂类吸附过滤作用机制是什么

体外血浆脂类吸附过滤器作用机制就是吸附和过滤；JX-DELP体外血浆脂类吸附过滤器采用了分子筛净水技术和微生物吸附技术，通过施加一定的压力，把血浆中的水分子压到渗透膜的另一边，而原血浆中的杂质、细菌、病毒、重金属等有害物质无法通过渗透膜，从而达到血浆净化的目的。

吸附：当血浆经过过滤膜时，过滤器的功能微粒将血浆中的胆固醇、三酰甘油和低密度脂蛋白吸附在过滤器的吸附膜上，达到降低血液中的胆固醇、三酰甘油和低密度脂蛋白的目的。

过滤：膜过滤是一种与膜孔径大小相关的筛分过程，以膜两侧的压力差为驱动力，以膜为过滤介质，在一定的压力下，当原液流过膜表面时，膜表面密布的许多细小的微孔只允许水及小分子物质通过而成为透过液，而原液中体积大于膜表面微孔径的物质则被截留在膜的进液侧，成为浓缩液，因而实现对原液的分离和浓缩的目的。

### 526.血浆脂类吸附过滤（DELP）开始治疗前需要准备哪些物品

操作前需准备用物有：DELP血浆吸附过滤器、DELP血浆吸附过滤器配套管路、输血器、16号采血针、生理盐水500ml 7袋、生理盐水250ml 1袋、0.5g/10ml氯化钙注射液、腕式电子血压计、止血绷带、患者信息表、握力球、输液治疗车常规配套物品。

### 527.DELP治疗时应如何预防穿刺部位的血肿

穿刺部位的血肿主要与患者的血管条件、穿刺技术及压迫不当有关。在治疗后需要较长时间压迫，一般需要15～30分钟或以上，然后加压包扎。患者治疗后避免提取重物，防止血肿发生。

### 528.DELP治疗中遇到采血不畅如何处理

（1）静脉血管通路的建立：必须选用16号穿刺针建立采血和回输静脉血管通路，建议挑选穿刺技术熟练的护理人员为患者进行肘正中静脉穿刺。若治疗时静脉血管通路不畅通，可能由于穿刺针在血管内的位置贴到了血管壁，如翻转针柄无效，需重新建立静脉血管通路，并告知其重要性，消除患者紧张、烦躁心理，获取患者配合。

（2）指导患者做握拳动作或握握力球，或适当调高袖带的压力，以增加肢体的采血量。

（3）交换采血和血浆回输静脉血管通路。

### 529.免疫三氧自体血回输治疗脑卒中的原理是什么

臭氧是一种强氧化剂，臭氧进入体内后能激活细胞代谢，改善血液循环，改善脑组织缺血缺氧状况，提高脑细胞的含氧量，改善脑梗死患者头晕头胀等缺氧症状，使临床症状和患肢肌力及语言障碍得到改善。臭氧自体血治疗对脑低灌注并发症患者和卒中患者的治疗效果更好。许多临床研究还证实，臭氧可改变血液中血小板的聚合方式，在有血栓的地方生成过氧化物，以改变血栓的发展，促进血栓的解体，氧化并除去黏附在血管壁上的色斑等脂肪物质，增加血管的弹性，调节血管的通透性，促进创口的愈合，减少感染的发生。

### 530. 免疫三氧自体血回输操作过程中应注意哪些问题

（1）医用三氧是三氧和医用纯氧的混合气体，其治疗浓度过高会对机体造成伤害，浓度过低则变成"安慰剂"，因此，必须精确三氧的浓度和用量，用量应由低浓度起始。

（2）严格无菌操作及"三查七对"制度，避免发生输错血等差错事故。

（3）操作中严禁将医用三氧混合气体直接注射到血管中。

（4）用三氧治疗时，须暂停使用所有含有维生素C和维生素E的抗氧化补充剂，血液中若这些化合物的浓度过高，会干扰三氧作为氧化剂的效果。因此，维生素或抗氧化剂须在三氧治疗之前或治疗后使用，但不应该在三氧治疗过程中使用。

（5）注气时动作缓慢，轻柔；注射完医用三氧和氧气混合气体至反应袋中，注射完毕后关闭三氧灌注夹子。可见许多气泡形成，轻摇反应袋，使血液与三氧充分混合反应。

（6）取气操作应严格按标准操作程序进行，保持治疗仪清洁，严禁戴污染手套操作仪器，尤其是注意取气喷嘴的清洁保护，操作结束及时关闭取气喷嘴盖子，严禁用液体清洗取气口。

（7）室内应清洁安静，保持良好通风，严禁吸烟或使用明火，严禁在治疗室使用乙醚、环氧乙烷等易燃易爆气体；不能用过氧乙酸喷雾消毒室内空气。

（8）在操作中除严格执行"三查七对"制度外，又根据三氧疗法操作的特点，规定了"五必查"：一、操作前所用药品、回输器、血袋的质量、标签、有效期、批号必查；二、患者有无心脏病及心功能状况、过敏史必查；三、患者治疗单、患者姓名必须反复查对；四、治疗用器械消毒日期、回输器与血袋连接程度必查（以防漏气引起空气栓塞而危及生命）；五、回输时血液的质量、有无凝血块、溶血必查。

（9）认真观察患者的心理状态并做好思想工作。

（10）必须保护好三氧治疗患者的血管。

（11）细心观察，做好不良反应的防治和护理。

### 531.抗血栓压力泵治疗有何禁忌

在腿套区域有下列疾患的禁止使用：皮炎、静脉结扎（手术后即刻使用）、坏疽、近期进行皮肤移植、严重的动脉硬化或缺血萎缩性血管疾病、由充血性心力衰竭引发的下肢大面积水肿或肺水肿、下肢严重变形、怀疑有深静脉血栓存在的患者。

### 532.抗血栓压力泵使用过程中的注意事项有哪些

每次使用前应检查患者皮肤情况，尤其是对意识不清的患者，治疗前应先检查设备是否完好，确保压力抗血栓泵气管插管与主机气管插座连接紧密，充气腿护套应粘贴至正确的部位，保持平正无褶皱，管路无扭曲，如果使用过程中患者感觉异常或皮肤出现异常，应立即停机，关闭电源开关并通知医师及时处理，充气腿护套使用后应严格消毒，以避免交叉感染，消毒完毕后应放在清洁的地方备用。

### 533.常见输液泵类型有哪些，使用输液泵有哪些优越性

常见输液泵有蠕动控制式输液泵、容量输液泵、微量注射式输液泵3种类型。

输液泵优点：①流量精确、均匀，简单可靠；②在抢救急危重患者时可以准确地使用抢救药物；③临床医生可根据输液泵中药物浓度及输注速度来判断病情严重程度；④心肌梗死及心力衰竭患者需严格控制输液量时，输液泵可使输注速度缓慢而均匀，最慢可到每小时 1～2ml，使治疗药物的输入不致增加心脏负荷，有利于病情恢复。

### 534.使用容量控制式输液泵应注意什么

（1）输液器选择开关，要和输液器种类一致。使用输液泵专用输液器选择开关拨向上，指向"专用"；使用普通输液器，选择开关拨向下，指向"普通"，如果位置弄反了，会造成很大的误差。

（2）输液时因为挂瓶本身的药液量不是完全标准的，加上输液管路要充满液体，所以预置量一定要略小于输液量和药物量之和，避免药液输完了，还没到预置液体量报警，当然药液输完了会产生气泡报警，该泵气泡报警很灵敏，一旦报警失灵，就有可能把空气输入人体，产生气

栓，危及患者生命。

（3）使用普通输液器时，每隔7～8小时应将输液管路向下拉动一段距离。普通输液器是用塑料制成的，弹性很差，被泵积压一段时间管路会变形，挤扁不圆了，将明显影响输液精度。建议打开泵门及止液夹，将管路向下拉动10cm距离，同时注意管路必须要直，千万不能弯曲，一旦弯曲将会产生较大误差，然后关上泵门，继续输液。

### 535.使用微量注射泵应注意什么

（1）严格执行无菌操作，使用相配套的50ml/20ml注射器，用过的注射器不可重复使用。

（2）根据使用要求选择泵管，管路连接紧密牢固。

（3）药物配制浓度严格遵医嘱，注射器上标签清晰；药名、浓度、配制时间。

（4）药液配制要准确，必要时用小单位的注射器抽吸药液。

（5）对需要避光的药物使用避光注射器及延长管，或用黑纸遮盖。

（6）更换注射器前测量血压、心率、静脉压。

（7）更换注射器时要先将微量注射泵暂停，将输注完的注射器取下，将配好药液的注射器排气后卡在泵上，然后换接延长管，核对所显示的速度（毫升/小时），是否正确（避免操作中误按），再按启动键，观察绿灯闪烁为正常工作。

（8）如果患者病情重，必要时再准备一个微量注射泵，接通电源，将注射器安装好，调好速度，接延长管，再按启动键。

（9）更换药物后15～30分钟测量血压、心率、静脉压。

（10）输注结束后，用封管液脉冲式正压封管。

### 536.如何保管输液泵

（1）妥善放置：输液泵应稳固放置，可安装于输液架上或放置于吊塔上，避免滑动。

（2）专人负责保管，每周检查1次工作状态是否良好。

（3）专人保养，每日用75%乙醇棉球进行表面擦拭，使用结束后用75%乙醇纱布进行全面擦拭消毒。如遇有污染应立即清洁，清洁时不要使液体流入输液泵内。

（4）使用中防止药液滴至输液泵上，不可放于输液瓶正下方，防止药液滴入输液泵引起意外。保持注射泵清洁干燥。

（5）输液泵不用时，及时切断电源，不用手触摸传感器、气泡探头，以免降低灵敏度，使用时用交流电，蓄电池只用于紧急情况下，蓄电池常规每周充电1次，每次8小时以上，以防潮湿。

（6）定期检修，发现故障时，及时通知相关人员维修，禁止任何人私自维修。

### 537.如何控制输液速度

成年人的静脉输液速度通常控制在每分钟40～60滴，年老、小儿、有心脏疾病的患者一般要求每分钟20～40滴，但这不是一成不变的原则，必须根据所用药物、病情、年龄等因素加以调整。需要严格控制输入剂量和浓度的药物，如果滴速过快，可能产生毒副作用或其他不良反应，甚至导致死亡。脱水药必须适当快速地输入静脉，休克患者静脉滴注升压药，则必须根据病情、血压随时调整输液速度。

### 538.输液泵常见的报警功能有哪些，应如何处理

（1）气泡报警：因为管路中有气泡或溶液瓶或袋已空。处理：打开泵门，检查输液器有无破损漏气，管路是否妥善安装，如无上述原因排除气泡或重新更换输液管路并按启动键。

（2）堵塞报警：因为输液器调节阀未开、管路打折、针头或输液管堵塞。处理：打开调节阀，保证管路通畅。

（3）泵门报警：因为输液管路放置不正确，泵门未关闭。处理：重新正确放置输液管路将泵门关闭。

（4）输液完成报警：原因为溶液瓶或袋内液体已空或设置参数已完成。处理：更换液体。

（5）电池低电压报警：原因为电池电力不足或已耗尽。处理：更换电池或充电。

### 539.心电监护的操作方法及注意事项有哪些

（1）操作方法

①物品准备：心电监护仪，心电、血压、血氧插件连接导线，电极

片，配套血压袖带，血氧探头。

②监测前向患者说明监测的意义，以便消除患者的顾虑，取得患者合作。让患者取平卧位或半卧位。

③程序：接电源→开机→安装连接模块→安放电极→连接患者→选择患者类别（成年人/小儿）→选择导联→调整波幅→选择监护频带（自动/手动/起搏）→调节报警范围→调节报警音量→绑血压袖带→整理用物。电极的安放：五导线，右上（RA）：胸骨右缘锁骨中线第一肋间；右下（RL）：右锁骨中线剑突水平处；中间（V）：胸骨左缘第四肋间；左上（LA）：胸骨左缘锁骨中线第一肋间；左下（LL）：左锁骨中线剑突水平处。三导线：黄色—正极，红色—负极，黑色—接地电极。

（2）注意事项

①放置电极前，应清洁局部皮肤，必要时刮去体毛。避开电除颤及做常规心前区导联心电图的位置。

②注意患者的保暖，定期观察患者粘贴电极片处的皮肤，监护时间超过72小时要更换电极位置，防止皮肤损伤。

③应选择最佳的监护导联放置部位，QRS波的振幅＞0.5mV，以能触发心率计数。如有心房的电活动，要选择P波清晰的导联，通常是Ⅱ导联。

④监护仪上设有报警电路，监测时应正确设置上限及下限，当心率超过预设的警界线时，及时启动报警系统。一般依据患者实际心率值±30%作为上下限范围。

⑤若需分析ST段异常或更详细地观察心电图变化，应做常规导联的心电图。

⑥密切观察心电图波形，注意避免各种干扰所致的伪差，护理人员应善于鉴别和正确判断。对躁动患者，应当固定好电极和导线，避免电极脱落以及导线打折缠绕。

⑦按不同年龄选择袖带的型号，按标准位置固定袖带，监测血压前，先选择好成年人挡或小儿挡，再将袖带内残余气体放干净，以免影响测量结果。

**540.使用呼吸机患者清除呼吸道分泌物的意义是什么**

严格执行吸痰操作的相关要求，吸痰管做到一次性使用，吸痰次序严格执行先无菌区域再到其他区域或污染区域；分泌物易流入下呼吸道，增加感染的概率。口腔、咽喉部的分泌物与气道内分泌物是重要的污染源，要及时清除。防止呼吸道的分泌物在此部位的寄植菌被吸入下呼吸道及肺内，及时清除呼吸道的分泌物，以减少分泌物流入下呼吸道，避免吸入性肺炎的发生。

### 541.应用机械通气时如何防止误吸

（1）保持呼吸道通畅，做好口腔护理。

（2）确保胃管位置正确：胃管插入深度应做醒目标识。

（3）合适的体位：给予患者床头抬高＞30°的卧位。

（4）减少胃残留量和腹胀的发生。减少胃残留量：危重患者进行肠内营养时，要注意营养液温度的恒定，采用肠内营养泵控制、调整速度，遵循循序渐进的原则。

（5）对气管切开套管或插管的低张气囊及时充气，定时检查气囊内压力；注意抬高床头至30°～40°。

### 542.撤离呼吸机指征有哪些

评估患者是否具备撤机条件是程序化撤机的关键步骤。如果对呼吸功能尚未恢复的患者过早降低呼吸支持条件，很可能导致患者呼吸肌疲劳，继而使机械通气时间延长。相反，如果未能及时对呼吸功能恢复、具备撤机条件的患者做出判断并及时撤机，也会导致机械通气时间不必要的延长、并发症增加。如达到以下标准，则认为患者具备了撤机的条件。

（1）导致呼吸衰竭的基础疾病好转。

（2）氧合充分[氧合指数（$PaO_2/FiO_2$）＞20～26.7kPa（150～300mmHg）；呼气末正压（PEEP）≤0.49～0.78kPa（5～8$cmH_2O$）；吸入氧浓度分数（$FiO_2$）≤0.4～0.5且pH≥7.25。

（3）血流动力学稳定，没有活动性的心肌缺血，没有临床上的显著低血压（患者无须使用血管活性药物维持血压，或仅使用小剂量的血管活性药，如多巴胺或多巴酚丁胺每分钟＜5μg/kg）。

（4）患者有自主呼吸触发。评估患者是否具备撤机条件应注重个体化。临床工作中我们应认识到，有些患者虽然尚未完全满足撤机所规定的指标（如长期耐受低氧血症的患者未达到氧合充分的指标），也应该考虑患者已经具备了撤机条件。如果简单地把撤机程序化，很可能会对患者的情况做出错误的判断，导致机械通气时间不必要的延长甚至难以撤机。

### 543.呼吸机的保养方法有哪些

对于危重症患者的抢救，呼吸机的作用不容忽视，但消毒不严格，它往往就会成为院内交叉感染的源头。在日常的保养中，主机电源应在气源接通后方可启动，即先启动空气压缩器电源和打开氧气，待氧气与空气压力平衡，漏气或气源报警声消失后，才可打开主机电源，关机顺序正好与之相反，即先关主机，再关气源。一般呼吸机的氧源减压后的压力为0.35～0.4MPa，即与压缩泵的输出压力平衡，氧气表压力若显示在5以下应更换氧气，缓慢开动氧气总开关，避免将压力表损坏。加温湿化器应定期更换和补充湿化器内的蒸馏水，注意检查湿化器的性能，保护温控传感器，观察温度报警情况。呼吸机管道中的冷凝水应即时倾倒，操作时严禁冷凝水倒流入患者呼吸道中，医务人员在操作前后应洗手，以防交叉感染。做好各种维修、更换部件、校正的记录并详细备案，以便核查。

呼吸机的消毒分常规消毒和终末消毒，常规消毒不应过于频繁，一般48小时1次。按呼吸机的说明书要求，有些部位可以消毒，但有些部件仅需清洁即可。主机外壳及压缩泵的外壳用清洁的软布擦净即可，每日1次或隔日1次，必要时用含氯消毒剂浸泡过的软布擦拭。空气过滤网包括空气压缩泵及有些呼吸机主机中可清洗的空气过滤网。其方法是将过滤网从机器中取出，用清水洗净表面尘埃后，再烘干，或用吸尘器吸尽灰尘，然后放回原位。不可拆卸呼吸机内部电子元件，其表面灰尘可用小功率吸尘器轻轻吸除，不可用消毒液浸泡。传感器如流量、压力传感器为呼吸机特殊部件，不可用水冲洗和用消毒液浸泡，以免损害其性能，只可用75%乙醇棉球轻轻擦净。湿化器的电器加热部分和温控传感器探头的金属部分用清洁的软湿布擦净，不可用消毒液浸泡，以免影响其加热功能和感温精确度。凡是连接患者与呼吸机之间的各种螺纹管、连接管、接头、湿化器、雾化器等均应彻底消毒。

临床上常用的消毒液，如0.5%过氧乙酸溶液浸泡2小时就可杀灭细菌，真菌和芽孢，其主要缺点是对金属有腐蚀性；2%戊二醛碱性液浸泡30分钟就可杀灭真菌、病毒、结核菌、芽孢等，是目前最高水平的消毒液，其缺点是对皮肤、黏膜有轻度刺激性，有气味；一般情况下84消毒液浸泡30分钟或用熏箱也都可防止交叉感染。

### 544.机械通气的目的是什么

机械通气作为ICU患者维持呼吸的主要手段之一，有利于缓解患者的病症，可为救治患者争取宝贵的时间和条件。机械通气多用于ICU患者脑部外伤、感染、脑血管意外及中毒等所致中枢性呼吸衰竭，或支气管、肺部疾病所致周围性呼吸衰竭、呼吸肌无力、麻痹状态、胸部外伤、肺部与心脏手术以及心肺复苏等，这些疾病常合并意识模糊甚至是陷入昏迷状态，易发生误吸、呼吸道阻塞、咳嗽反射减弱甚至消失等，可引起呼吸不畅而导致缺氧、窒息。机械通气是救治ICU患者最为直接及必不可少的手段。维持呼吸道通畅予以气管切开或者气管插管，建立有效的人工气道，及时将气道内的分泌物清除，并确保机械通气的效果。

### 545.在使用呼吸机前，应对机器性能做哪些检查

机械通气作为生命支持和呼吸治疗的有效手段，已广泛应用于临床各个领域。呼吸机作为医院的常规医疗装备，被普遍应用于各临床科室的急救和重症监护中。为了尽可能避免呼吸机在使用过程中发生故障，造成对患者的伤害，定期对呼吸机进行安全性能检查显得尤为重要。虽然目前在临床中使用的呼吸机种类繁多，但其主要安全性能的检查大同小异，通常都应包括以下几方面。

（1）气源测试：将模拟肺的呼吸机管路与呼吸机连接好，选择控制吸气模式，潮气量设为7.5L以上，分别将氧浓度设定为100%或21%，分别观察氧气气源和空气气源的压力是否下降严重，机器是否出现气源低压报警。

（2）漏气测试：用手将"Y"形接头堵住，观察机器气道压力表的摆动，正常可以有少许变动，否则为呼吸管道气密性不好，有漏气情况发生，可用逐步分离的方法对呼吸管路和机器做进一步的详细检查。

（3）报警系统测试：当患者的呼吸参数指标发生变化，超出报警范围，机器应立即发生声/光报警，提醒临床工作人员进行处理。我们可用简单方法检测呼吸机的报警系统是否正常。①气道压力上限报警

测试：在吸气时用手捏压模拟肺，使回路压力高于设定上限，机器报警，松开手后报警消失，机器恢复正常。②潮气量报警测试：逐渐调大"分钟潮气量下限"数值，等待若干次呼吸，直至声光报警，调小"分钟潮气量下限"值至原值，报警消失，一切恢复原状，说明该报警功能正常。用同样方法可以检测呼吸机"分钟潮气量上限报警"是否正常。然后可在通气管道Y形接头部分接上潮气量校正表，观察该表的测定值是否与设定值一致，若误差超过10%，必须按机器操作介绍进行校正。③患者呼吸暂停报警测试：取下模拟肺15秒钟后，观察机器是否会发出患者呼吸暂停报警（通常会先有潮气量下限报警）。再接上模拟肺，呼吸回路恢复，机器正常呼吸几次后报警消失，机器恢复正常。④触发灵敏度测试：把呼吸机改为辅助吸气模式，把触发灵敏度设定为-19.6Pa（-0.2cmH$_2$O），然后手动挤压并慢慢释放模拟肺，产生一个吸气负压值，当该值达到触发灵敏度设定值，呼吸机应能被触发，提供一次辅助吸气，再依次改变触发灵敏度设定值，若都能被触发，提供辅助吸气，则说明机器的灵敏度触发功能正常。⑤P1测试：将PEEP值设定为0.49kPa（5cmH$_2$O），待机器工作稳定后，观察机器呼气末气道压力显示值是否与设定值一致，若相差太大，则必须进行压力校正。可分别设定不同的PEEP值进行多次测试。⑥氧浓度测试：在通气管道中接入氧浓度测定仪，观察氧浓度测定仪的测量值是否与呼吸机氧浓度设定值一致，正常时误差不应超过5%，若校正后氧浓度值始终偏低或校正后又很快降低，则应考虑更换氧电池。氧电池的寿命通常只有1年，质量好的可以使用接近2年。⑦断电检查：当外界意外断电时，机器应立即报警，这是机器一个很重要的安全保护措施。关掉外部电源，机器开关保持开启状态，观察机器是否发出声/光报警。通过上述检查后，继续让呼吸机运行一段时间，观察机器参数是否发生变化，若一切正常，就可投入临床使用。

### 546.如何选择合适的机械通气方式

选择或改变机械通气模式的依据主要有：①呼吸衰竭的病因、基础肺功能及病理生理特点；②患者自主呼吸的强弱、伴发症和并发症；③各种通气模式的特点；④连接方式；⑤病情变化、治疗反应和监测结果。

机械通气模式的分类：①按使用类型分为控制通气（CV）、辅助通气（AV）、辅助–控制通气（A–CV）、手控通气（MV）；②按吸气向呼气转换来分：容量转换、压力转换、时间转换 、流量转换；③按压力形式来分：间歇正压通气、间歇正负压通气、持续气道正压、双相或双水平正压通气、负压通气；④按自主呼吸参与方式来分：持续气道正压、同步间隙指令通气、指令每分钟通气、压力支持通气、压力释放通气、压力调节容量控制通气、容量支持通气、容量保障压力支持通气、比例辅助通气。

### 547.机械通气时人机对抗的常见原因有哪些，如何处理

人机对抗的因素有呼吸道阻塞或分泌物非常多、气管插管耐受性差、每分钟通气量存在不足和单一肺部通气。

合理、有效的处理措施：①对呼吸道阻塞的患者应保持呼吸道通畅，使阻塞现象全部消除，同时要充分湿润呼吸道及彻底将痰液吸出等相关呼吸道管理。对于出现通气量降低的患者，可加大呼吸道湿化，以免出现脱水、分泌物干燥，进而造成痰痂。对于分泌物较多者，不但要预防感染以及吸出痰液次数明显增加以外，同时还要对由于气管导管变形窄小或气囊中气体不足等相关问题导致分泌物出现反流，进入呼吸道中，进而造成大面积阻塞。②意识清醒的患者，对气管插管出现不良情绪及不能耐受机械通气、进而引发人机对抗的患者，临床医务人员应耐心解释，与患者进行良好地沟通和交流，给予患者更多的关怀和体贴，使其不良情绪完全消除，进而能够积极主动配合临床医护人员的工作，并且可以根据病情的具体情况科学、合理地使用镇静类药物，同时还可与患者进行交谈或采取听音乐的方式分散注意力，消除不良情绪。③单一肺部通气会造成人机对抗形成，可以退出导管，将两个肺部通气保持通畅。除此之外，还要对导管给予完全固定，同时深浅程度要适宜，不能过深或过浅，以免发生导管滑向支气管（一侧）。④如果每分钟通气量缺少，可适当增加呼吸机通气量，但应避免发生气道损伤的出现，同时还可采取呼吸气囊人工辅助进行通气，当血氧饱和度显著增高或二氧化碳明显减少时，患者自主呼吸逐渐减少，可再一次连接呼吸机，使发生人机对抗的概率降低。⑤机械通气过程中应对冠心病心力衰竭患者的治疗给予高度重视，心脏功能不全者应严格控制输液速度，同时

还要严格控制补充液体的总量，以免发生肺水肿（原发性）。所以，临床中采取上述方法不能使氧气缺少得到明显改善时，首先应考虑采取PEEP，使呼出气体末肺泡压力明显增加、肺部分流明显降低、肺水肿明显减轻。

### 548.亚低温对颅脑损伤保护作用的可能机制有哪些

亚低温能降低代谢率，减少脑损伤后脑细胞氧耗量，从而减少了对能量的需求，改善细胞能量代谢，减少乳酸堆积，减轻代谢性酸中毒。亚低温治疗能显著降低颅脑创伤患者颅内压和脑氧代谢率，能使损伤后脑组织乳酸清除率恢复至正常水平。①保护血-脑脊液屏障，减轻脑水肿；②抑制内源性脑损伤因子对脑细胞的损害作用；③减少脑细胞结构蛋白破坏，促进脑细胞结构和功能修复脑损伤后脑细胞蛋白的合成明显降低，特别是重要的细胞结构蛋白微管相关蛋白含量也显著降低；④减轻弥漫性轴索损伤，弥漫性轴索损伤是导致颅脑伤死残的主要病理基础，尤其是脑干网状上行激活系统轴索损伤是导致长期昏迷的确切因素；⑤抑制细胞凋亡细胞凋亡是由基因控制的细胞主动性死亡过程，是引起神经元迟发性死亡的重要机制；⑥抑制自由基清除剂的消耗和脂质过氧化反应；⑦抑制一氧化氮合酶的活性，减少一氧化氮。

### 549.应用亚低温治疗注意事项有哪些

（1）室内环境：室内保持干净、整洁、舒适，室温以20℃左右为宜，相对湿度保持在60%左右。

（2）体温的管理：体温是亚体温治疗监护的主要内容，肛温和鼻温维持在32～35℃较安全。降温时必须严密观察患者体温的变化情况，每小时测1次体温。此外，降温和复温过程都应该缓慢进行。

（3）治疗时间：一般认为3～7天最合适，对于持续高热的患者，可以适当延长治疗时间。在使用降温毯进行降温时要使患者的体温维持在一个相对恒定的水平。当患者的体温下降到预期的正常体温之后，应该再观察一段时间，等患者的病情稳定之后，才可以逐渐停机。经过长时间的治疗后患者可能脑缺血的症状会加重，所以对治疗时间应该进行严格的控制。若病情危重可相应延长治疗时间，但一般不应超过10天。

### 550.冰毯、冰帽适用于哪些患者

冰毯适用于各种原因导致的高温，同时适用于亚低温治疗，配合使用冰帽对重度颅脑损伤、心肺复苏后患者进行亚低温脑保护治疗。冰帽适用于颅脑损伤、脑水肿等患者头部局部降温和亚低温治疗，可以降低脑组织代谢，减少耗氧量，调节自主神经和内分泌功能，增强脑细胞对创伤和缺氧的耐受性，因而可防止或减轻脑水肿，有利于脑细胞功能的恢复，降低颅脑损伤患者的病死率、病残率。

### 551.使用冰毯、冰帽时常见的问题有哪些，应该怎样处理

（1）打开电源开关，电源指示灯不亮。处理方法：接通电源，更换电源插座，机箱内、外保险丝熔断，需更换保险。

（2）开机后水泵工作，压缩机不工作。处理方法：当前水温＜设定水温±3℃，需要调低设定水温值。

（3）开机后，水泵和压缩机均不工作。处理方法：当前温度＜设定水温±3℃，需要调低设定水温值。

（4）毯子结露较多。处理方法：因为水温较低或环境温度高、湿度大，可在毯子上铺双层中单，患者盖棉被，适当调高水温或降低环境温度。

（5）患者寒战明显，体温难以下降。处理方法：患者体温调节中枢兴奋性过高，可遵医嘱配合使用冬眠药物。

### 552.使用冰毯、冰帽物理降温的患者有哪些护理要点

（1）及时监测患者的生命体征，预防采用亚低温治疗的不良反应。严密观察患者的脉搏、血压：低温期间最好设有24小时动态心电监护，以保证重要生命器官的血供，患者的心率应维持在每分钟60～100次，血压维持在12/8kPa（90/60 mmHg）以上，防止患者的心率和血压下降，导致严重心律失常。一旦患者的血压、心率下降，应该确保血容量充足，并减少冬眠合剂的用量。经过上述处理，仍无好转的患者，应按照复温的步骤继续复温。

（2）积极预防感染：在低温的环境中，机体的抵抗力低下，易出现继发性感染，特别是泌尿和呼吸系统感染。因此，应做好会阴部、口腔

等部位的基础护理，每天2～3次。

（3）对患者的呼吸情况进行严密观察：冬眠药物可抑制咳嗽和呼吸反射，因此保持呼吸道通畅非常重要。对患者呼吸频率、模式、动脉血气指标以及血氧饱和度进行严密检测及分析，雾化吸入每天2～3次，有效清除呼吸道分泌物。如果患者病情恶化，必要时可行气管切开术，采用呼吸机辅助呼吸。

（4）加强皮肤护理：每2小时翻身、按摩1次，以减轻皮肤受压，改善低温下的血液循环，防止局部冻疮及压疮的发生。

（5）检测：定时检测凝血功能及电解质，防止凝血功能障碍而引起的出血倾向和电解质紊乱。

### 553.降温仪应如何维护和保养

（1）关机时，若颅脑降温仪显示温度在0℃以下，应先按回温键，等到温度显示在2℃以上才可关机。

（2）此颅脑降温仪若放置在0℃环境下或长时间不用，应先排放其内部冷却水，以免损坏其内部元件和水路管道。由于此颅脑降温仪对水质要求比较严格，所以要定期对其循环水路部分进行检查、排污处理，以便更好地工作。

### 554.如何使用电子血压计

（1）受测者取坐位或仰卧位，将衣袖上卷至腋窝或脱掉一侧衣袖将手臂（瘫痪患者在健侧上肢进行测量）放置于心脏同一水平高度及第4肋骨同一水平并外展45°。

（2）操作者将电子血压计袖带内的空气排空，然后将袖带平整的缠于受测者的上臂，袖带不可过松或过紧，以免影响结果。将袖带的中部置于肘窝的肱动脉处即手臂内侧、肘窝上2cm处，用拇指按压肱动脉可感觉跳动。

（3）在袖带充气时，操作者应注意观察袖带粘合口是否裂开。

（4）记录数值，如果测量值过高或过低，让受测者休息1分钟再次测量。

### 555.汞柱血压计测量法有哪些注意事项

（1）测量前应检查血压计汞柱有无破损，水银有无漏出，是否保持零位，橡胶管及气球有无漏气。小儿应用儿童袖带。

（2）需长期观察血压的患者，尽量做到固定时间、体位、手臂和血压计。

（3）测血压时开放气阀不宜过快，以免看不清刻度或听不清音响变化而致误诊。

（4）某些高血压患者，于收缩期搏动声开始后，可有一短暂的听诊间歇期，此时应以第一声出现音响之汞柱高度为收缩压。对脑血管意外偏瘫的患者应在健侧手臂测量。

（5）若上肢因故不能测量血压而病情需要，可测量下肢血压，但在记录时应在测量数字后面注明"下肢"，以免发生误会。

（周　淼　侯项南）

# 第13章

# 神经内科专科护理管理

**556.卒中单元交班的主要内容有哪些**

（1）病房护士实行24小时轮流值班制，值班人员负责护理患者。

（2）每天晨会集体交接班，全体医护人员参加，一般不超过15分钟。由夜班护士详细报告重危及新入院患者的病情、诊断及护理等有关事项，护士长根据报告做必要的总结，并及时布置当天的工作。

（3）护士交接班作为临床护理工作中的一个重要环节，对保证临床护理工作质量起着举足轻重的作用。①患者动态：包括患者总人数，出入院、转科、转院、手术等人数，新患者、危重患者、抢救患者、一级护理患者、大手术前后或者有特殊变化的患者及死亡等情况。②患者病情：包括患者的意识、生命体征、症状和体征、与疾病密切相关的检查结果，治疗、护理措施及效果（如各种引流管是否通畅，引流液的色、性状、量；输液的内容及滴速；注射部位有无红肿、渗漏）；患者的心理变化，患者对疾病的态度，家庭、单位的态度和支持情况等。③物品：包括常备毒、麻药品、抢救物品、器械、仪器等数量及完好状态。

（4）进行床头交接班时，对于清醒患者，护士主动进行自我介绍，询问患者情况，听取患者主诉，关注患者的主观感受，促使护患关系更加和谐，掌握患者的心理。床头交接班时，共同仔细查看患者的意识、皮肤、各种管路及实施护理措施后的效果。两个人交班，能起到提醒和完善的作用。①交接班：容易出现的护理缺陷是静脉导管脱出或堵塞，当班护士只注意液体是否滴完，未在意液体输注状态是否正常；②静脉输液部位液体外渗或出现静脉炎：护士对输液患者的观察不到位，不能及时发现问题；③交接内容不全面：药物、物品等交接不清；④皮肤情况交接不清：未能及时发现压疮；⑤拔管现象：病情评估不足，没有及时有效约束；⑥床头交接班言行不规范：侵犯患者隐私，或使患者认为被忽视。

### 557. 卒中单元哪些患者要做到床头交接班

新入院患者、危重患者、抢救患者、大手术患者、意识不清患者、绝对卧床患者、留置管道的患者、心电监护的患者、输液患者、特殊检查患者、特殊心理状态的患者等。

### 558. 何谓医疗事故，医疗事故如何分级

医疗事故：是指医疗机构及医务人员在医疗活动中，违反医疗卫生管理法律、行政法规、部门规章和诊疗护理规范、常规，过失造成患者人身损害的事故。一级事故：造成患者死亡、重度残疾；二级事故：造成患者中度残疾、器官组织损伤，导致严重功能障碍；三级事故：造成患者轻度残疾、器官组织损伤，导致一般功能障碍；四级事故：造成患者明显人身损害的其他后果。

### 559. 护理缺陷分类内容是什么

护理缺陷分类法（根据卫生部《医疗事故处理条例》）：

Ⅰ类缺陷：违反操作规程或护理常规，造成护理工作失误，给患者带来痛苦或延长治疗时间，但未造成组织器官损伤，导致功能障碍。例如，①对危重患者观察不仔细，发现后未及时汇报医师，贻误治疗；②应用特殊药物，如麻醉药、生物制剂（胰岛素等）、氯化钾、洋地黄类等，注射方法或剂量不正确而发生反应者；③查对不严，如输入液体有肉眼可见的真菌团、异物，或错输血、错打青霉素，或未做青霉素皮试注射青霉素，而发生不同程度的反应者；④昏迷、危重患者和小儿等发生坠床、跌倒，造成头部血肿，软组织扭伤、骨折等；⑤热疗或保暖中造成烫伤，面积 < 0.25%，深二度以下者；⑥使用未消毒器械或消毒过期器械施行手术者；⑦各种穿刺、治疗，特殊化验标本取错、送错、损坏、遗失等。

Ⅱ类缺陷：违反操作规程和护理常规，造成护理工作失误，但未给

患者造成显性痛苦。例如错、服、漏服药物，漏做过敏试验，但用药后无不良反应。

Ⅲ类缺陷：一般性错误，未影响治疗，未给患者造成任何痛苦。

### 560.医疗事故发生时病历封存的要求有哪些

发现或发生医疗事件争议时，患者的客观护理记录不得涂改、伪造、隐匿、销毁，如护理记录、体温单、医嘱单等，应在医患双方在场情况下封存或启封。

### 561.何谓护理告知，临床有何意义

（1）患者入院后须先征求患者意见是否需要委托他人履行自己在医院期间的有关法律手续，如需要应由患者亲自签订委托书，并告知患者住院期间注意事项。

（2）护理人员在实施护理过程中，应与患者和其家属进行有效的交流沟通，及时解答患者和其家属的有关问题，在不影响治疗前提下，应如实告知患者和其家属护理计划、护理措施、护理风险等，以取得患者和其家属的理解、知情和合作，酌情做相应记录。

（3）患者住院期间，病情突变，急需抢救、手术等，应立即告诉患者监护人和委托人，来不及告知应报告医务部值班室。

（4）患者病情危重时，医师出示病危通知，护理人员应迅速将病危通知单送至相关部门和患者监护人。

（5）尊重患者的自主权，给患者实施特殊治疗、检查、护理时，做到知情同意，特别是实施化疗、创伤性护理、治疗，护理人员须切实履行告知义务，必要时填写"告知书"。

（6）护士执行护理活动中，应尊重患者人格，保护患者的隐私权，任何人任何时间不得向他人泄露患者的隐私，各类检查室均应有隐私保护性措施。

#### 附：告知技巧

（1）告知态度要诚恳、和蔼、耐心、诚心，充满关切，忌训斥、恩赐、呆板、命令。

（2）语言要通俗易懂，忌用医学术语、暗示诱导、误导、欺骗、隐瞒，确保患者在理解的基础上行使自己的权利。

（3）告知内容应有利于治疗操作或康复，与此无关内容不可告知。一次告知内容不可太多，使用资料、数据准确无误，不能含混。

（4）告知过程中，对患者提问要耐心解答，难以理解的应反复解释，防止言语不当、急躁引起不良心理刺激。

（5）操作失误时，要诚恳道歉，操作结束时，要感谢患者及其家属的合作。

## 562.卒中单元常备的应急预案有哪些

（1）脑梗死急救护理应急预案。

（2）心力衰竭急救护理应急预案。

（3）发热、癫痫发作急救护理应急预案。

（4）溶栓急救应急预案。

（5）脑出血急救应急预案。

（6）脑疝急救应急预案。

（7）心肌梗死急救应急预案。

（8）窒息急救应急预案。

（9）呼吸衰竭急救应急预案。

（10）多脏器衰竭急救应急预案

## 563.不良事件上报要求有哪些

（1）各病区建立与护理部匹配的护理缺陷登记本，每月必须将所发生的护理缺陷如实填写并上报护理部。

（2）发生护理缺陷，本着患者"安全第一"的原则，迅速采取补救措施，避免对患者健康造成损害或将损害降到最低程度。

（3）发生护理缺陷者应立即如实向护士长汇报，并填写护理缺陷报告表，病区护士长核实后将事件发生的原因经过及后果书面上报护理部（重大事件上报不得超过24小时），护理部经核实根据性质酌情向负责护理的院领导汇报，不得隐瞒。凡隐瞒不报者，应追究本人及有关科室的责任，并承担一切后果。

（4）与严重护理缺陷相关的药品、物品、器械、用具等均应按要求保管，护理记录不得擅自涂改、销毁，以备鉴定。

（5）处理护理缺陷必须坚持做到"四不放过"的原则，即问题没查清不放过；当事人没有接受教训不放过；改进措施不落实不放过；处理无结果不放过。达到引以为戒，警戒护理缺陷的再次发生。

（6）病区安全小组每月召开护理安全分析讨论会，查找护理隐患，制订整改措施。

（7）护理部对全院不安全因素及护理差错进行统计、分析，并在护士长会议通报及质量分析会上给予通报。

### 564. 报告制度和报告流程有哪些

（1）护理人员在医疗、护理活动中发现护理缺陷，应立即向所在科室护士长、主管医师汇报，积极采取补救措施，尽最大努力避免或减少对患者人身损害和精神压力。

（2）疑似严重缺陷、纠纷时，病区护士长必须尽快向护理部、医务部汇报，最迟不能超过24小时，一般缺陷72小时内汇报，隐瞒不报者一概追究责任。

（3）与护理缺陷相关的实物如标本、药品、器械、用具、记录应按规定妥善规范保管，不得销毁、转移或涂改，对疑似输液、输血、药物引起的不良后果，护患双方共同对现场实物封存、盖章，严格执行"医疗事故处理条例"有关规定。

（4）接到护理缺陷报告的任何一级管理者，必须及时亲临现场，做深入细致的调查研究，把事情真相搞清楚，然后进行分析、讨论。

（5）发生任何一件缺陷都必须做到"四不放过""三个至少"。"四不放过"：（"三个至少"：至少要新制订或完善一个管理制度；至少要完善和改进一个管理和服务流程；当事人和科室至少要有一次深刻的反省。

### 565. 护理风险管理的意义是什么

做好护理风险管理，不但可保障患者安全，还保障了医疗护理技术人员自身的健康与安全。

（1）风险管理水平直接关系到患者安全：医疗护理风险与医疗护理安全是因果关系，在医疗护理风险系数较低的情况下，医疗护理安全系数就较高；反之，医疗护理安全系数就降低。

（2）风险管理水平直接影响医院社会效益：医疗护理风险管理不

善，可延长病程，使治疗、护理方法更加复杂，物资消耗增加，患者经济负担加重。

（3）风险管理水平直接影响医院功能有效发挥：做好医疗护理风险管理不但保障了患者的身心安全，还保障了医护人员自身的健康与安全。

（4）风险管理水平直接影响护理人员的自身安全：在医疗护理活动中，如果医疗机构和医护人员因风险意识不强，医院及医护人员将承担相应风险，包括经济风险、法律风险、人身风险等。

### 566. 输液管理要求有哪些

（1）环境管理：治疗室整洁、干净，不堆放杂物，无菌操作前要湿式清扫台面，空气消毒每日2次。进入治疗室须着装整齐、戴口罩，非工作人员禁止入内。

（2）配药管理：配药护士严格无菌操作和查对制度，操作前后洗手。抗生素应现用现配，其他液体提前配药不超过2瓶（袋），配药后必须签名、签时间。若抽吸药液因特殊原因未能及时执行时，应注明药名、时间，放置于无菌盘内，有效期不超过2小时。

（3）查对管理

①摆药查对：长期液体由临床班摆药，夜班查对，治疗班再次查对；临时液体由1人摆药，另一人查对。患者液体输完，由拔针护士检查有无漏签、错签时间及姓名。

②输液查对：输液前应采取由患者自报姓名的方法，并严格按照"三查七对"执行。

③皮试查对：凡做皮试患者，护士双人判定结果后，须及时记录、签名，杜绝未做皮试就输注抗生素的违规行为。

④拔针查对：液体输完后，应再次准确查对医嘱，确认有无新增医嘱或遗漏未输液体后方可拔针。

（4）在输液过程中应做到主动巡视：观察液体滴速、余量。输液管内有无气泡、穿刺点有无红肿外渗、患者有无输液反应、生活上有无特殊需要，如巡视中发现液体渗漏等异常情况应及时处理并给予指导。

（5）留置针、PICC及深静脉置管若使用透明敷贴应每周更换2次，有污染或异常情况时应随时更换。更换时注意无菌操作、防止管道脱出，并注明穿刺时间和更换敷贴时间。

（6）封管时一般选择浓度为10 ～ 100U/ml的肝素稀释液，外周留置静脉常规用3 ～ 5ml即可；中心静脉置管最佳封管方法为先使用10 ～ 20ml的生理盐水脉冲式推注，再使用5ml肝素稀释液正压封管，预防堵管及血栓的发生。

（7）静脉通道2路以上需标明通路名称。

（8）对持续输液的患者，应每24小时更换1次输液器，包括延长管等一些辅助装置。

（9）特殊用药需严格控制滴数者，应悬挂"严格控制滴数"标识牌，以提醒患者、家属及护士。

（10）对有静脉置管者，若出现不明原因发热，应警惕置管感染，需及时采取措施并积极寻找原因。

（11）根据配伍禁忌及合理、准确用药原则，对患者输注液体进行排序，以避免药液多，衔接时出现不良反应。

（12）穿刺后更换液体时，应根据患者病情、年龄、药物性质、有无心脏病等因素调节输液滴数，并告知患者及其家属。

### 567.毒、麻、限、剧药品管理要求有哪些

加强毒、麻、精神类药品管理，账务相符、班班交接，严格执行药品管理相关规定。做到"五专一定"：专人负责、专柜加锁、专用账册、专用处方、专册登记、定位放置。

### 568.高危药品管理要求有哪些

（1）各类药物根据不同性质，妥善保存。易氧化和遇光变质的药物，应装在有色密盖瓶中，放阴凉处，或用黑纸遮盖，如维生素、氨茶碱、盐酸肾上腺素等。易挥发、潮解、风化药物，瓶盖必须盖紧，如乙醇、碘酒、糖衣类等。易燃药物如乙醚、乙醇，应远离明火处，以防燃烧。易被热破坏的生物制品，如抗毒血清、疫苗、胰岛素等，应放冷柜保存，定期检查，避免过期。

（2）根据药物性质、种类、状态、使用频率，安排合适位置。一般固体药放上、中层，液体放下层，使用频率高的放最宜取的位置，不常用的放边缘处，内服药与外用药分开，外用药与消毒剂分开，配制后药

液和原液要分开，易燃、易爆、剧毒、剧麻药物加锁保管。

（3）加强麻、毒、精神类药品管理，账物相符、班班交接，遵医嘱、凭处方使用，专册登记，专人管理，专柜放置，严格执行药品管理相关规定。

（4）凡抢救药品必须固定放置，抢救车必须做到"四定一专"，即定量供应、定时清点、定期消毒、定点放置；专人保管，使用后及时补充，保证抢救使用。

### 569.抢救器材管理要求有哪些

（1）各护理单元物品、财产等固定物资均由营房科、器材科建立统一登记，一式两份，病区护士长应保留一份。

（2）由营房科、器材科按物资性质、类别分别统一编号。病区护士长负责，可指派专人管理，每6个月或1年清点1次，做到账物相符。

（3）各护理单元物品、器械为病区患者治疗护理所用，任何人不得私自挪用。损坏者，按医院规定赔偿。

（4）各种抢救物品、设备、仪器、器械都应呈良好备用状态，专人管理，定点放置，定期检查、维修、保养，并建立维修、保养记录本，适时进行更新补充，确保使用。

（5）低值易耗品，每月由护士长做计划领取，加强管理，定量供应，节约使用。

### 570.管道管理要求有哪些

（1）导管滑脱、评估登记报告制度

①医务人员应当本着预防为主的原则，认真评估患者是否存在管路滑脱危险因素。如存在上述危险因素，要及时制订防范计划与措施，并做好交接班。

②对患者及其家属及时进行宣教，使其充分了解预防管路滑脱的重要意义。

③加强巡视，随时了解患者情况并记好护理记录，对存在管路滑脱危险因素的患者，根据情况安排家属陪伴。

④护士要熟练掌握导管脱落的紧急处理预案，当发生患者管路滑脱时，要本着患者"安全第一"的原则，迅速报告医生采取补救措施，避

免或减轻对患者身体健康的损害或将损害降至最低。

⑤当事人要立即向护士长汇报，并将发生经过、患者状况及后果及时上报护理部；按规定填写患者管路登记表，24～48小时内上报护理部。

⑥护士长要组织科室工作人员认真讨论，提高认识，不断改进工作。

⑦发生管路滑脱的单位或个人，有意隐瞒不报，一经发现将严肃处理。

⑧护理部定期组织有关人员进行分析，制订防范措施，不断完善护理管理制度。

（2）导管滑脱应急程序

①发生导管滑脱，护士应镇静，立即通知医生，协助患者取合适体位，安慰患者并针对当时的情况采取紧急措施，防止出现严重后果。

②监测观察生命体征和专科体征。

③病情严重者立即报告科主任和护士长，做好一切抢救护理工作。

④配合医生根据病情采取相应的应对措施：立即重新置入导管。

⑤观察生命体征及导管局部情况。

⑥记录脱管原因，准确填写导管滑脱登记表上报护理部。

⑦科室召开安全讨论会，认真总结经验教训，制订防范措施。

### 571. 护士应如何配合医生抢救

抢救工作是最能反映医疗水平的关键部分。其技术水平的高低，组织配合的好坏，可直接影响救护的成败。所以护士与医生之间的配合显得尤为重要。我们可将抢救中的医护配合分成三部分。

（1）呼吸的配合：气管插管、使用人工呼吸机的护理、吸氧、吸痰、人工呼吸气囊的使用、气管切开配合等。

（2）循环系统的配合：抽血、输液、输血。心电监护、心电图、执行各种医嘱，应用各种药物等。

（3）抢救现场实际记录：认真记录患者的神志、血压、脉搏等。抢救开始时间及抢救措施。用药途径，执行医嘱时间等。

### 572. 医护配合抢救流程是什么

（1）发现患者呼之不应，即呼叫医生或护士，判断呼吸，无呼吸，给予简易呼吸囊，面罩通气。

（2）护士接到呼叫，即取物品（呼吸器、插管箱、心电监护等）到达现场。取出连接的呼吸囊交医生，按医嘱接心电监护仪，发现心率缓慢停止，即报医生，同时行CPR至2分钟（5个周期）后，心率恢复，出现心室颤动。

（3）护士接呼吸囊，医生给患者除颤，转窦性心律。

（4）医生接呼吸囊，护士按医嘱给予患者吸痰–呼吸恢复。呼吸未恢复，医生气管插管，接呼吸机辅助呼吸。

（5）执行建立静脉通道医嘱。应用抢救药物。

（6）整理用物。

（7）七步洗手法：洗手。

（8）医生、护士记录：抢救成功。

### 573. 抢救时护士之间应如何配合

（1）护士一人抢救程序

①测量生命体征，如血压、脉搏、呼吸、体温，同时通知医生。

②有活动性出血伤口，用无菌纱布覆盖、包扎。

③给氧，保持呼吸道通畅。

④建立静脉通道，休克、出血、复合伤者必须建立两路静脉通道，需大量输液（输血），使用套管针穿刺。内科患者（除糖尿病昏迷）首选5%葡萄糖注射液500ml；外科患者首选5%葡萄糖注射液500ml，平衡液或林格液及遵医嘱。

⑤备好心电图机、吸引器、呼吸机、除颤机、抢救车。

⑥遇中毒患者立即洗胃，如需急诊手术，应即备皮、备血、皮试、导尿、术前用药。

⑦配合医生行气管插管、心脏按压及伤口缝合。

⑧通知会诊医生，由护士取血、借物，通知家属及单位，维持秩序。

⑨及时观察生命体征，负责记录治疗、护理、用药、病情和时间。

⑩负责抢救登记、收费、归还、补充物品。

⑪抢救完毕及时补记抢救护理记录，并与下一班床头交接。

（2）护士2人配合抢救程序：抢救护士为主，协助护士为辅。

抢救护士：给氧，保持呼吸道通畅，测量生命体征。

①协助医生气管插管、心脏按压及伤口缝合。

②遇中毒患者立即给予洗胃。

③指挥协助护士取血、借物，通知家属及单位，维持秩序。

④需紧急手术时做术前准备，如备皮、备血、皮试、导尿、术前用药。

⑤记录抢救、治疗、护理、用药时间和内容。

⑥及时测生命体征，并做记录。

⑦登记抢救记录。

⑧负责病情交班或转观、入院的交班工作。

协助护士：

①通知医生。

②建立静脉通道。对休克、出血、复合伤者必须建立两路静脉通道；对需大量输血者，使用套管针穿刺。

③遇有活动性出血或伤口，用无菌纱布覆盖、包扎。

④准备心电图机、呼吸机、吸引器、除颤仪、抢救车等。

⑤负责外勤，如备骨科手术包、治疗用品、用药、借取用物等。

⑥通知会诊科。

⑦收费、补充、归还物品。

（3）护士3人配合抢救程序

抢救护士：

①负责现场各种操作和指挥工作，不离开现场，包括测体温、脉搏、呼吸、血压；给氧，保持呼吸道通畅；协助气管插管、心脏按压及伤口缝合；急诊手术前准备；根据医嘱用药。

②负责抢救登记。

③负责病情交接。

协助护士1：

①负责外勤。

②通知值班医生和会诊科室，建立静脉通道。对休克、出血、复合伤者，须建立两路静脉通道；对需大量输血者，使用套管针穿刺。

③准备心电图机、呼吸机、除颤机、抢救用药等。

④准备各种治疗、护理所需用物。

协助护士2:

①负责病情观察,测生命体征,并做记录。

②协助抢救护士进行各种操作。

③负责记录抢救、治疗、护理、用药时间和内容。

④负责收费,补充归还物品。

### 574.怎样巡查危重患者护理质量

(1)危重患者的特点是病情重而复杂,变化快,随时都有发生生命危险的可能,因此,对危重患者必须给予严密、全面的观察,及时分析、评估病情变化和治疗护理的效果,提供有效护理。

(2)危重患者初诊或病情变化时,如医师未到场,接诊护士应做初步抢救处理,如吸氧、开辟静脉通道等,待医师赶到后密切配合抢救,执行口头医嘱必须复述无误后方可执行,并保留所有安瓿,经2人核对后方可弃之,事后督促医生及时、据实补记医嘱,并签署全名。

(3)危重护理记录应正确、准时、清晰,记录患者病情、用药、特殊治疗及检查的时间、出入量等,时间记录至分钟,并签署全名。

(4)认真做好基础护理,如眼、口、皮肤、大小便及呼吸道的护理,防止并发症的发生。

(5)做好各种导管护理,当患者身上导管较多时,各导管标识应明确、醒目、清洁,衔接正确、牢固,避免误用。观察各引流液的色、质、量并准确记录,保持通畅。

(6)及时正确采集各种血、尿、便、痰、引流液等标本,及时送检。

(7)严密观察和记录患者病情及生命体征的变化,掌握患者主要治疗、护理及潜在并发症的风险,做好预防性护理。

(8)对意识丧失、谵妄、躁动的患者要注意保护其安全,酌情使用保护具,防止意外发生(使用保护用具必须告知)。

(9)各项操作应严格执行操作规程,注意安全,必要时2人配合进行,严防误伤、烫伤、咬伤、抓伤、撞伤、坠床等情况发生。

(10)加强与患者家属的沟通交流,增强了解、支持,对创伤性检查和护理操作必须取得患者或家人知情同意,尊重患者人格,维护患者隐私和自主权。

（11）护理中遇到疑难问题，本病区护士长应及时组织讨论，酌情申请院内、外护理会诊，解决护理难题。

（12）因病情需要转院、转科、手术时，须严格执行转交接制度。

### 575.护理投诉、缺陷、事故如何管理

（1）护理投诉管理

①凡是医疗护理工作中，因服务态度、服务质量及患者自身原因引起的患者或家属不满，并以书面或口头方式反映到护理部或有关部门的意见，均为护理投诉。

②护理部设专人接待护理投诉，认真倾听投诉者意见，使患者有机会陈述自己的观点，耐心安抚投诉者，并做好投诉记录。

③接待投诉人员要做到耐心细致，认真做好解释说明工作，避免引发新的冲突。

④护理部设有投诉专项记录本，记录投诉事件的发生原因、分析和处理经过及整改措施。

⑤护理部接到护理投诉后，及时反馈，并调查核实，告之有关科室的护士长。科内应认真分析事发原因，总结经验，接受教训，提出整改措施。

⑥投诉经核实后，护理部可根据事件情节严重程度，给予当事人相应的处理。

⑦护理部每月在全院护士长会上总结、分析，并制订相应措施，对全年无护理投诉的科室给予鼓励。

（2）护理缺陷的管理：护理缺陷是指在护理活动中出现技术、服务、管理等方面的失误，包括护理差错。护理差错：是指在护理工作中，因责任心不强、工作疏忽、未严格执行规章制度或违反操作规程等原因，出现的工作失误，但未造成不良后果。

护理缺陷的处理程序：

①保护患者：密切观察病情，立即通知医师，及时纠正错误，尽可能的将错误的危害降到最小程度。

②逐级上报：在24小时内及时逐级上报，夜间通知护理部值班员。

③按规定封存有关物品，如输液器、注射器、残存药液、血液、药物等容器，并按规定及时送检。

④登记填写《护理缺陷登记表》。

⑤科室在1周内组织护理人员分析缺陷产生原因并提出处理意见和改进措施。

⑥处理：根据缺陷的严重程度，分别给予口头批评、书面检讨、经济处理、质控减分、停职反省、待岗等处理。

⑦护理部定期进行缺陷分析，完善防范措施。

（3）护理事故的管理

①各病区建立事故登记本。

②发生事故后，要本着患者安全第一的原则，迅速采取补救措施，避免对患者身体健康的损害或将损害降到最低的程度。

③当事人要立即向护士长汇报，护士长要逐级上报发生事故的经过、原因、后果。按规定填写《事故登记表》，24小时内上报护理部。

④发生事故的各种有关记录、检查报告、药品、器械等均应按规定妥善保管，不得擅自涂改、销毁，以备鉴定。

⑤事故发生后，科室要组织护理人员进行讨论，分析事故发生的原因，提高认识、吸取教训、改进工作。根据事故的情节及对患者的影响，确定事故性质，提出处理意见。

⑥发生事故的单位或个人，有意隐瞒，不按规定报告，事后经领导或他人发现，按情节轻重给予严肃处理。

⑦护理部定期组织有关人员分析事故发生的原因，并提出防范措施，不断改进护理安全管理制度。

### 576.护理安全管理规定有哪些内容

为保证护理质量及护理安全，病区需成立护理安全管理小组。护士长任管理小组组长，专业组长、办公护士任组员，共同把关，坚持质量持续改进，保证护理安全。

（1）护理安全

①科室建立差错事故登记本，出现差错事故及时登记并在24小时内上报护理部。要求年内无重大护理缺陷。

②严格执行护理规章制度，包括查对制度、交接班制度、消毒隔离制度等，保证护理安全，杜绝护理差错事故发生。

③认真履行护理常规及护理操作规程，掌握专科护理常规及操作，

对于新技术的护理，须经培训方可上岗。

④认真履行岗位职责，立足干好本职工作，护理人员每班自评，护士长每日检查，发现护理安全隐患及时上报，不得瞒报、漏报。

⑤加强对危重患者的护理。密切观察病情，按护理级别要求安排专人守护或定时巡视，做到及时观察、及时报告、及时处置、及时准确记录。加强对危重患者的生活护理，防止压疮、肌肉萎缩、静脉血栓、坠积性肺炎、口腔炎等并发症的发生，对于躁动患者应告知家属加以约束，防止坠床及碰伤。

⑥严格执行无菌技术及消毒隔离制度，加强院内感染控制，定时对治疗室、换药室、病室进行空气消毒，定期做生物学监测，保证无菌物品、物表、医务人员手及空气监测达标，严格控制院内交叉感染的发生。

⑦加强对抢救药械及毒麻药品的管理。抢救药械应随时处于备用状态，保证性能良好。抢救药械做到定品种、定数量、定位置、定期检查、专人管理，用后及时补充，保证其备用状态。毒麻药品应专柜专锁，专人管理，严格交接班。

⑧认真执行查对制度，要求医嘱处理者与执行者2人查对，接班者对上班医嘱，每日小查对、每周2次大查对。注射、发药、输液、输血、采标本、手术患者均应仔细查对，防止差错事故的发生。

⑨住院患者原则上不允许外出，如有特殊情况需经医生同意并签署离院责任书。

⑩加强对患者的管理，掌握患者的心理状态，及时发现安全隐患，避免自杀、跳楼、走失等现象发生。

（2）病室安全

①病区通道通畅，禁止堆放各种物品、仪器设备、保证通行安全。

②各种物品、仪器、设备固定放置，便于清点、查找和检查。

③每日检查氧气、电源、水源、安全通道，易燃易爆物品"四防"标志明显，消防设施处于良好的备用状态，消防箱及安全通道禁止堆放杂物。

④病区禁止吸烟、使用电炉、蜡烛及明火，以防失火。

⑤加强对陪伴和探视人员的安全教育及管理，医护人员加强病区巡视，发现可疑分子应及时通知保卫科。

### 577.护理记录单使用中应注意哪些问题

（1）严格执行卫生部《病历书写基本规范》（试行）。

（2）护理病历是护理人员在医疗活动中形成的文字、符号、图表等资料的总和，包括体温单、医嘱单、护理记录单（含一般护理记录单、重危护理记录单、手术护理记录单）等。

（3）护理病历书写是护理人员通过问诊、查体、辅助检查、治疗观察、护理等活动获得的客观资料，进行归纳、整理，形成的客观记录。

（4）护理病历书写应当客观、真实、及时、完整。

（5）护理记录用蓝黑墨水书写，文字工整，字迹清晰，表达准确，语句通顺，标点正确。书写中出现错字应用双横线画在错字上，重新书写，不得用刮、粘、涂等方式掩盖或去除原来字迹。

（6）护理病历书写应使用中文和医学术语，使用医院统一的外文缩写和中文译名，如症状、体征、检验、疾病名称等。

（7）护理病历应按规定内容和要求，由相应资格的护理人员书写或审阅、修改、签名。实习护士或进修护士书写病历，由带教老师用蓝笔以老师/学生形式签名。发现错误以红笔修改，并签上时间、全名。护士长有修改病历的权利，修改时用红笔，但必须保证原记录清楚可辨，并注明修改时间、签全名。

（8）同一患者使用一般护理记录又改用重危护理记录时两者必须分别编序，并在前一记录上注明更换记录病历的原因，使前后衔接。

（9）因抢救危重患者未能及时书写护理病历，当班护理人员应在抢救工作结束后6小时内据实补记，并注明时间，执行各项治疗时间应记录时分，急诊、重症监护室（ICU）、手术室、产房、病房等转交患者时应及时正确填写转送时间（时、分）、转送医嘱、执行情况、病情等。

（10）手术护理记录单应符合卫生部要求，手术患者、手术部位、使用器械、敷料必须双人核对，认真填写，并签署全名。

（11）护士长对出院患者的护理病历必须进行全面审阅，按要求做好相关记录和签署全名。

### 578.医疗废物怎样管理

（1）医疗废物的分类

①医疗废物，是指医疗卫生机构在医疗、预防、保健以及其他相关活动中产生的具有直接或者间接感染性、毒性以及其他危害性的废物。

②医疗废物分为：感染性废物、病理性废物、损伤性废物、药物性废物、化学性废物。

（2）医疗废物包装要求：损伤性医疗废物放入利器盒，其他类别医疗废物放入黄色包装袋；传染病患者或疑似患者产生的医疗废物使用双层包装袋，并及时密封；在盛装医疗废物前，应当对医疗废物的包装袋或容器进行认真检查，确保无破损、渗漏。

（3）医疗废物收集要求

①放入包装袋或容器内的医疗废物不得取出。

②盛装的医疗废物达到包装物或容器的3/4时，应当使用有效的封闭方式使包装物或容器的封口紧实、严密。

③包装物或容器的外表面被感染性废物污染时，应当对被污染处进行消毒处理或增加一层包装。

④批量的含汞的体温计、血压计等医疗器具报废时应当交由专门机构处置。

⑤医疗废物中病原体的培养基、标本和菌种、毒种保存液等高危险废物，应当首先在产生地点进行压力蒸汽灭菌或化学消毒处理，然后按感染性废物收集处理，并设立专门登记本、有专人负责。

⑥盛装医疗废物的每个包装物、容器外表面应当有警示标识和中文标识，中文标识的内容应包括医疗废物产生单位、生产日期、类别及需要的特别说明等。

⑦五类医疗废物不能混合收集。少量的药物性废物可以混入感染性废物，但应当在标签上注明。

⑧暂时储存病理性废物，应当具备低温储存或者防腐条件。

⑨医院污物的分类收集：黑色袋装生活垃圾，黄色袋装医疗废物，红色袋装放射垃圾。

（4）医疗废物登记要求

①科室必须建立医疗废物交接登记制度，与废物处置工作人员进行

交接登记，登记内容包括医疗废物的种类、重量或数量、交接时间及经办人签名等项目。登记资料至少保存3年。

②科室废物处置工作人员与医院医疗废物暂存点进行交接登记，登记内容包括医疗废物的种类、重量或数量、交接时间及经办人签名等项目。登记资料至少保存3年。

③医疗废物暂存点建立医疗废物登记制度，登记内容包括医疗废物的来源、种类、重量或数量、交接时间、最终去向及经办人签名等项目。登记资料至少保存3年。

（5）医疗废物转运要求

①运送人员每天从医疗废物产生地点将分类包装的医疗废物按照规定的时间和路线运送至医疗废物暂存处。

②运送人员在运送医疗废物时，应当检查包装物或者容器的标识、标签及封口是否符合要求，不得将不符合要求的医疗废物运送至医院垃圾暂存处。

③运送人员在运送医疗废物时，使用垃圾收集箱以防止造成包装物或者容器破损和医疗废物的流失、泄漏和扩散，并防止医疗废物直接接触身体。

④运送医疗废物应当使用防渗漏、防遗撒、无锐利边角、易于装卸和清洁的专用运送工具。每日运送工作结束后，应当对运送工具进行清洁和消毒。

⑤医疗废物暂存处管理要求：建立医疗废物暂时储存设施、设备，医疗废物暂时储存的时间不得超过2日。暂时储存病理性废物，应当具备低温储存或防腐条件。医疗废物暂存处将医疗废物交由取得市环保局许可的医疗废物集中处，依照危险废物转移联单制度填写和保存转移联单。

（6）医疗废物暂时储存设施、设备应当达到以下要求：远离医疗区、食品加工区、人员活动区和生活垃圾存放场所，方便医疗废物运送人员及运送工具、车辆的出入；有严密的封闭措施，设专（兼）职人员管理，防止非工作人员接触医疗废物；有防鼠、防蚊蝇、防蟑螂的安全措施；防止渗漏和雨水冲刷；易于清洁和消毒；避免阳光直射；设有明显的医疗废物警示标识和"禁止吸烟、饮食"的警示标识。

（7）个人防护要求

①运送医疗废物的工作人员在收集、处理医疗废物时要求穿隔离衣、戴帽子、口罩，穿长袖手套，穿胶鞋。

②保洁公司对公司所属员工进行健康检查，并对有关人员进行免疫接种。

（8）人员培训

①医院感染管理科及病区必须对新进保洁人员进行相关知识培训。

②医疗废物相关工作人员和管理人员应当达到以下要求：掌握国家相关法律、法规、规章和有关规范性文件的规定，熟悉本机构制定的医疗废物管理的规章制度、工作流程和各项工作要求。掌握医疗废物分类收集、运送、暂时储存的正确方法和操作程序。掌握医疗废物分类中的安全知识、专业技术、职业卫生安全防护等知识。在医疗废物分类收集、运送、暂时储存及处置过程中预防被医疗废物刺伤、擦伤等伤害的措施及发生后的处理措施。掌握发生医疗废物流失、泄漏、扩散和意外事故情况时的紧急处理措施。

（9）其他注意事项

①禁止医疗卫生机构及其工作人员、保洁人员转让、买卖医疗废物。

②禁止在非收集、非暂时储存地点倾倒、堆放医疗废物，禁止将医疗废物混入其他废物和生活垃圾。

③工作人员在工作中发生被医疗废物刺伤、擦伤等伤害时，应采取相应的处理措施，及时向所在科室、保洁公司、防保科报告。

**579.如何核对患者身份**

标识腕带、自述姓名、床头卡、意识不清的患者需要由其家属代诉其姓名。

**580.患者检查途中应注意哪些问题**

对于必须外出检查的患者，首先护士必须与医生一起评估患者病情。

评估内容包括患者的意识状态、瞳孔、生命体征、用药情况、呼吸节律、血氧饱和度、气道是否通畅、有无影响呼吸的潜在危险因素、途中可能出现的潜在性安全隐患、医生是否必须同行等。如果患者生命体征不稳定，而又必须进行诊断检查或治疗时，医生必须向患者或家属告知外出检查过程中可能出现的病情变化及所存在的风险，待患者或家属签字同意后，医生、护士才共同陪同运转患者外出检查。

（1）根据患者病情，给予合适的运送工具（轮椅、平车等）。

（2）保持呼吸道通畅。

（3）保持静脉通路通畅（危重患者）。

（4）颅内高压患者检查前按医嘱使用脱水药，尽量去除增加颅内压的因素，同时观察患者双侧瞳孔大小、是否对称、对光反射情况。

（5）有引流管和尿管者，检查各管道连接是否紧密，引流液满者放空引流袋，并给予夹闭和妥善固定，尤其胸腔闭式引流者搬运前应暂夹闭胸腔引流管，防止引流液反流。

（6）对颈椎骨折的患者，使用颈托正确固定，保持颈部过伸位。

（7）对下肢及骨盆骨折的患者，应患肢固定，观察固定器材是否松动。

（8）有精神症状、烦躁的患者，检查前按医嘱使用镇静药，控制烦躁，妥善约束。

（9）在转运前应确保患者的异常化验结果已得到处理。

（10）记录外出前患者的意识、瞳孔、生命体征、采取的护理措施等，以便与外出过程中的病情变化进行对照。

### 581. 应用保护性约束方法时，应如何解释

（1）操作前告知内容

①告知患者或家属：使用保护性约束的目的是防止患者坠床。撞伤及抓伤等意外，确保治疗护理的顺利进行。

②使用约束的方法及注意事项，护士会根据不同方法采取不同措施，保证患者安全。

（2）操作后告知内容

①使用约束的时间应根据患者情况而定，在使用约束期间，护士会按护理级别，观察约束部位的皮肤颜色，必要时护士会进行局部按摩，以促进血液循环。

②在使用约束期间，患者肢体应处于功能位置，保证患者安全和

舒适。

③感谢患者、家属的配合。

严格掌握保护具应用的适应证,维护患者的自尊。使用前应向患者及其家属说明保护具使用的目的、操作要点及注意事项,如非必须使用,尽可能不用。保护具只宜短期使用。用时应注意患者的卧位,保持肢体及关节处于功能位,并协助患者经常更换体位。使用时,约束带下须垫衬垫,固定松紧要适宜,并定时松解。注意观察受约束部位的末梢循环情况,发现异常及时处理。记录使用保护具的原因、时间、观察结果、相应的护理措施及解除约束的时间。

### 582.保护性医疗措施的内容包括什么

(1)医护人员应举止优雅、镇静大方、衣着整齐、讲究文明礼貌、以自身的自信赢得患者的信任和安全感。

(2)患者住院应做好院规介绍及入院评估。

(3)应有安静整洁和舒适的环境。①室内无噪声,各种处置操作动作要轻,医务人员工作时间不穿硬底鞋,收集处于关闭状态。讲话声音轻柔。②保持室内空气新鲜,阳光充足,温、湿度适宜。床铺整洁、清洁,地面无污染及杂物。

(4)条件允许时危重患者应设置单间,以利抢救及避免影响其他患者。

(5)建立科学的作息时间,保证患者的休息和睡眠。非探视时间谢绝探视,探视时间应控制病房内的噪声。

(6)医务人员注意观察患者的情绪及病情变化。护士应深入病房,鼓励患者与疾病作斗争。切忌在危重、癌症患者面前直接交代病情。

(7)不在患者面前谈论不利于患者身心健康的问题,如疾病的恶化及不良转归等。保护患者的乐观心理并使其树立信心战胜疾病。医务人员保持口径一致。

(8)对患者的病情、隐私,未经允许不得随意泄露给无关人员。尊重患者的宗教、信仰和隐私权。

(9)注意患者营养,满足患者需求,倾听患者心声,尊重患者意愿。

### 583.护理训练管理的内容有哪些

（1）岗前培训

①凡新毕业护士、新招聘护士、新调入护士、新晋升的护士长、来院实习学员分层次进行岗前培训。

②实习学员及新护士岗前培训内容为：医院基本情况、护士工作职责、有关法律法规、规章制度、常用护理操作技术、一般急救技术、护士工作站微机应用、护理程序临床应用、护士着装仪表、护士行为规范要求、军事素质等。

③新护士长岗前培训的内容为：护士长管理知识及管理方法、护士长职责、护士长工作程序、有关规章制度及护理质量检查要求、护士考核标准、护理工作登记及统计、应急护理预案、护理查房方法等。

④培训时间为5～7天。培训结束进行考核，综合评价合格后上岗。

（2）在职培训

①各级护理人员培训坚持以在职学习、自学和临床实践为主，院内培训为辅的原则，积极参加继续医学教育，完成年度继续教育学分。

②护士在职培训以"三基训练"为重点，护师以上人员培训以专科护理培训和继续医学教育为重点。要求护士专业理论考核成绩平均分达到80分以上，监护病房达到85分以上。

③护理部每年组织新业务、新技术讲座10～12次。6个月进行1次基础理论和基本技术操作考核，定期检查专科训练与考核的完成情况。

④凡参加脱产、半脱产学习的护士均应有本人提出申请，科室推荐，护理部研究上报医院同意后方可参加学习，经费支出按医院有关规定执行。

⑤参加军地卫生行政机构举办的学习班、进修班，由护理部指派，经科室按程序报批。外出学习者按规定时间完成学习任务，按时返回医院，不得擅自延长或缩短学习时间，不得随意更换培训内容，学习结业后2周内向科室及护理部汇报学习情况。

（3）继续医学教育培训

①按军队继续医学教育管理文件要求，护理人员每年需完成继续教育学分25学分。

②护士职务以规范化培训为主，通过培训达到国家、军队规定的护师任职的基本条件。

③护师以上人员以知识更新为主，通过培训使其保持良好的医德医风，不断提高专业技术水平，紧跟护理学科的发展。

④每年10月组织申报国家、军队继续医学教育项目。

⑤按国家和军队继续医学教育文件要求，组织护理继续教育一、二类项目的实施和汇总工作。

⑥每年11月份进行护理人员继续医学教育学分统计汇总。

（4）规范化培训

①政治思想、职业道德。要求与考核方法：忠于祖国，热爱军队，廉洁行医，服务热诚，工作严谨，团结协作，遵纪守法，具有良好的护士素质。每年考核1次，科室及医院考核相结合，记2学分。发生差错、违章违纪、服务态度差，造成不良影响，扣当年学分2学分。

②临床时间。要求与考核方法：每年考核1次，记5学分，每少工作1个月扣1学分，最多扣5学分。临床科护士每年值夜班80个以上，记5学分，每少10个扣1学分。科室考核。

③基本护理技术操作。要求及考核方法：每年完成5项，每项考核成绩达到80分，记1学分，可补考。医院考核。

④基本理论知识。要求与考核方法：成绩达到80分，记3学分。未达到80分，每少5分扣1学分。科室、医院考核。

⑤专业理论与技能。要求与考核方法：成绩达到80分，记3学分。未达到80分，每少5分扣1学分。科室、医院考核。

⑥外语。要求与考核方法：由医院统一组织，成绩合格者，记2学分。

⑦建立培训登记，新护士经过统一培训考核合格后方可上岗。

### 584.实习护士岗前培训有哪些内容

（1）队列训练及有关条令知识学习。

（2）医院概况。

（3）常用各项规章制度。

（4）医疗事故处理条例。

（5）护士管理办法（注册、执业）。

（6）护理文书书写。

（7）常用护理技术操作。

（8）普通病房全程护理规范。

（9）实习学员行政管理制度。

### 585.有关护士执业注册的相关问题有哪些

（1）从事护士工作的护理人员均应具备护士职业资格，持有《中华人民共和国护士执业证书》，并按规定进行年审。

（2）凡具有国家承认学历的应届毕业生需在当年报名参加国家考试中心组织的全国卫生资格考试。

（3）报名参加全国卫生资格考试应按规定提供相应材料。

（4）考试周期为2年，考生须在2年内按规定通过所有考试科目。未通过者，从第3年起所有科目重新报考。

（5）考试通过者可按规定申请护士执业注册。

（6）申请首次注册须填写《护士注册申请表》，并按规定向注册机关提供相关材料。

（7）护士注册的有效期为5年。

（8）中断护理执业活动超过3年的，必须按省卫生行政部门的规定参加临床实践3个月，并向注册机关提交有关证明，方可办理再次注册。

（9）注册均以单位形式办理，离开护理岗位或医院者不予办理。

（10）在执业注册有效期内，执业地点和其他注册项目发生变化时，应当申请办理变更注册手续。

### 586.护理人员如何排班比较合理

（1）护理排班由护士长或代理护士长实施。坚持8小时工作制的排班原则，护士每周完成40小时工作，明确分工，合理安排。

（2）排班应体现24小时不间断的工作特点。各科护士长不得擅自减少某一班次的工作时数。未经护士长同意，护士不得擅自换班、替班或无故缺勤。其他人员不得任意调班。

（3）总务护士和护士工作站办公护士相对固定，以保证工作质量和物资管理有序。

（4）凡病假、事假视为缺勤。病假须出具院保健科室病假证明，一般情况不允许电话请假。除急诊外，夜班护士的病假条须于当日上午11：30以前交护士长；事假须经过科领导批准，违反请假管理要求者按旷工处理。

（5）每周工作满5天休息2天；满3天休息1天；不满3天不予安排休息。

（6）护士排班按护理部统一规定的排班模式，根据科室患者、护理人员情况、酌情选择排班形式，并上报护理部批准及备案，未经批准不得擅自更改排班模式。

（7）各科室护士排班表一式两份，每周一将其中一份送交护理部备案。应用计算机网络化排班系统的科室，按照程序要求完成排班后，提交备案。

（8）就餐及交接班时间规定：①中午班11：00～12：00为就餐时间，夜班0：00～0：30就餐。②各班提前10～15分钟接班。

### 587.护理人员应怎样着装、怎样整理仪表

（1）按规定穿着工作服，视季节按要求统一更换夏、冬季工作服。做到"整洁笔挺、纽扣齐全，缝补及时，不卷裤挽袖"。

（2）按规定戴工作帽，做到整齐平展，经常换洗，戴法统一，美观大方，长发不过肩，前发不宜过高过长，不戴过大、艳丽的头花等饰物。

（3）按规定穿工作鞋，做到清洁、轻便、软底或无声响，鞋跟步宜过高，普通病房不穿拖鞋。

（4）装饰要大方、自然，不戴耳环、耳钉、戒指、手镯、手链等；不留长指甲，不染指甲，可淡妆。

### 588.护士在什么情况下才可以从事护理工作

护士经执业注册后取得护士执业证书才能从事护理活动，履行保护生命、减轻痛苦、增进健康职责。

### 589.申请护士执业注册，应当具备哪些条件

（1）具有完全民事行为能力。

（2）在中等职业学校、高等学校完成国务院教育主管部门和国务院卫生主管部门规定的普通全日制3年以上的护理、助产专业课程学习，包括在教学、综合医院完成8个月以上护理临床实习，并取得相应学历证书。

（3）通过国务院卫生主管部门组织的护士执业资格考试。

（4）符合国务院卫生主管部门规定的健康标准。

护士执业注册申请，应当自通过护士执业资格考试之日起3年内提出；逾期提出申请的，除应当具备前款第（1）项、第（2）项和第（4）项规定条件外，还应当在符合国务院卫生主管部门规定条件的医疗卫生机构接受3个月临床护理培训并考核合格。护士执业资格考试办法由国务院卫生主管部门会同国务院人事部门制定。

### 590.护士执业注册有效期应多长时间

为5年。

### 591.医疗卫生机构不允许哪些人从事护理工作

（1）未取得护士执业证书的人员。

（2）未依照规定办理执业地点变更手续的护士。

（3）护士执业注册有效期届满未延续执业注册的护士。

在教学、综合医院进行护理临床实习的人员应当在护士指导下开展有关工作。

### 592.怎样管理探视人员、陪护人员

（1）凡是危重或施行大手术的患者，由护士长同意签发陪护证，以1人陪伴为限。

（2）陪护人员应随身带陪护证，陪伴在患者床旁，晚间可应用医院陪护中心提供的陪护床，次日清晨归还，陪护不能躺卧患者病床及坐卧暂空床。

（3）陪护证不得转借他人使用，病情好转，应停止陪伴，回收陪护证。

（4）查房或进行治疗时，陪护应退出病房。陪护不得私自将患者带出院外，不要谈论有碍患者健康和治疗的事宜。

（5）陪护人员应遵守医院规章制度，爱护公物，如有损坏照价赔偿。不得做与陪护无关的私事。

（6）陪护人员除陪护自己负责的患者外，不得在病区内四处游窜，过问干涉其他患者病情等事宜。

（7）陪护人员必须对自己陪护对象尽到关心、监护责任，特别要关心患者的安全行为，如患者由于陪护不当发生自伤、跌倒、走失等意外，应负一定的责任。

（8）陪护人员在病室内要保持病室清洁、安静、不准吸烟，不准穿汗背心、平角短裤、拖鞋。

（9）为保证患者治疗和休息，探视时间为：周一至周五下午14：00～17：00；双休日：上午9：00～11：00，下午：14：00～17：00，到时应自觉离开病房，保证患者休息，探视每次不超过2人，学龄前儿童不得带入。

（10）传染病患者或传染病携带者不得进入病房探视。探望传染患者应在规定的区域并自觉遵守传染病探视制度。

## 593.危重患者如何进行转交接

（1）凡危重、大手术患者转运，必须由护理人员全程陪护。

（2）根据转科医嘱，评估患者，电话通知转入科室。

（3）保证转运工具功能完好，确保患者在转运过程中的安全，酌情准备应急物品及药品。

（4）转入科室在接到患者转科通知后，护士立即备好备用床及必需物品。

（5）患者入科时，护士应主动迎接并妥善安置患者。

（6）认真评估患者，转出、转入双方必须做到六交清：患者治疗要交清，患者医嘱要交清，患者生命体征要交清，患者身上各种导管要交清，患者使用各种仪器要交清，患者皮肤情况要交清。据实填写护理记录单，并通知医生诊治患者。

## 594.老年疾病的特点有哪些

（1）症状和体征不典型：不同老年人患同样疾病，其症状表现差异很大，而且存在着衰老与疾病的相互交织。

（2）起病隐潜、病程迁延、恢复缓慢：老年人起病隐潜，症状不典型，往往当症状明显时，疾病已发展到晚期。同时，因对治疗的反应差等，使老年人的病程迁延，恢复缓慢。

（3）易出现合并症：机体的不稳定性增高，某一脏器遭到侵害时，对已衰退的其他脏器也会产生影响而易产生合并症。

### 595.临床护士可能涉及的潜在性法律问题有哪些

（1）侵犯行为与犯罪。

（2）疏忽大意与渎职罪。

（3）执行医嘱的合法性。

（4）临床护理记录的法律意识。

（5）病房药品及物品管理。

（6）护生的法律身份。

（郭宏英　高　轶）

# 第14章

# 感染控制

### 596.科室医院感染管理小组的职责是什么

（1）负责本科室医院感染的监测、登记、报告和控制工作。

（2）督促本科室人员落实无菌操作技术规范和消毒隔离制度。

（3）负责本科室医院感染病历的病原学检查工作。

（4）监督检查本科室抗感染药物的使用情况。

（5）组织本科室预防控制医院感染知识的培训工作。

（6）负责本科室卫生员、配膳员、伤病员及其陪护和探视者的健康教育工作。

### 597.什么是标准预防

标准预防是针对医院所有患者和医护人员采取的一组预防感染措施。

### 598.标准预防的内容有哪些

包括手卫生，根据取其可能的暴露选用手套、隔离衣、口罩、护目镜或防护面屏，以及安全注射；也包括穿戴合适的防护用品，处理患者环境中污染的物品与医疗器械。标准预防基于患者的血液、体液、分泌物（不包括汗液）、非完整皮肤和黏膜均可能含有感染性因子的原则。

### 599.标准预防都有哪些措施

（1）有可能接触患者血液、体液的护理操作，必须戴手套。

（2）洗手时间：操作前后、戴手套前后；洗手方式：流水、液体肥皂冲洗。

（3）操作中有可能发生血液、体液飞溅时，应戴防护镜并穿隔离衣。

（4）使用具有安全性能的注射器、输液器具。

（5）在进行侵袭性护理操作时，要保证充足的光线，并注意防止锐器伤害。

### 600.医护人员发生职业暴露的局部处理措施有哪些

（1）保持镇定。

（2）迅速敏捷的按常规脱去手套。

（3）流水（肥皂）清洗污染的皮肤，生理盐水冲洗黏膜。

（4）应当在伤口旁端轻轻挤压，尽可能挤出损伤处的血液，再用肥皂水冲洗，禁止进行伤口的局部挤压。

（5）消毒液（如聚维酮碘、乙醇）消毒受伤部位并包扎伤口，被暴露的黏膜应反复用生理盐水冲洗干净。

### 601.针刺伤对护士危险性最大的"危害"是什么

针刺伤对护士危害最大的是各种经血液传播的疾病，最常见的是：①乙型肝炎病毒（HBV）；②丙型肝炎病毒（HCV）；③人类免疫缺陷病毒（HIV）。

### 602.医护人员被乙型肝炎、梅毒阳性血污染的针头、器械刺伤后应如何处理

（1）医护人员被梅毒或乙型肝炎患者的血液、体液污染的针头、刀片等锐器刺（割）伤后应按以下方法处理伤口：皮肤破损出血者，应当在伤口旁轻轻挤压，尽可能挤出破损处的血液，再用肥皂液或流动水进行冲洗；禁止进行伤口的局部挤压。受伤部位的伤口冲洗后，应当用消毒液（75%乙醇或0.5%聚维酮碘）进行消毒并包扎伤口，被暴露的黏膜，应当反复用生理盐水冲洗干净。并立即报告所在科室和感染控制科，感染控制科应当对职业暴露的级别和暴露源的病毒载量水平进行评估，按法规对暴露者进行相应预防和治疗。

（2）医护人员被HIV阳性携带者的血液、体液污染的针头、刀片等锐器刺（割）伤后，应立即清创，对创面进行严格消毒处理；并进行血源性传播疾病的检查和随访。同时应报告医院感染控制科，尽早进行临床与血清学检查。第一次检查为阴性者，在6周后进行复查；仍为阴性，则于3个月、6个月、12个月进行复查；出现阴性则终止检查。当事人在6个月内出现不适时应随访报告、就诊。当事人在跟踪观察期内，应作为可疑HIV感染者，不得献血，勿与他人发生性接触等。

### 603.住院患者产生的治疗性废物需如何处理

（1）感染性废物

①传染患者、疑似感染的传染患者产生的医疗废物、生活垃圾的处理：用双层黄色废物袋，及时封闭，科室填好医疗废物标签粘贴在包装袋外面，医疗废物运送员使用符合要求的专用运送车运送到医疗废物暂存库房。

②废弃的医学标本、被服，被患者血液、体液、排泄物污染的棉签、棉球、纱布、引流管条等各种物品，使用后的输液器、注射器、一次性使用医疗用品器械的处理：单层黄色废物袋装3/4时由产生科室扎紧袋口，科室填好医疗废物标签粘贴在包装袋外面，医疗废物运送员使用符合要求的专用运送车运送到医疗废物暂存库房。

③废弃的病原体培养基、标本及菌种、毒种保存液、血液、血清的处理：经高压蒸汽灭菌后，单层黄色废物袋装3/4时由产生科室扎紧袋口，科室填好医疗废物标签粘贴在包装袋外面，医疗废物运送员使用符合要求的专用运送车运送到医疗废物暂存库房。

（2）病理性废物：手术及其他诊疗过程中产生的废弃的人体组织、器官，医学实验动物的尸体，病理切片后废弃的人体组织、病理蜡块等的处理，单层黄色废物袋装3/4时由产生科室扎紧袋口，科室填好医疗废物标签粘贴在包装袋外面，医疗废物运送员使用符合要求的专用运送车运送到医疗废物暂存库房。

（3）损伤性废物：医用针头、缝合线、手术刀、备皮刀、手术锯、载玻片、玻璃试管、玻璃安瓿等的处理：锐器盒装3/4时封闭，单层黄色废物袋装3/4时由产生科室扎紧袋口，科室填好医疗废物标签粘贴在包装袋外面，医疗废物运送员使用符合要求的专用运送车运送到医疗废物暂存库房。

（4）药物性废物

①少量废弃的一般性药品、细胞毒性药物、遗传毒性药物、疫苗、血液制品，细胞毒性药品瓶、遗传毒性药品瓶、血液制品瓶的处理：单层黄色废物袋装3/4时由产生科室扎紧袋口，科室填好医疗废物标签粘贴在包装袋外面，医疗废物运送员使用符合要求的专用运送车运送到医疗废物暂存库房。

②大量废弃药品的处理：返回药房。

（5）化学性废物：废弃的化学试剂如过氧乙酸、戊二醛等化学消毒剂及废弃的汞血压计、体温计的处理，由环保部门统一处理。

### 604.应用消毒液浓度及监测方法有哪些

（1）含氯消毒剂

①监测频率：每天1次。

②浓度：浸泡消毒、拖地、擦拭物体表面，无明显污染，用500mg/L的浓度；对传染病、感染性疾病病原菌污染用2000mg/L的浓度。

③监测方法：取一条试纸卡将试纸卡的一段完全浸没于消毒液中沾湿，取出后30秒内，在自然光下于标准色块比较，读出溶液所含有效成分浓度值。当溶液有效成分＞1000mg/L时，应稀释至20～500mg/L浓度后，再进行监测。

（2）戊二醛

①监测频率：灭菌剂（内镜消毒），每天1次或使用前（灭菌时间10小时）。

②普通消毒：每周1次。

③浓度：2%戊二醛用于内镜、器械等浸泡，高水平消毒（浓度不合要求必须更换，超过2周必须更换）。

④监测方法：取一片试纸卡将试纸卡色块完全浸没于戊二醛溶液中，2秒后取出，将其侧边垂直在包装内的吸水纸上轻轻划过，吸去多余溶液，水平放置，5～8分钟观察试纸卡颜色变化，均匀变黄判定为浓度合格。戊二醛使用要有登记本。

（3）Ⅰ型、Ⅱ型安尔碘：主要用于注射部位、手术切口消毒。

（4）Ⅲ型安尔碘：主要用于皮肤黏膜消毒。

（5）75%乙醇：擦拭消毒。

（6）乙醇类速干手消毒剂：手部皮肤无明显血液、体液污染时使用。

（7）过氧乙酸：空气、物体表面，器械高水平消毒。

（8）抗菌洗液：黏膜消毒冲洗。

### 605.紫外线如何监测

（1）日常监测：灯管应用时间、累计照射时间、使用人签名。

（2）强度监测：每6个月1次以及更换新灯管时监测（累计照射超过1000小时），并做好相应登记。

监测方法：紫外线灯打开5分钟，将指示卡置于距紫外线灯管下垂直1m中央处，有图案的一面朝向灯管，照射1分钟，观察结果。确保新灯管90μW/cm²，旧灯管70μW/cm²为合格，否则必须更换。

（3）生物监测：必要时进行，经消毒后的物品或空气中的自然菌应减少90%以上，人工染菌灭杀率应达到99.9%。

### 606.医疗废物如何管理分配

（1）严格按照《医疗废物分类收集运送流程》进行分类、处理。

（2）存、盛放医疗废物前，应当对医疗废物包装物、容器进行认真检查，确保无破损、无渗漏。

（3）少量的药物性废物可以划入感染性废物中，但应当在"医疗废物标签"上注明何种药物及数量。

（4）放入废物袋的锐器盒、感染性废物、病理性废物、损伤性废物不得取出。

（5）隔离的传染病患者或可疑传染病患者的具有传染性的排泄物须经严格消毒后倒入厕所或下水道。

（6）废物袋外表面被感染性废物污染时，应当对被污染处进行消毒处理或增加一层废物袋。

（7）治疗时产生的输液（输血）器、注射器等一次性使用医疗用品、器械、药品的包装盒（袋），不属于医疗废物，应装入黑色生活垃圾袋内，及时放入污物间或生活垃圾存放处。

（8）治疗时产生的软包装输液袋应装入蓝色垃圾袋。

（9）诊疗室产生的感染性废物以及棉签、棉球、一般性药品瓶应及时放入处置室或换药室存放。

（10）病房和治疗车产生的医疗废物应放入处置室或换药室，不得进入治疗室。

（11）医疗废物和生活垃圾不得混放。

（12）医疗废物运送员有权拒收包装物不符合要求的医疗废物，交接时认真做好交接登记。

（13）发生医疗废物流失、泄漏、扩散和意外事故情况时要及时报告，采取紧急处理措施。

### 607. 病区如发现传染病（如呼吸道、消化道传染）需怎样隔离

（1）常见呼吸道传染病：有流行性感冒、麻疹、水痘、风疹、流行性脑脊髓膜炎、流行性腮腺炎、肺结核等，是对病原体经呼吸道传播的疾病采取的隔离方法。

（2）常见的消化道传染病：有病毒性肝炎、细菌性痢疾、脊髓灰质炎（即小儿麻痹症）、伤寒、副伤寒、霍乱、副霍乱、阿米巴痢疾、各种肠道病毒感染（如萨科奇病毒、艾柯病毒等），细菌性食物中毒以及各种肠道寄生虫病（如蛔虫病、绦虫病、蛲虫病、姜片虫病）等，是对病原体通过污染食物、饮水、食具或手并经口传播的疾病所采取的隔离方法。

（3）隔离措施：①不同病种最好分室居住，将同种疾病的患者安置在一室，同居一室时须做好床边隔离；病室通向走廊的门窗关闭，出入随手关门。②常用治疗器械，应固定专用，用避污纸点着拿取物品或做简单操作，用后弃在污物桶里，定时焚烧。需要测量血压时，可以给患者套上特制的套袖测量血压。体温计应每人1支，固定使用，用后浸泡消毒。患者之间不能交叉使用医疗器械，患者用过的器械均按对乙型肝炎病毒有效的消毒液浸泡，无害化后再清洗、消毒灭菌。③接触患者须戴口罩、帽子，须按病种分别穿隔离衣。④接触患者前应严格按照"七步洗手法"洗手，不提倡使用消毒液进行快速手部消毒。使用非手触式水龙头，无此设备，可用避污纸开关水龙头；洗手时间要求至少30秒；洗净后用干手纸擦手。⑤严格执行无菌操作，如注射时，消毒的面积要大，注射时护士的手不要触及消毒范围以外的部位。注射完毕，将

注射器放在消毒液内浸泡。⑥患者的口、鼻分泌物需要消毒处理。⑦注意病室的通风换气，使用医用空气净化消毒器，也可定时进行紫外线灯照射或过氧乙酸喷雾消毒。⑧病室清洁工具如拖把、水桶、抹布等为专用工具。病室应有防蝇设备。患者使用的平车、轮椅、诊查床、床单、被套、枕套等每日定时消毒，被血液、体液污染时及时消毒。⑨生活用品专人专用，每位患者应有自己的食具和便器，其排泄物、呕吐物和剩余食物须经过消毒后排放。严格禁止探视，做好规定陪护人员的宣教工作。

### 608."七步洗手法"要彻底洗手的哪些重点部位

第一步（内）：洗手掌。流水湿润双手，涂抹洗手液（或肥皂），掌心相对，手指并拢相互揉搓。

第二步（外）：洗背侧指缝。手心对手背沿指缝相互揉搓，双手交换进行。

第三步（夹）：洗掌侧指缝。掌心相对，双手交叉沿指缝相互揉搓。

第四步（弓）：洗指背。弯曲各手指关节，半握拳把指背放在另一手掌心旋转揉搓，双手交换进行。

第五步（大）：洗拇指。一手握另一手大拇指旋转揉搓，双手交换进行。

第六步（立）：洗指尖。弯曲各手指关节，把指尖合拢在另一手掌心旋转揉搓，双手交换进行。

第七步（腕）：洗手腕、手臂，双手交换进行。

整个洗手过程应大于30秒。

### 609.医院感染控制各种隔离标识是什么

（1）接触隔离——蓝色。

（2）飞沫隔离——粉色。

（3）空气隔离——黄色。

（4）肠道隔离——棕色。

（5）结核隔离——灰色。

（6）血液、体液隔离——红色。

（7）引流物或分泌物隔离——绿色。

### 610.医院感染的诱发因素有哪些

①抗生素的不合理使用；②侵袭性操作多；③易感人群；④住院时间长；⑤消毒隔离制度不严；⑥医护人员医院感染意识差。

### 611.菌群失调的诱因有哪些

①抗生素的不合理使用；②长期患慢性疾病；③创伤或手术；④射线感染；⑤其他因素：使用激素、免疫抑制药、细胞毒性药物，其他医源性因素以及所有能使机体免疫力下降的因素造成自身感染。

### 612.哪些治疗手段可影响甚至破坏自身保护屏障功能

人体有3种免疫屏障：皮肤黏膜屏障、血-脑脊液屏障、胎盘屏障。

（1）镇静药、镇痛药和麻醉药可抑制呼吸道黏膜纤毛上皮的活动，影响呼吸道黏膜屏障功能。

（2）阿托品类药物减少分泌物的冲刷和分泌型IgA的产生，同时减少胃酸的分泌，削弱机体的抗感染能力。

（3）气管切开、气管插管等侵入性操作使空气缺乏湿化和过滤过程，微生物直接进入气管。

（4）抗生素的非合理使用破坏了正常菌群平衡状态。

（5）消毒剂的反复长期浸泡使皮肤皲裂。

### 613.哪些患者需要实行保护性隔离，如何实施

（1）保护性隔离：对免疫力极为低下的患者为防止其受环境中的微生物感染而采取的措施。①严重疾病、大手术导致机体极度虚弱、免疫力极低者；②由于器官移植术后应用免疫抑制药或由于应用化学治疗等药物导致免疫功能极为低下，白细胞< $3.0 \times 10^9$/L者；③先天性免疫缺陷症。

（2）隔离措施：①患者住单间病室，谢绝探视；未经消毒的物品不能带入隔离室。定专人护理，避免与其他护士交叉感染。②病室每日用紫外线照射消毒，并注意通风换气，保持室内空气清新，室内器具及地面用消毒液擦拭；空气细菌培养< $200\text{cfu/m}^3$。③医护人员进入室内应戴帽子、口罩，更换消毒过的隔离衣、换拖鞋；凡患呼吸道疾病或其他

传染性疾病者，均应避免接触患者。④必要时及有条件者，应置层流隔离病房。

### 614.多重耐药菌的定义是什么

多重耐药菌（multi-drug resistant bacteria，MDR）是指有多重耐药性的病原菌。multiresistance可以翻译成多药耐药性、多重耐药性。其定义为一种微生物对3类（比如氨基糖苷类、红霉素、β-内酰胺类）或3类以上抗生素同时耐药，而不是同一类3种。P-resistence成为泛耐菌株，对几乎所有类抗生素耐药。比如泛耐药不动杆菌，对氨基糖苷类、青霉素类、头孢菌素类、四环素类、氟喹诺酮及磺胺类等耐药。

### 615.多重耐药菌都包括哪些菌群

多重耐药菌大多为条件致病菌，革兰阴性杆菌（GNR）占较大比例，如肠杆菌科中的肺炎杆菌、大肠埃希菌、阴沟杆菌、黏质沙雷菌、枸橼酸菌属、流感杆菌等。革兰阳性菌中有耐甲氧西林金黄色葡萄球菌（MRSA），尤以MRSA和耐甲氧西林表皮葡萄球菌（MRSE）为多；万古霉素耐药肠球菌（VRE），近年来在EICU中的发病率有明显增高；产超广谱β-内酰胺酶（ES-BLS）、凝固酶阴性葡萄球菌、肠球菌、青霉素耐药肺炎链球菌（PRSP），常引起肺炎、脑膜炎、菌血症和中耳炎；人结核分枝杆菌等。真菌以白色假丝酵母菌、热带念珠菌、克柔念珠菌、光滑念珠菌多见，此外，尚有淋球菌、脑膜炎球菌、霍乱弧菌等这些病原菌大多为多重耐药菌。

### 616.危重患者为何是预防医院内感染的重点对象

神经外科加强监护病房（NICU）是一个集中救治脑卒中急危重患者的特殊场所。由于大多患者病情危重、体内环境失衡、营养供应困难、免疫功能受损、频繁接受入侵性诊疗操作、某些特殊药物的应用等原因，NICU内发生医院感染的危险性远高于其他普通病房。同时，大量使用广谱抗菌药物和消毒隔离措施存在诸多薄弱环节，NICU感染病原谱变迁、多重耐药菌暴发和流行，也严重影响NICU患者的医疗安全和抢救成功率。因而，危重患者是医院感染的重要预防控制对象。

### 617.患者感染多重耐药菌的因素有哪些

①病情危重、免疫力低下的患者；②住院时间长；③侵入性操作项数多；④长期使用广谱抗生素及使用抗生素种类多；⑤伤口的存在及大小；⑥暴露于带菌或感染患者之中；⑦医护人员带菌时都可能使患者感染。

### 618.机械通气患者如何防治口腔感染

（1）对保留气管插管12小时以上的患者，每天进行口腔护理2～3次。对带管超过72小时的患者，根据口腔pH测定选择合适的漱口液，棉球擦洗与漱口液冲洗同时进行。

（2）根据口腔唾液的pH及细菌培养结果选用有效的漱口液，当pH在7～7.5时选用复方硼砂溶液或生理盐水；当pH在3～6时选用1%～4%碳酸氢钠溶液或碳酸氢钠漱口液。

### 619.呼吸机相关肺炎的诱发因素有哪些

①呼吸道自然防御机制受损（气管插管或气管切开）；②咽喉部痰液滞留；③胃液反流误吸；④吸痰操作的刺激和侵入；⑤带管时间长，细菌在导管及球囊上黏附增殖；⑥呼吸机通气管道的消毒不彻底；⑦长期应用广谱抗生素；⑧自身免疫力低下；⑨病室环境、医护人员手的交叉感染。

### 620.尿路感染的预防控制措施及治疗有哪些

（1）严格掌握尿路治疗的适应证，严格留置导尿的无菌操作规程，如病情允许应尽快拔除导尿管。

（2）导尿用物应保证密闭、引流通畅、无反流。出现无法用药物控制的泌尿系感染、尿路梗阻、污染、皲裂、沉淀物堆积情况，应尽早拔除尿管。

（3）严格执行无菌技术操作，尤其应注意洗手、手消毒及无菌器具的操作使用。

（4）应采用无菌方式采集尿标本，在导管与引流袋接头上端周围消毒，以无菌空注射器抽取尿液。

（5）对卧床或导尿患者应保持尿道口、会阴部的清洁和干燥，做好会阴部的护理。耻骨上膀胱造口者尤其注意保持伤口清洁，男性患者的阴茎应每日清洗1～2次。

（6）做好尿管、尿袋的护理和管理：导尿管堵塞、不慎脱出或无菌密闭留置导尿装置破坏时，应立即更换导尿管。长期留置导尿管的患者不宜频繁更换导尿管，建议更换导尿管的频率为每2周1次，普通集尿袋为每周2次，精密集尿袋为每周1次。

（7）对无症状菌尿患者，要加强观察；对留置尿管超过7天的患者，应进行中段尿细菌定量检测。

（8）无尿路刺激症状的插管患者，不必使用抗感染药物；有尿路感染的患者，应根据药敏试验结果指导用药。

（9）对有传染性或特殊感染的患者应实施隔离，必要时可安排隔离室。

### 621.如何确诊中心静脉导管相关性感染

（1）静脉穿刺部位有脓液排出或有弥散性红斑（蜂窝织炎的表现）。

（2）沿导管的皮下走行部位出现非外在因素所致的疼痛性、弥散性红斑。

（3）经血管介入性操作，体温>38℃，局部有压痛，无其他原因解释。

### 622.中心静脉导管相关性感染与哪些因素有关

（1）置管部位：中心静脉置管相关性感染与穿刺部位有关，其中股静脉穿刺置管的发生率最高，锁骨下静脉穿刺置管的发生率最低，颈静脉穿刺置管居中，且左侧颈内静脉穿刺置管感染的发生率大于右侧。

（2）导管留置时间：导管留置的时间越长，感染的概率就越大。定期更换导管并不能降低感染的发生率。

（3）机体免疫力：患者机体免疫力低下，如年龄较大、中性粒细胞减少、免疫抑制药治疗等都会增加导管的感染率。

（4）细菌耐药性：由于临床不合理地应用抗生素的现象越来越严重，导致机会致病菌比例增高和细菌耐药性迅速增加，增加了置管的感染概率。

（5）医护人员相关因素：医护人员无菌操作不规范，穿刺技术不熟练，治疗操作中受到污染都会造成置管的感染。

### 623. 如何预防血管内留置导管感染

（1）血管内检查和治疗属高度危险类操作，应严格掌握适应证。

（2）严格执行无菌操作，并使用灭菌合格的专用导管及用品。

（3）穿刺部位的选择：对成年人尤其是糖尿病患者，应选择上肢动、静脉，必要时选择锁骨下静脉和颈静脉，避免选择下肢部位，如已在下肢动脉置管，一旦找到更合适的部位，应立即更换。穿刺入口应尽量远离创面。

（4）行动静脉置管、静脉切开、动静脉造口术等操作时，要严格按手术要求和步骤进行，用大手术铺巾，穿无菌隔离衣，戴无菌手套，用2%氯己定溶液进行皮肤消毒。

（5）血管内置管的部位，应每天检查和观察有无感染情况，必要时局部皮肤消毒并更换导管外敷料；怀疑或出现感染症状时，应在消毒皮肤后，拔出导管并进行微生物检测，查找感染源。

（6）原则上不给予静脉置管系统抽取血标本。

（7）留置的静脉置管（输液系统）应尽可能保持封闭。所有药物应经专门注射口注入，禁止用注入或冲洗导管的方法改善流速。

（8）注意血管内管路的更换：留置的周围静脉输液管、静脉高营养输液管，24小时更换1次；输血、血液制品或脂肪乳输液后，输液管应立即更换。

（9）配制静脉高营养液体，应在洁净工作台操作。配制后的液体应在4～6小时输完，脂肪乳12小时内输完。

（10）若局部或全身出现感染，应积极进行抗感染治疗，具体参照卫生部《抗菌药物临床应用指导原则》执行。特殊感染的患者，要采用相应的隔离措施。

### 624. 如何预防深部真菌感染

（1）祛除基础疾病。

（2）侵入性操作要严格无菌。

（3）正确使用抗生素。

（4）避免大剂量X线照射、注意抗肿瘤药物及免疫抑制药的应用。

（5）碱化尿液。

### 625.如何预防院内感染败血症

（1）应加强患者的自我保护、避免创伤，保护皮肤黏膜完整清洁。

（2）做好医院各病区的消毒隔离工作，防止交叉感染。

（3）合理使用抗生素及肾上腺皮质激素，防止菌群失调。

（4）侵入性操作应严格消毒、无菌操作。

（5）及早发现原发病灶或迁延病灶并治疗，积极控制和治疗白血病、糖尿病、慢性肝炎等各种易导致感染的慢性病。

### 626.梅毒的预防措施有哪些

（1）对可疑患者均应进行预防检查，做梅毒血清试验，以便早期发现新患者并及时治疗。

（2）发现梅毒患者，必须进行隔离治疗，患者的衣物及用品（如毛巾、衣服、剃刀、餐具、被褥等），要在医护人员指导下进行严格消毒，杜绝传染源。

（3）追踪患者的性伴侣，包括患者自报及医护人员访问的，查找患者所有性接触者，进行预防检查，追踪观察并进行必要的治疗，未治愈前与配偶绝对禁止有性生活。

（4）对可疑患梅毒的孕妇，应及时给予预防性治疗，以防止将梅毒传染给胎儿；未婚男、女患者，未经治愈前不能结婚。

（5）对已接受治疗的患者，应给予定期追踪治疗。

### 627.消毒灭菌效果如何监测

根据《消毒技术规范》的要求，现将我院消毒灭菌效果监测、环境微生学监测的采样方法、结果判定、质控标准等规范如下。①环境卫生学监测：包括空气、物体表面、医务人员手的监测；②采样及检查原则：采样应具有一定数量和代表性，采样后必须尽快对样品按要求指标进行检测，送检时间不得 > 6小时，若样品保存在冰箱内送检时间不得 > 24小时。

**医院室内空气的消毒**

Ⅰ类环境：包括层流洁净手术室和层流洁净病房，要求空气中的细菌总数≤10 cfu/m³。

Ⅱ类环境：包括普通手术室、产房、婴儿室、早产儿室、普通保护性隔离室、供应室洁净区、烧伤病房、重症监护病房。

Ⅲ类环境：包括儿科病房、妇产科检查室、注射室、换药室、治疗室、供应室清洁区、急诊室、化验室、各类普通病室和房间，要求空气中的细菌总数≤500 cfu/m³。

（1）采样时间：消毒处理后，操作前进行采样。

（2）采样方法：平板暴露法。

①布点方法：室内面积≤30m²，设内、中、外对角线3点，内外两点距墙1m；室内面积>30m²，设东、西、南、北4角及中央5点，其中东、西、南、北均距墙1m。

②采样方法：将直径为9cm普通营养琼脂平板放在室内各采样点处，采样高度为距地面1.5m，采样时将平板盖打开，扣放于平板旁，暴露5分钟，盖好立即送检。

（3）计算公式：

空气细菌菌落总数（cfu/m³）=50 000$N$/（$A \times T$）

式中$A$为平板面积（cm²）；$T$为平板暴露时间（分钟）；$N$为平均菌落数（cfu）。平板面积：半径²×π（π即3.14）那么此公式可以简化为$N \times 157$。

（4）注意事项：采样前，关好门、窗，在无人走动的情况下，静止10分钟进行采样。

（5）质控标准（结果判定）

Ⅰ类区域：细菌总数≤10cfu/m³（或0.2cfu/平板），未检出金黄色葡萄球菌、溶血性链球菌为消毒合格。

Ⅱ类区域：细菌总数≤200cfu/m³（或4cfu/平板），未检出金黄色葡萄球菌、溶血性链球菌为消毒合格。

Ⅲ类区域：细菌总数≤500cfu/m³（或10cfu/平板），未检出金黄色葡萄球菌、溶血性链球菌为消毒合格。

### 物体和环境表面消毒

Ⅰ类环境：包括层流洁净手术室和层流洁净病房。

Ⅱ类环境：包括普通手术室、产房、婴儿室、早产儿室、普通保护性隔离室、供应室洁净区、烧伤病房、重症监护病房。

Ⅰ类、Ⅱ类环境要求物体表面的细菌总数≤5 cfu/cm²。

Ⅲ类环境：包括儿科病房、妇产科检查室、注射室、换药室、治疗室、供应室清洁区、急诊室、化验室、各类普通病室和房间，要求空气中的细菌总数≤10 cfu/cm²。

Ⅳ类环境：包括传染病科及病房。要求物体表面细菌总数≤15 cfu/cm²。

（1）采样时间：在消毒处理后进行采样（或是在灭菌处理后，存放有效期内采样）。

（2）采样面积：被采表面＜100/cm²，取全部表面；被采表面＞100 cm²，取100 cm²。小型物体表面的结果计算，用cfu/件表示。

（3）采样方法

①压印采样法：采用一直径为5.6 cm（面积约为25 cm²）的消毒塑料专用平皿，倾注营养琼脂培养基，并使培养基高出平皿边缘1～2mm，凝固后置4℃冰箱保存待用。采样时将平皿上的琼脂表面直接压贴在被检物体表面10～20秒后送检。

置37℃培养箱培养24～48小时，计算并鉴定细菌。

②用5cm×5cm的标准灭菌规格板，放在被检物体表面，采样面积＞100 cm²，连续采样4个，用浸有含相应中和剂的无菌洗脱液的棉拭子1支，在规格板内横竖往返均匀涂擦各5次，并随之转动棉拭子，剪去手接触部位，将棉拭子投入10 ml含相应中和剂的无菌洗脱液试管内，立即送检。门把手等不规则物体表面用棉拭子直接涂擦采样。

（4）采样结果计算方法：

$$物体表面细菌菌落总数（cfu/cm²）=\frac{平皿上菌落平均数×采样液稀释倍数}{采样面积（cm²）}$$

采样液稀释倍数为10（棉拭子投入10 ml含相应中和剂的无菌洗脱液试管内）

（5）质控标准

Ⅰ类、Ⅱ类区域：细菌总数≤5cfu/cm²，并未检出致病菌为消毒合格。

Ⅲ类区域细菌：总数≤10cfu/cm²，并未检到致病菌为消毒合格。

Ⅳ类区域细菌：总数≤15cfu/cm²，并未检出致病菌为消毒合格。

母婴同室、早产儿室、婴儿室、新生儿室及儿科病房的物体表面不得检出沙门菌。

### 手和皮肤黏膜消毒

（1）采样时间：在接触患者和从事医疗活动前进行采样或消毒后立即采样。

（2）采样面积及方法

手的采样：被检者五指并拢，用浸有含相应中和剂的无菌洗脱液的棉拭子在双手指屈面从指根到指端往返涂擦2次（一只手涂擦面积约30cm²），并转动采样棉拭子，剪去操作者手接触部位，将棉拭子投入10ml含相应中和剂的无菌洗脱液试管内，立即送检。

皮肤黏膜采样：用5cm×5cm的标准灭菌规格板，放在被检皮肤处，用浸有含相应中和剂的无菌洗脱液的棉拭子1支，在规格板内横竖往返均匀涂擦各5次，并随之转动棉拭子，剪去手接触部位后，将棉拭子投入10 ml含相应中和剂的无菌洗脱液的试管内，立即送检。不规则的黏膜皮肤处可用棉拭子直接涂擦采样。若表面不足5cm×5cm，可用相应面积的规格板采样。

（3）检测方法：将采样管在混匀器上振荡20s或用力振打80次，用无菌吸管吸取1ml待检样品接种于灭菌平皿，每一样本接种2个平皿，内加入已溶化的45～48℃的营养琼脂15～18ml，边倾注边摇匀，待琼脂凝固，置36℃±1℃温箱培养48小时，计数菌落数。

（4）采样结果计算方法：

$$物体表面细菌细菌总数（cfu/cm²）=\frac{平板上菌落平均数×采样液稀释倍数}{采样面积（cm²）}$$

其中采样面积即为30×2

（5）质控标准

Ⅰ类、Ⅱ类区域工作人员：细菌总数≤5cfu/cm²，并未检出金黄色葡萄球菌、大肠埃希菌、铜绿假单胞菌为消毒合格。

Ⅲ类区域工作人员：细菌总数≤10cfu/cm²，并未检出金黄色葡萄球菌、大肠埃希菌为消毒合格。

Ⅳ类区域工作人员：细菌总数≤15cfu/cm²，并未检出金黄色葡萄球菌、大肠埃希菌为消毒合格。

母婴同室、婴儿室、新生儿室及儿科病房的工作人员手上，不得检出沙门菌、大肠埃希菌、溶血性链球菌、金黄色葡萄球菌为消毒合格。

皮肤黏膜：参照手的卫生学标准执行。

**医疗用品卫生标准**

（1）进入人体无菌组织、器官或接触破损皮肤、黏膜的医疗用品必须无菌。

（2）接触黏膜的医疗用品，细菌菌落总数应≤20cfu/g或100cm²，致病性微生物不得检出。

（3）接触皮肤的医疗用品，细菌菌落总数应≤200cfu/g或100cm²，致病性微生物不得检出。

**使用中消毒剂与无菌器械保存液卫生标准**

（1）使用中消毒剂：细菌菌落总数应≤100cfu/ml，致病性微生物不得检出。

（2）无菌器械保存液：必须无菌。

（郭宏英）

# 第15章

# 脑卒中患者入院教育

### 628.怎么办理入院手续

办住院时患者先到门、急诊就诊，医生评估需住院时方可进行下一步办理住院手续，持门、急诊病历到住院处办理、并填写病历首页和住院卡，同时登记家庭、工作地址及联系人姓名、电话号码等。自费患者到收费处交预押费；公费患者持记账单或持支票；军人持供给关系、军人保障卡、身份证在住院处办理手续。

### 629.住院时需要带的物品有哪些

凭借住院单及收据到病房办理住院，并到住院处交押金领取休养服、热水瓶等，如在医院就餐需买饭卡同时定饭。另外，还应带上洗漱用具、手纸、水杯、拖鞋及简单的换洗衣服和日常用品。

### 630.基本医疗保险患者办理入院时忘带医保卡怎么办

先自费入院，医保中心工作人员提醒，参保人员因急诊、门诊、急救等特殊原因未持IC卡和就医手册在定点医疗机构就医时，需要到定点医疗机构医保科登记备案，并于3日内提供IC卡和就医手册，补办医疗保险住院手续。

### 631.患者到病房后需要注意什么

（1）住院患者须统一着休养服。
（2）配餐间里备有热开水，洗漱时水温＜40℃。

（3）躁动，活动不便，意识不清或年龄较大的患者应上床档，24小时专人看护。

（4）不能自主翻身的患者须2小时翻身1次。

（5）每个病房里设有卫生间，床旁有呼叫器。

（6）上午治疗及查房时间请在病房，外出及检查要和医生护士请假。

### 632.何谓院前急救，如何做院前急救

当患者突然急症发作或遭到意外伤害时，救护人员赶赴现场，利用所携带的医疗器械、设备和救护物品，对患者立即救治，以达到保全生命、缓解疼痛和防止疾病恶化的目的。

（1）首先要保持冷静并仔细观察病情，同时做好下一步准备。

①用被褥等工具搬动患者到容易抢救、通风良好的场所且避免太阳直射。

②应始终保持头部身体的水平位置，因为头部抬高时会影响血流灌注，有可能导致病情恶化。

③解开患者衣领、领带、袜子、腰带，取下手表、眼镜、义齿等物品。

④如果有呼吸困难，应用衣物放置肩下并抬高肩部，切勿用枕头等抬高头部导致加重呼吸困难甚至窒息。

⑤患者有呕吐时，则需要侧卧位，防止呕吐物导致窒息，侧卧位时应将瘫痪侧肢体朝上。

⑥患者有意识障碍或者癫痫发作时，应做到不摇晃、不刺激、不大声叫喊。

⑦患者有癫痫发作时或者呼吸困难时，应托住患者下颌并向上抬起，防止窒息或者咬破舌唇，不能用筷子或者毛巾塞入口腔内。

⑧切忌不能给患者喂水、喂食物。这种行为会影响入院后的手术或麻醉。

（2）立即拨打急救电话，详细说明病情并且选择就近的医院救治。

①拨打急救电话"120"时，应详细说明患者年龄、性别以及以往病史及目前所观察到的症状。

②详细说明患者所在的地址及附近标志性建筑物，并派其他人接应

救护人员到来。

③准备好住院治疗的所需要证件及物品。

④尽可能通知其他家属及朋友一起到达现场。

### 633.突发急症患者需要急救时，呼救者应如何呼救

脑卒中发病急、变化快、病死率高，早期处理是否得当直接影响患者的生命和残疾程度。一旦发现发生脑卒中患者，应迅速采取以下措施。

（1）保持冷静、安静，立即将患者平卧。为保持患者气道通畅，可将其头偏向一侧以防痰液、呕吐物吸入气管。如果患者昏迷，发出强烈鼾声，表示舌后坠，可用手帕或纱布包住患者舌，轻轻向前拉出。

（2）松解患者衣扣、裤带，保持室内安静与空气流通，如天冷时应该注意保暖，如天热则要注意降温。

（3）患者出现大小便失禁时，应就地处理，不可移动其上半身，更不要随意搬动，以防止脑出血发生或加重。

（4）禁止给患者进水进食，以防止误吸到气管而造成窒息。如患者口干，可用棉签蘸温开水给患者滋润嘴唇。

（5）密切观察病情变化，经常呼唤患者，以了解意识情况。对躁动不安的患者，要加强保护，防止意外发生。

（6）为了防止病情加重，需要送往医院救治，应选择较近的医院。在运送途中，车辆行驶应尽量平稳，减少颠簸震动，并将患者头部稍微抬高，随时注意病情变化。

### 634.出现哪些症状需要住院治疗

脑卒中是脑中风的学名，是一种突然起病的脑血液循环障碍性疾病。又叫脑血管意外。是指在脑血管疾病的患者，因各种诱发因素引起脑内动脉狭窄、闭塞或破裂，而造成急性脑血液循环障碍，临床上表现为一次性或永久性脑功能障碍的症状和体征，脑卒中分为缺血性脑卒中和出血性脑卒中。

其表现为：①头晕，特别是突然感觉到的眩晕；②肢体麻木，突然感到一侧面部或者一侧肢体麻木，有的为舌麻、唇麻；③暂时性的吐字不清或者言语笨拙；④肢体活动不灵或者肢体无力；⑤不明原因突然跌

倒或者晕倒；⑥短暂意识丧失或者个性和智力的突然下降；⑦恶心、呕吐或者血压波动；⑧一侧或某一侧肢体不自主的抽动；⑨双眼突然一时看不清眼前出现的事物；⑩整天昏昏欲睡，处于嗜睡状态；⑪与平时不同的头痛；⑫全身明显乏力、肢体软弱无力。出现以上任何征兆需立刻到医院进行诊治。

### 635.一侧肢体无力或者发麻需要就医吗

一侧肢体无力或者发麻是脑卒中病情表现之一，需要立即就医。

### 636.门、急诊就诊是什么流程

（1）门诊流程

①挂号：有医保的需要带医保本和医保卡挂号，没有医保的正常挂号。

②分诊：将挂号条及病历本交到所在诊区的分诊台，等待叫号。

候诊时请注意您的就诊号码并安排好时间，以防呼叫患者姓名时，您没有听到而耽误您的就诊时间。

③就诊：进入诊室后，请您拿出以下资料交给医生：初诊患者：就诊卡；复诊患者：就诊卡，以往的病历、影像学及相关检查资料。叙述病史。获得"检查指引单"或"CT/MRI检查申请单"或（和）药单。

注：在所检查科室收取费用（请预先将"就诊卡"内存入一定的金额）；自费患者的"药费"在诊室内收取（电脑自动从"就诊卡"内扣除，请预先存入一定金额，以免金额不够再去排队交费耽误就诊时间。）

④需办理入院时，持门诊病历到住院押金窗口交费。

（2）急诊流程见图15-1。

### 637.急诊是如何分区的

急诊科从空间上分为"红黄绿"三区，急诊患者按病情轻重分为"四级"，进行区别救治。所谓"四级"，是按照医生对患者病情的评估结果来划分：一级是濒危患者，二级是危重患者，三级是亚紧急患者，四级是非急症患者。濒危是指可能随时危及生命，比如生命体征不稳定需要立即急救；危重指病情可能在短时间内发展为一级，导致严重致残或出现严重疼痛，比如心脑血管意外、严重骨折等；亚紧急患者通常

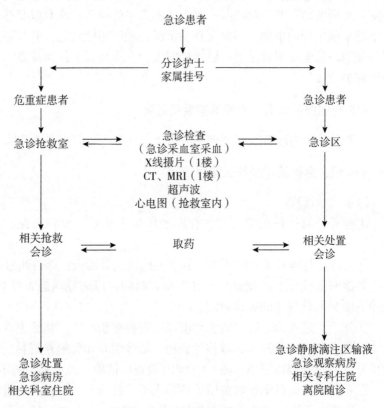

**图15-1　急诊就诊流程图**

是短时间内没有危及生命或严重致残的征象；非急症的特征是目前没有急性发病的症状。急诊科划分的三区中，"红区"为抢救监护区，适用于救治一级和二级患者；黄区的主要功能是密切观察，适用于三级患者；"绿区"相对安全一些，是四级患者的诊疗区域。急诊患者分级就诊制度，可以让患者在最快的时间内获得最有效的救治。这对医务人员也有明确的提示作用，如果是红色和黄色区域的患者，就要求医生和护士进行严密、持续的观察，提高医生的责任感，同时患者家属对其病情程度 也有一个大概了解。如果你或你的家人被分到了绿色区域，请耐心等一等，因为医生正在把最重要的时间，用在生命垂危的患者身上。

## 638.入院后饮食有什么禁忌

（1）脑卒中宜吃的食物：①清淡易消化的食物，如青菜、萝卜、海带、紫菜等；②富含膳食纤维的食物，如油菜、芹菜、白菜；③具有润肠通便作用的食物，如蜂蜜、香蕉、酸奶等。

（2）饮食注意事项及禁忌：①控制油脂摄取量。少吃油炸、油煎或油酥的食物，以及猪皮、鸡皮、鸭皮、鱼皮等。烹时宜多采用清蒸、水煮、凉拌、烤、烧、炖、卤等方式。②少吃胆固醇含量高的食物，如内脏（脑、肝、腰子等）、肥肉、蟹黄、虾卵、鱼卵等。有血胆固醇过高的人，则每周摄取的蛋黄，以不超过3个为原则。③控制盐的摄取：每天盐的摄入在6g以内（一平啤酒盖），过量的盐会使人体内的水分滞留，引起血压上升。宜多食用新鲜的天然食物，而腌渍食品、腊味食品、调味浓重的罐头食品及较咸的加工食物尽量少吃。④少饮用含有咖啡因的饮料，如咖啡、茶类都属于含咖啡因的饮料，应适可而止。饮用时，应避免添加奶精，并少用糖。⑤减少食用高尿酸的食物：减少食用动物内脏、豆类、芦笋等高普林的食物，以避免尿酸过高。多喝水，也可以减低尿酸的浓度。

## 639.如何安排患者作息时间

（1）病房早晨6：00-7：00起床，12：00午休，晚上21：00熄灯；探视人员请准时离开病房以免影响患者休息。病区每天早上8：30关闭大门，11：30开放大门，上午为诊疗时间，探视请选择下午。

（2）病房每日会根据工作量在每日早晨5：00-6：00点开始抽血、测晨间血压、口腔护理及一些晨间护理等工作，留取尿、便标本请在7：00之前送到护士站"存放尿便处"。

（3）上午为治疗及主任医生查房时间，请在病房等候，如需外出检查请和医生护士请假。

## 640.陪护的种类有哪些

陪护一般指家政和医疗行业的特殊专业护理人员。家政陪护包括患者陪护、老年人陪护、医院陪护、情感陪护、心理陪护等。陪护人员要对患者至亲至爱，给患者排忧解难，给患者治疗的希望，帮助树立战胜疾病的信心，及时正确的给患者做好思想工作。

老年人陪护：护理老年人个人卫生、健康，按照老年人饮食的基础原则，科学合理的进食，保证老年人的营养需求。掌握老年人起居特点，使老年人安全舒适的生活。

患者陪护：根据患者良好的习惯，对患者的日常生活进行护理，做好生活照料，按医嘱的要求为患者提供营养丰富的饮食。采取不同的护理知识和技术，减轻病痛尽快帮助患者恢复健康。

情感陪护：对情感收到挫折或者内心需要慰藉的人进行心理开导和治疗，帮助患者走出心理阴影和误区，开始新的生活。

医院陪护：在医院里照料行动不便或者有特殊病痛的患者，负责患者的饮食起居，医院陪护也叫医院护工。

### 641.病区陪护人员的重点工作是什么

（1）协助维护病区卫生：当患者因个人原因不能自己完成个人清洁卫生、整理自己时，护工应帮其完成，如洗脸、梳头、口腔清洁、义齿护理、擦身洗澡、更衣、协助入厕或使用便盆、便壶等。协助患者满足营养需求如喂饭、水，协助进餐等。

（2）帮助记录生命体征，按医嘱服药。

（3）维护患者安全：协助患者上下床，坐轮椅，摆放体位及在指导下活动关节。

（4）协助患者缓解焦虑，帮助患者进行康复训练。

（5）协助医护观察病情，如患者发热，输液时液体外渗，或局部肿胀。

### 642.患者发生什么病情变化应及时报告医生

住院期间出现如下几种情况加重的话需要及时报告医生：①头晕；②肢体麻木；③暂时性的吐字不清楚或者讲话不灵活；④肢体活动不灵；⑤恶心、呕吐或者血压波动；⑥整天昏昏欲睡或者昏迷，处于嗜睡状态；⑦与平时不同的头痛。

住院期间生命体征出现如下情况应报告医生：脉搏正常成年人在每分钟60～100次，老年人可慢至每分钟55～75次。如果脉搏增快超过每分钟100次：生理情况有情绪激动、紧张等，病理情况有发热、贫血、心力衰竭、心律失常、休克等。脉搏减慢至每分钟60次以下：颅内压增高等。脉搏消失：多见于重度休克、闭塞性脉管炎、重度昏迷患者等。呼吸正常成年人为每分钟12～20次。如果呼吸增快超过每分钟24次：可见于高热、肺炎、哮喘、心力衰竭等。呼吸减慢至每分钟12次：见于颅内压增高、麻醉药、镇静药使用过量等。呼吸的节律的变化，潮式呼吸：见于重症脑部缺氧、缺血、严重心脏病等患者。点头式呼吸：见于濒死状态。间歇呼吸：见于脑炎、脑脊髓膜炎、颅内压增高、剧烈疼痛时。血压正常成年人为收缩压为12～18.7kPa（90～140mmHg），舒张压为6.7～8kPa（50～60mmHg）。如果血压升高：原发性高血压，颅内压增高、糖尿病、动脉粥样硬化性心脏病、高脂血症等引起的属继发性高血压。低血压：多见于休克、心肌梗死、心功能不全、低钠血症等。体温升高：37.2～38℃为低热、38.1～39℃为中热、39.1～41℃为高热、41℃以上为超高热。多见于肺结核、支气管肺炎、脑炎、中暑及流行性感染等。体温低于正常值：见于大出血、年老体弱、重度营养不良、在低温环境下中暴露过久等。有监护血氧饱和度检测＜95%，及时吸痰吸氧不见回升者。

### 643.测量体温和血压应在什么时间

体温：通常指人体内部的温度、机体深部的平均温度。在生物学上是指细胞外液的温度，一般为37℃，正常人腋下温度为36～37℃，测量方法有口测法、腋测法及肛测法。口腔温度比腋下高0.2～0.4℃，直肠温度又比口腔温度高0.3～0.5℃。每日早晨6：00，上午10：00，下午14：00，晚上18：00测量体温。如有发热患者随时测量体温直到体温恢复到正常范围之内。

血压：人的血液输送到全身各部位需要一定的压力，这个压力就是血压。血管内血液对于单位面积血管壁的侧压力，即压强。由于血管分动脉、毛细血管和静脉，所以，也就有动脉血压、毛细血管压和静脉血压。通常所说的血压是指动脉血压。当血管扩张时，血压下降；血管收缩时，血压升高。体循环动脉血压简称血压。血压是血液在血管内流动时，作用于血管壁的压力，它是推动血液在血管内流动的动力。心室收缩，血液从心室流入动脉，此时血液对动脉的压力最高，称为收缩压。心室舒张，动脉血管弹性回缩，血液仍慢慢继续向前流动，但血压下降，此时的压力称为舒张压。每日清晨起床后测量血压1次，晚饭后睡前测量1次，如果在此期间发生头晕、迷糊可随时测量血压，对症处置。

正常血压：12kPa（90mmHg）＜收缩压＜18.7kPa（140mmHg），8kPa（60mmHg）＜舒张压＜12kPa（90mmHg）。

血压正常高限或高血压前期：收缩压在17.3～18.5kPa（130～139mmHg）和（或）舒张压在11.3～11.9kPa（85～89mmHg）。

高血压：动脉血压超过正常值的异常升高。

收缩压≥18.7kPa（140mmHg）或舒张压≥12kPa（90mmHg）。

低血压：动脉血压低于正常值的异常降低。

收缩压≤12kPa（90mmHg）或舒张压≤8kPa（60mmHg）。

临界高血压（临床观测经验）：收缩压在18.7～21.3kPa（140～160mmHg），舒张压在12～12.7kPa（90～95mmHg）。

### 644.住院后需要哪些检查及检验

入院后医生通过查体做进一步详细的检查及化验：血常规、尿常规、大便常规、肝功能、肾功能、电解质4项、凝血4项、肝炎8项、梅毒抗体、HIV（艾滋病）抗体、乙型肝炎6项、丙型肝炎RNA测定、丙型肝炎抗体测定Anti-HCV酶、结核杆菌抗体、单纯疱疹病毒4项等一系列抽血检验检查，腹部（肝胆脾胰、双肾输尿管膀胱、子宫附件）B超、胸部X线片、心电图。目的是初步了解患者的身体基本情况，然后根据初步诊断做进一步检查，如CT及磁共振、特殊检验等。目的是明确诊断，避免漏诊、误诊。

### 645.抽血前需要注意什么

（1）最佳的抽血时间是在清晨，要空腹抽血。因为进餐之后会影响肝功能、肾功能、血脂、血糖等生化指标。

（2）抽血时应穿一些比较宽松的衣服，因为紧身衣不利于血液采集。

（3）抽血之前不能进行大量运动，剧烈运动会消耗大量能量，并且产生乳酸等酸性物质，会对抽血检验造成影响，在抽血前应该避免。

（4）抽血前晚不要饮酒，以免血样之中含有乙醇。

（5）抽血前要注意休息。

（6）对于晕血者要及时找医生协商，咨询注意事项。

（7）抽血之前清洁被采集肢体皮肤，以免抽血时细菌顺伤口进入体内造成感染。

### 646.留取尿、便标本及注意事项有哪些

（1）尿：正确地留取尿液标本是非常重要的。留取尿液标本应注意以下几点：①清晨第一次尿是最理想的常规检验用标本。因晨尿较为浓缩和更酸性一些，尿中有形成分比白天的尿液多，能较充分地反映肾病变情况，也可避免饮食干扰，保证化学成分测定的准确性。②留取中段尿。按排尿的先后次序，可将尿液分为前段、中段、后段。因前段尿和后段尿容易被污染，因此，做尿常规和尿细菌学检查时，一般都留取中段尿。尿常规检查时，尿液不少于10ml。③留取的尿液标本应在1小时内检验，以免因比重及酸度的影响使细胞成分溶解破坏或皱缩变形。④女性患者月经期一般不留尿液做检查以免和月经血相混而造成血尿的假象。⑤采集尿标本容器必清洁、干燥，标记患者姓名，女性患者需清洁外阴；男性包茎者，应将包皮翻开洗净，均留中段尿。

（2）便：取标本时应从粪便内部挑取，存放于清洁的便盒内，一般取1个花生米大小的便量即可，如发现便血，取便标本时不得混入尿液和水；应挑取异常部分，如痢疾患者应挑取脓血黏液部分；其他特殊检查时，应遵照医嘱执行。

（3）收集便标本时注意：取标本时应注意粪便的颜色与外观，并应向医生叙述，住院患者必要时应留给医生观看粪便的形状、外观和颜色，因为这些内容对某些疾病的鉴别和诊断有一定价值。做粪便隐血试验要求3天内不食用瘦肉类、含动物血类、含铁剂的药物等，避免出现干扰；如果医院使用单克隆抗体法隐血试验则可不需要注意这些问题。所留取的标本应放在洁净的不吸水的蜡盒或塑料盒内送检，千万不要用纸张包裹，因为黏液和细胞等成分会被纸张吸收和破坏，影响化验结果。如是用于做粪便细菌培养用的标本，一定应使用医院试验室提供的消毒专用标本盒，以避免其他细菌混入标本中。

### 647.每天什么时间进行治疗和护理

每日上午8：00～11：00为医护人员查房和治疗时间，除了检查外请不要外出；根据病情责任护士及时观察病情变化；每日早晨8：00护士开始核对药物，配制注射用药，如因检查或者其他特殊原因不能及时输液者，请提前告知护士；科室治疗输液量大、药品种类数量多，每日发输液单给患者，以便了解输液的种类，并进行核实。

### 648.患者如何了解每天费用情况

护士每日清晨会给每位患者及其家属发一份清单，清单内包括姓名、年龄、住院号、ID号、住院科室、年月日、药费（药名、剂量、每个药的价格）、检查、每个检验的费用。

住院费用明细清单由基本情况、药品费用明细清单和医疗费用明细清单三部分组成。基本情况包括住院号、患者姓名、出入院时间；药品费用明细清单包括用药时间、品名、数量、金额等内容；医疗费用明细清单包括日期、收费项目、数量、金额等。住院收费人员有义务告之、提供住院费用明细清单。

### 649.入院期间患者等级护理要求有哪些

住院期间不得擅自离开病房，一级护理患者绝对卧床休息，禁止下床，大小便均在床上，以免病情加重，陪护24小时看护；二级护理患者可下床活动但不准离开本楼层；三级护理患者可以下楼活动但不得离开医院，如需离开病区必须向经治医生或值班医生请假，否则按自动出院处理。每日早5：00～6：00进行晨间护理，晚18：00～20：00进行晚间护理。

### 650.患者出院如何办理出院手续

住院患者经过一段时间治疗后，症状消失或病情稳定，临床和辅助检查正常，达到治愈标准，经管床医生或主治医师决定同意出院时，即可出院。或者病情虽有好转，但达不到出院标准，而家属或患者执意要求出院时，也可以办理出院手续。病员办理出院手续，一般于出院当天，先由医生下达出院医嘱，停止一切治疗、饮食及护理医嘱，将病历送复核室计价、核算。患者或亲属持出院通知单到收费处付款结账，同时向患者交代出院注意事项、口服药物的应用、康复指导、交代一些保健和饮食的知识，约定复查或随访的有关事宜。然后清理物品，向护士交清医院的用物，再到住院处退还病员服，并将出院证加盖医院公章以作凭据。

### 651.什么时候可以结算，多长时间可以复印病历，如何复印病历，如何核对和打印费用清单

如果您是沈阳本地基本医疗保险人员，请在您出院的7个工作日后带着您所有的住院押金单据、出院通知单及医保本出院结算窗口办理结算；如果您是自费、公费及外地基本医疗保险人员，在您出院当日下午13：30以后带着您的住院押金单及出院通知书结算，请于下午14：00前离开医院。如果需要住院清单，请到医保办打印住院期间所有费用清单。出院15个工作日后带出院小结、本人身份证、代办人身份证到病案室复印病历。

### 652.外地医保怎样办理出院手续，报销需要哪些手续

外地基本医疗保险患者，在您出院当日下午13：30以后带着您的住院押金收据及出院通知书到一层出院处结账，如果需要住院费用清单，请到医保办打印。出院15个工作日后带出院小结、本人身份证、代办人身份证到病案室复印病历。

### 653.什么情况下可以出院带药

外地医疗保险可按医保所在地政策带药，沈阳市医疗保险不可以带药。

### 654.脑卒中患者可以办理特病吗，怎么办理特病、需要什么手续

（1）重症肌无力可以办理特病。

（2）国家规定的特病有：高血压2～3期、冠心病、心肌梗死、重症肌无力、脑血管意外后遗症、慢性肝病、肝硬化、糖尿病、慢性肾功能不全、慢性阻塞性肺气肿并感染、肺源性心脏病、严重结核病、肺结核、精神病、红斑狼疮、类风湿关节炎、再生障碍性贫血、血友病、严

重帕金森综合征、心肌肥厚、心腔扩大和心力衰竭等。

（3）特病办理程序

①申办条件

城镇职工：糖尿病（具有合并症之一）、高血压病合并症、冠心病（陈旧性心肌梗死）及PCI（PTCA）术后12个月的抗凝治疗、尿毒症透析治疗、器官移植术后抗排斥治疗、恶性肿瘤放疗、化疗（仅限膀胱灌注）。

城镇居民：尿毒症透析治疗、恶性肿瘤放疗、化疗（仅限膀胱灌注）。

②申办材料：医疗保险IC卡、就医手册、本人近2年住院病历资料、近期1寸彩照及身份证复印件各2张。

③申办程序：每月可就近向特病初检定点医院申报，患者按规定时间参加特病体检，认定合格者由体检医院发放特病证，并于次月起开始享受特病待遇。特病证有效期为1年，如需延续，在有效期内必须按时进行复检。

④定点医院选择：享受门诊特殊病种待遇的患者，只允许选择一所定点医院进行治疗，选择的定点医院1年内不得更改。

**655.出院需要多久时间复查，如何接受随访**

（1）脑卒中患者出院后一般3个月复查1次，特殊情况，随时到医院复查和治疗。

（2）随访是指医院对曾在医院就诊的患者以通信或其他的方式，进行定期了解患者病情变化和指导患者康复的一种观察方法。通过随访可以提高医院服务满意度，同时方便医生对患者进行跟踪观察，掌握第一手资料以进行统计分析、积累经验，同时也有利于医学科研工作的开展和医务工作者业务水平的提高，从而更好地为患者服务。

随访是医院根据医疗、科研、教学的需要，与诊治后的患者保持联系或要求患者定期来医院复查，对患者的疾病疗效、发展状况继续进行追踪观察所做的工作，又称作随诊。

**656.出院后哪些药需要长期服用**

出院后抗血小板聚集药物，如阿司匹林或波立维需要长期服用，降脂类药物，如阿托伐他汀，长期服用需监测血脂。若无明显不良反应，终身服用抗血小板聚集药、他汀药物。

### 657.高血压患者出院后为什么要限制盐量的摄取

高血压病的致病因素是多方面的，其中包括遗传、长期精神紧张、劳累、肥胖、吸烟、饮酒、缺乏运动及摄入食盐过多等，而"吃的咸"是导致高血压病的重要因素。限制食盐摄入量，可使血压下降至1.07～1.33kPa（8～10mmHg）。由于食盐的主要成分是氯化钠，钠是细胞外液中主要的阳离子，在调节水平衡方面起重要作用。钠摄入量过大，会导致体内水、钠潴留，增加血容量，使血压升高，所以高血压患者应限制钠盐的摄入。一般主张食盐控制在每天6g以下。还应该注意5ml酱油的食盐量相当于1g食盐，所以在限盐的同时，还要注意减少酱油的摄入。另外，咸肉、咸菜、咸鱼、火腿、油饼、油条、豆腐干中含钠盐很高，也应限制食用。

### 658.回家后怎样检测血压

血压检测：正确的测量血压的方法是：首先排空袖带内的气体，将袖带缚于上臂，其下缘要距肘窝2～3cm，不可过紧或过松，以伸进1指为宜。将听诊器胸件放在肘部肱动脉搏动处。然后向袖带内充气，待肱动脉搏动消失，再将汞柱升高2.7～4kPa（20～30mmHg）。此时，袖带内的压力经软组织作用于肱动脉，因其压力超过动脉的收缩期压力，故血管被压扁，已无血液通过此处的血管，所以用听诊器听不到任何声音。接着由气球阀门处向外缓慢放气，使袖带内压力降低，汞柱缓慢下降。当袖带内的压力等于或稍低于收缩压时，随着心脏收缩射血，血液即可冲开被压扁的动脉而形成涡流，并发响声。当听到第一个声音时，血压计所批示的压力数值即为收缩压。继续放气，在袖带内压力低于收缩压而高于舒张压的这段时间内，心脏每收缩1次可以听到1次声音。当袖带内压力等于或稍低于舒张压时，血流又复通畅，涡流消失，则声音突然减弱，很快消失，此时血压计所提示的数值即为舒张压。也可用电子血压计根据血压计说明定时、定位检测血压。

### 659.回家后怎样检测血糖

血糖检测：患者可以使用家庭化小型便携式血糖监测仪器给自己测血糖。在正规药店都可以购买到血糖监测仪和专用试纸。为确保测定结果准确，使用检测仪器测血糖时注意以下操作：①使用前认真读懂仪器使用说明书；②检测试纸要在使用期限内使用；③洗净双手；④确定采血部位；⑤用医用乙醇消毒采血部位，并让乙醇自然风干；⑥以专用一次性采血针刺破采血部位皮肤，让血自然流出；⑦注意切勿用力挤捏手指；⑧以专用试纸吸取足量血滴，并按照说明书要求读取测定值；⑨对测定结果及时记录，注明日期和检测时间；⑩要注意妥善保存血糖仪和配套试纸；⑪要经常通过血糖检测仪的售后服务部门对血糖仪进行校正，特别是连续测量的血糖值出现偏低或偏高的情况时，这样可以避免血糖检测结果出现偏差，提供错误的病情信息。

### 660.回家后怎样检测血脂

血脂检测：应定期去医院抽血检验。

### 661.如何观察尿的颜色、量，有什么意义

（1）尿量变化

①正常：24小时排出尿量1000～2000ml。白天排尿3～5次，晚间0～1次，每次尿量200～400ml。

②异常

多尿：24小时尿量超过2500ml。多见糖尿病老年人、膀胱发炎、尿崩症老年人。

少尿：24小时尿量少于400ml。多见心脏和肾疾病的老年人，由于水钠潴留，形成水肿，故尿量减少。

无尿（尿闭）：24小时尿量少于50～100ml或12小时内完全无尿者。多见休克、烧伤、大出血或身体严重衰竭时。

膀胱刺激征：表现为每次尿量少，而且伴有尿频、尿急、尿痛等症状，常见于膀胱炎的老年人。

（2）尿液颜色

①正常尿颜色呈淡黄色，澄清、透明。尿色与饮水量和出汗多少

有关。

②异常

红色或棕色：尿液中混有血液，多见泌尿系统结核或肿瘤、外伤、血液病等老年人。

血色浑浊状：尿液中有脓细胞，多见泌尿系统严重感染的老年人。

酱油色：多见于溶血。

（3）尿液的气味

①正常：新鲜尿液有特殊的芳香味，静置一段时候后，尿分解出氨，有氨臭味。

②异常

新鲜尿液有氨臭味：多见膀胱炎的老年人。

烂苹果味：糖尿病老年人伴酸中毒时，因尿中含有丙酮所以尿液呈烂苹果味。

### 662.怎样保持大便通畅，有什么意义

（1）①应多食含纤维素高的蔬菜与水果，蔬菜中以茭白、韭菜、菠菜、芹菜、丝瓜、藕等含纤维素多，水果中以柿子、葡萄、杏子、鸭梨、苹果、香蕉、西红柿等含纤维素多。②锻炼身体，如散步、慢跑、勤翻身等。如做腹部按摩可从右下腹开始向上、向左，再向下顺时针方向按摩，每天 2 ～ 3 次，每次 10 ～ 20 回，甚有效果。③便秘可为某种疾病的症状，要及时治疗痔等肛周疾病，警惕结肠癌。④使用泻药的原则是交替使用各种泻药，并避免用强烈的泻药。⑤不用或少用易引起便秘的药物。

（2）大便不通畅时排便过于剧烈可能引起肛门脱垂，用力大便时由于腹腔压力升高，对腹腔脏器压力加大易引起空腔脏器破裂，用力大便时血压可应激增高，易导致脑出血和血管破裂。

### 663.陪护人员要掌握哪些知识

陪护人员比起一般的保姆和家属来，具有更专业的护理知识和技能，能够对术后患者、植物人、瘫痪卧床的患者等进行专业的康复护理。他们一般学习基本护理、康复护理及特殊患者的生活护理等知识和技能，其中包括观察血压、脉搏、体温、呼吸等生命体征和口腔、会

阴、皮肤、压疮的护理，为患者进行营养配餐、患者在床上肢位摆放、对患者进行心理辅导及一些常用康复器械的使用等一整套专业知识。协助维护患者卫生、仪表及仪容。当患者因个人原因不能自己完成个人清洁卫生、整理自己时，护工应协助其完成，如洗脸、梳头、口腔清洁、义齿护理、擦身、更衣、协助入厕或使用便盆、便壶等。协助患者满足营养需求如喂饭、水，协助进餐等。维护患者安全：协助患者上下床，坐轮椅，摆放体位及在指导下活动关节，协助患者舒适并缓解焦虑，协助医护观察病情等。

（郭小宁）

# 第16章

# 神经内科检查

## 一、神经内科影像学检查

### 664. 什么是CT检查

CT（computed tomography），即计算机断层扫描/计算机体层摄影，它是利用X线束、γ射线、超声波等，与灵敏度极高的探测器一同围绕人体的某一部位做一个接一个的断面扫描。其检查方法包括普通扫描（平扫）、增强扫描和特殊扫描（动态CT扫描、CT血管成像等）。

### 665. 不同的CT检查怎样选择

平扫由于其成像清晰迅速，适用于初诊和急诊检查，特别是对于脑出血后判断非常重要。

增强扫描通常用于：①平扫发现异常改变，为进一步诊断；②对于脑转移瘤的诊断；③颅内局灶性感染；④脑膜疾病的诊断。

动态CT扫描主要用于垂体微腺瘤的诊断、颅脑良恶性肿瘤的鉴别等。

CT血管成像（CTA）主要用于头颈血管病变和血供丰富的颅脑肿瘤检查。

### 666. 什么是MRI检查及其优缺点

MRI（magnetic resonance imaging），即磁共振成像，是断层成像的一

种，它利用磁共振现象从人体中获得电磁信号，并重建出人体信息。

其优点是：①无辐射；②无骨性伪影；③任意方位成像；④成像参数多、信息量大、空间分辨力较高等。

缺点：①扫描时间长，其过程中有较大噪声，显示骨皮质结构不佳；②由于使用高强磁场，安装有心脏起搏器、体内有金属异物或置入物的患者不能进行检查；③由于检查场所相对狭小封闭，患有幽闭恐惧症及病情危重的患者不能进行检查。

### 667.什么是DWI检查

DWI（diffusion weighted imaging），即磁共振的弥散加权成像，主要用于急性和超早期脑梗死的诊断，脑缺血数分钟后，DWI即可显示异常高信号，是最精确诊断急性脑梗死病灶的技术。

### 668.什么是MRA检查及其与CTA的比较

MRA（magnetic resonance angiography），即磁共振血管成像，是应用磁共振成像技术显示血管与血流的方法。其相对于CTA的优势除了MRI所具有的无辐射外，还可以免于静脉注射造影剂，属于无创检查，尤其适合对造影剂过敏或肾功能不全的患者。而CTA相对于不注射造影剂的MRA的优势在于显示血管腔更准确可靠，不易遗漏动脉瘤，且适用于安装有心脏起搏器、体内有金属异物或置入物、患有幽闭恐惧症等不能行MRI检查的患者。

### 669.脑卒中患者颈部动脉超声检查的作用有哪些

（1）显示颈动脉斑块，区分斑块类型，评估缺血性脑卒中的发病风险。目前认为，强回声和均质斑块引发缺血性脑卒中的风险较低，而溃疡型斑块、低回声斑块和非均质斑块为危险斑块。

（2）颈动脉狭窄的初筛检查。可联合TCD检查，综合评价颅内外动脉病变，有助于选择预防脑卒中的干预措施。

### 670.什么是TCD检查

TCD（transcranial Doppler）英文名称中transcranial是"穿过颅骨"的意思，说明它的主要功能是穿过颅骨检查颅内动脉。因此，中文称其为"经颅多普勒超声"。通常人们又习惯称为脑超声和脑血流图。目前，脑血管超声正从传统的经颅多普勒，扩展到检测微栓子，检测心脏或者肺动静脉异常右向左分流，脑血流血管自动调节，以及可对中枢神经系统变性病和周围神经病等进行临床诊断甚至治疗的应用领域。

### 671.TCD主要提供哪些诊断信息

①颅内动脉狭窄或闭塞的诊断；②监测脑血流再灌注情况，判断治疗效果；③评估脑侧支循环建立的程度；④微栓子监测；⑤检测心脏或者肺动静脉异常右向左分流；⑥评估脑血管舒缩反应性；⑦评估卧立位血压变化与脑血流动态调节；⑧诊断和监测蛛网膜下腔出血血管痉挛；⑨判断脑血流循环停止。

### 672.血流速度增快有何重要意义，当颅内血管狭窄到什么程度时TCD才能检测出来

血流速度增快是诊断血管狭窄最重要的指标。血流速度增快是动脉狭窄部位最直接和最重要的改变。当管径狭窄程度＜50%，通常不出现血流动力学改变，只有当管径狭窄程度超过50%，TCD才可以检测到狭窄部位血流速度增快。换句话说，TCD只能诊断管径减小超过50%的颅内血管狭窄。通俗的讲，就是当血管管径窄了一半以上了TCD才能看出来。当然，TCD诊断颅内血管狭窄不仅需要参考血流速度，还要依据血流频谱形态、声频改变和流速比值来综合评定。

### 673.TCD检测的适应人群有哪些

脑动脉狭窄患者的筛查；高血压、糖尿病、高血脂、吸烟、酗酒、高龄和超重等高危人群；颅脑外伤、颅内感染、偏头痛、颈椎病、蛛网膜下腔出血等疑有颅内血管病变的患者；短暂性脑缺血发作、脑梗死等明显的缺血性脑血管病患者；头痛、头晕、眩晕、晕厥、一侧肢体麻木无力、一过性黑矇等与脑血管症状有关的患者。总之，TCD可以进行颅内血管情况的初步筛查和监测。

### 674.TCD检查对人体有什么危害吗

无任何危害。TCD应用和B超一样的物理原理为基础，以发生声波

的装置为能源的一种Doppler检查方法。

### 675.TCD主要检查哪些血管，TCD对颅内所有的血管都能检测吗

TCD不能对颅内所有的血管都检测到。它是通过探头经颅骨的颞窗、枕窗、眼窗探测颅内大血管（Willis环）。它可探测到的血管主要有颈内动脉颅内段、颈内动脉虹吸部、大脑中动脉、大脑前动脉、大脑后动脉、前交通动脉、后交通动脉、眼动脉、椎动脉、基底动脉、小脑后下动脉等。

### 676.急性脑梗死患者的TCD微栓子检测起何作用

急性脑梗死后如检测到频发的微栓子梗死，提示患者的卒中容易复发。大血管狭窄引起的梗死患者，出现栓子频率高，复发的概率也高，腔隙性梗死的患者出现复发的概率小，检测到栓子的概率也小，因此，TCD微栓子检测有助于缺血性卒中亚型分类。同时，还可以通过探头在不同部位监测判断栓子来源，鉴别固体或者气体性质的栓子，还可以作为评估抗栓药物疗效的指标。

### 677.TCD与DSA、CTA或MR比较，对蛛网膜下腔出血脑动脉痉挛的监测有什么优势

蛛网膜下腔出血（SAH）脑动脉痉挛的金标准是DSA（数字减影脑血管造影），不能做DSA时可用CTA（CT血管造影）或MRA替代，但是这些检查不能床旁进行。TCD无创，可床旁操作，可在临床症状发生前协助判断血管痉挛的发生，协助临床医生短时间内做出是否有必要采取进一步的评估措施以及介入治疗决定。

### 678.蛛网膜下腔出血脑动脉痉挛TCD是什么样的改变

蛛网膜下腔出血多是由于颅底动脉环的动脉瘤破裂引起的，由于血块分解，释放血管活性物质，使周围的颅底动脉痉挛，并且可以在出现临床症状前几天探测到血管痉挛的发生（SAH发作2～5天）。

诊断标准：①前循环以大脑中动脉为准，平均血流速度＞120～140cm/s时，可诊断血管痉挛，活血流速度迅速增加；后循环以椎-基底动脉为准，分别大于80cm/s和95cm/s诊断血管痉挛。②血管痉

挛指数（颅内大脑中动脉平均血流速度与颅外段平均血流速度比值）：健康人为$1.7 \pm 0.4$，当指数＞3时，指示发生血管痉挛，而≤3认为是全脑充血状态血流动力学改变。

### 679.TCD在颈动脉内膜切除术中监测起到什么作用

TCD能够敏感地记录脑血流变化。实时发现微栓子信号，具有高度的时间分辨力，因此目前广泛应用于颈动脉内膜切除术中监测。TCD对支架置入血管成形术前，动脉狭窄部位、程度和长度，以及是否合并其他动脉狭窄的判断，还有侧支循环开放程度微栓子监测和脑血管自动调节功能评价等具有重要作用，在支架置入血管成形术中，TCD主要监测手术操作与微栓子脱落及脑血流变化之间的关系。因为手术中的每一项操作都有可能导致微栓子的脱落，TCD可实时检测微栓子信号。

### 680.TCD对脑梗死溶栓的脑血流监测有何意义

当一位患者到达急诊室，经临床检查评价后，TCD可在床旁迅速检查有无颅底大动脉闭塞，了解残余血流信号；在溶栓过程中可全程监测血流情况，来确定动脉是否再通、再通的时间和程度。颅内动脉闭塞部位不同，溶栓治疗效果可能也不同。颈动脉系统越是远端的血管闭塞，血管再通率越高。静脉溶栓对远端血栓更有效，而动脉内溶栓获机械取栓可能对近端大血管闭塞治疗更有效。因此，急性期TCD检查可能对急性治疗选择起着重要作用。

### 681.脑出血患者TCD的应用有哪些

TCD较早就被用于脑出血患者急性期的监测，来观察颅内压和脑灌流压的变化。另外，脑出血急性期可通过TCD监测$CO_2$血管收缩反应以了解血管自动调节能力，在一定程度上也可判断患者预后，与缺血性卒中相比，TCD在脑出血方面应用的还是比较少一些。

### 682.对高血压患者脑动脉调节功能的TCD应用意义是什么

目前TCD脑动脉自动调节功能的检测被广泛应用于对高血压患者脑动脉自动调节的研究，发现不同高血压情况其脑动脉自动调节功能是否受损是不同的，为我们降压提供一定的依据。比如以下情况脑动脉自动调节是保留的：无合并症的良性高血压患者、老年人、经过治疗的高血压老年患者、中老年未治疗的轻中度高血压患者。而以下情况其自动调节功能是受损的：恶性高血压、弥漫性脑实质损害、认知功能障碍、脑动脉狭窄以及脑卒中急性期等，目前也有不少应用TCD脑动脉自动调节检测，来观察降压治疗对脑动脉自动调节及脑血流的影响。

### 683.TCD对脑动脉栓子检测有何临床意义

如果脑动脉中发现了微栓子，往往是脑栓塞的前兆，如果在原有脑卒中的患者中出现，那么再次复发的可能性更大。所以，栓子检测对于筛选高危患者和了解栓子的来源均有帮助，为临床有的放矢的治疗提供必要信息。

### 684.TCD微栓子检测和弥散磁共振（DWI）检测是什么关系

TCD可以检查血管内栓子，但是有无血管闭塞无法知道，弥散磁共振可以检测到新鲜的梗死病灶。两者结合一起可以判断栓子出现的血管和血管闭塞的部位。在急性脑卒中患者中，如果TCD发现了微栓子，往往在弥散磁共振发现的病灶却很小，而弥散磁共振发现了大病灶的患者，TCD通常却没有发现微栓子。

# 二、神经内科电生理检查

### 685.神经电生理检查主要有哪些项目

对于神经系统疾病的诊断，除了CT及磁共振等影像学检查及经颅多普勒、颈动脉超声外，还包括神经电生理检查，主要有脑电图、肌电图、诱发电位检查。

### 686.什么是肌电图检查

肌电图（EMG）是检查和记录神经肌肉的生物电活动，了解神经肌肉所处的功能状态，从而有助于神经肌肉疾病判定的一种手段。主要应用与神经、骨、内分泌、整形、耳鼻喉系统及科研、运动医学等领域。通过肌电图检查可以判断有无前角、神经根、周围神经、神经肌肉接头、肌肉的病变。

### 687.肌电图检查有没有不良反应

因为肌电图检查时需要将电极针扎到肌肉处，所以会有针刺的不良反应及疼痛感，但电极针仅直径3μm，刺入深度不超过1cm，因此，几乎不会有任何不良反应。极罕见的不良反应包括局部的感染、血肿等，只要事先能避开检查的禁忌证，检查时做好消毒工作，就可以完全避免任何不良反应。

### 688.什么情况下不能进行肌电图检查

（1）安装心脏起搏器、金属性心导管者。
（2）开放性骨折或创伤伤口未愈合者，有外固定支架者。
（3）血友病、血小板减少等有明显出血倾向者。
（4）意识不清，合作不能者。

### 689.做肌电图检查时患者需要注意哪些

肌电图检查时需要肌肉能完全放松或做不同程度的用力，因此要求受检者充分配合。对于某些患者，检查前要停用影响判断肌电图检查的药物，如新斯的明类药物应于检查前16小时停用。检查时患者应放松心情，消除紧张情绪，有利于检查顺利进行。

### 690.为什么有些脑血管病患者需要做肌电图检查

有些患者多种疾病并存。为鉴别诊断或防止遗漏其他病变如周围神经病、肌肉病变，医生要确定多种因素对疾病的影响程度，才能确定治疗的先后顺序和治疗的总体策略。

### 691.肌电图检查多久复查1次

由于神经再生较其他组织慢，所以明确诊断有神经损伤后，3～6个月复查较合适，短期频繁复查意义不大，如果尚未发现异常改变，则需要根据医生的建议按时复查。

### 692.在众多神经电生理检查中，脑电图有什么优势

脑电图是通过脑电图描记仪将颅内自身微弱的生物电信号放大记录成一种曲线图，是对大脑皮质的一项功能性检查，属于无创检查，简便易行、经济安全。因其对癫痫、中枢系统感染、脑血管疾病、意识障碍、代谢性脑病等疾病具有较高的诊断或辅助诊断价值而被广泛应用于临床。

### 693.什么患者不适合做脑电图检查

（1）头皮外伤严重、广泛或开放性颅脑外伤，无法安放电极或可能因检查造成感染者。

（2）不宜搬动的病情危重患者，而脑电图机又非便携式不能移至床旁检查者。

（3）极度躁动不安，当时无法使其镇静配合检查者。

### 694.脑血管病患者已经做过CT、磁共振检查了，脑电图还需要做吗

需要。CT及磁共振等检查对于脑血管病的诊断和定位具有重要作用，但脑电图对皮质缺血和脑功能障碍非常敏感，可在起病早期发现局灶性或广泛性脑功能异常，这是CT及磁共振等检查所不能替代的。临床和实验研究显示，在脑血流被阻断后30秒，脑电图即可出现异常改变，而磁共振需要2～6小时，CT需要1～5天才能发现异常改变。因此，脑电图对于脑血管病引起的急慢性脑功能障碍有不可替代的作用和价值，特别是在急性脑卒中的超早期。

### 695.对于脑血管疾病，脑电图检查有何意义

脑电图检查对于脑血管病的早期诊断和预后的判断非常有意义。脑血管病的急性期90%脑电图出现异常，主要是慢波增多，尤其是病灶侧更明显。例如，脑梗死发生后数小时就可有局灶性慢波出现，这种改变常在数周后改善或消失。急性缺血性脑血管病损害，以大脑中动脉最多见，故局灶性改变主要在颞叶。如果是短暂性脑缺血发作，在发作间期脑电图可无异常，但如在发作间期出现异常，这类患者较易发生脑

梗死。

### 696.脑电图检查对身体有伤害吗

有些患者或家属担心做脑电图检查会有辐射影响身体健康,其实这种顾虑是没有必要的,通过脑电图原理的了解就可以放下疑虑了:正常人体是一个电活动和化学活动的综合体,脑子里同样也有电活动。就好像一个万用电表检测电路一样,脑电图检查只是应用仪器从头皮上检测来自脑细胞的自发性电活动而已。这是非侵犯性的检测技术,同做心电图一样,不但无害,同时也没有痛苦。

### 697.脑电图检查有哪些注意事项

(1)检查前1天洗头,且不能用发油等美发产品。

(2)如无特殊需要,检查前3天停止使用镇静药、兴奋药及其他作用于神经系统的药物。

(3)检查应在饭后3小时内进行。

(4)检查时应全身放松,避免过度紧张造成干扰。

(5)监测过程中按医生要求做睁闭眼、过度换气等动作。

### 698.脑电图怎样帮助脑血管病患者评估预后

动态观察脑电图的变化,对判断预后有重要价值。临床症状逐渐好转,脑电图异常改变逐渐减少或消失,提示预后较好;临床症状无明显好转,脑电图呈进行性加重改变,提示预后不良。

### 699.什么是听性脑干诱发电位检查

诱发电位是指人为的刺激感觉器官或传入神经引起中枢神经系统的电位活动。听性脑干诱发电位(ABR或BAEP)是通过人为给予外界短声刺激,在头部可以记录到声刺激到达听神经后传导到脑桥、丘脑的一系列生物电生理波形,通过对波形各项参数的判断,来确定听通路是否正常。作为检查听神经和脑干功能障碍的方法,不受受试者不同意识状态(清醒、睡眠、镇静药、麻醉药)的影响,检查过程对受试者无损伤、无痛苦。

### 700.为什么有些头晕、耳鸣患者需要做听性脑干诱发电位检查

头晕一般分为周围性及中枢性头晕。周围性头晕为自内耳迷路到前庭神经核前（不包括前庭神经核）的神经或有关血管病损所致；中枢性头晕由前庭神经核到前庭的皮质代表区间病变所致。周围性头晕常伴有耳鸣、听力下降。对于脑血管病所致头晕患者而言，当后循环供血不足时，脑干诱发电位可早期发现异常，为临床提供早期治疗依据。

（王锦玲　吕　彦）